影像诊断 快速入门 丛书

丛书主审 陈克敏 高剑波 沈 云

骨肌系统
影像诊断

主编 郭锬 董越 焦晟

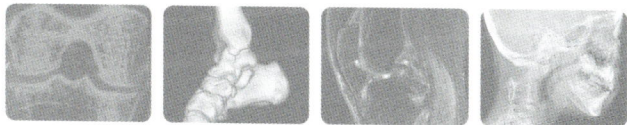

科学出版社
北 京

内 容 简 介

本书系"影像诊断快速入门丛书"的一个分册。本书集中阐述了骨肌系统影像学检查的相关知识，内容涵盖 X 线、CT 及 MRI 检查的基本原理、技术操作要点，以及常见病变的影像学诊断方法，并针对临床应用提出了具体的注意事项。第 1 章深入解析了 X 线、CT 及 MRI 等影像学技术的原理、技术特性、各自优势与局限性，以及在不同临床场景下的应用准则；第 2 至 12 章则通过典型病例，详细剖析了骨肌系统各类常见疾病的临床特征、影像表现、鉴别诊断要点、重点提醒及影像检查策略，疾病范畴广泛，包括但不限于创伤性损伤、退行性病变、先天性发育异常、代谢性疾病、炎症反应及肿瘤性病变等。

本书内容丰富、条理清晰，既具备高度的专业性，又注重语言的通俗易懂，具有极强的实用价值，可供医学影像专业人员，尤其是初级影像医师、骨科及风湿免疫科临床医师、参与规范化培训的医师及医学影像学专业学生参考阅读。

图书在版编目 (CIP) 数据

骨肌系统影像诊断 ／ 郭铼，董越，焦晟主编 . -- 北京 ： 科学出版社，2025. 4. -- （影像诊断快速入门丛书）.

ISBN 978-7-03-080200-2

Ⅰ．R680.4

中国国家版本馆 CIP 数据核字第 20242RK130 号

责任编辑：马晓伟 董 婕 ／ 责任校对：张小霞
责任印制：肖 兴 ／ 封面设计：有道文化

科学出版社 出版

北京东黄城根北街 16 号
邮政编码：100717
http://www.sciencep.com

北京科信印刷有限公司印刷
科学出版社发行 各地新华书店经销

＊

2025 年 4 月第 一 版 开本：787×1092 1/32
2025 年 4 月第一次印刷 印张：9 3/4
字数：243 000
定价：75.00 元
（如有印装质量问题，我社负责调换）

"影像诊断快速入门丛书"编委会

《骨肌系统影像诊断》
编者名单

主　　编　郭　锬　董　越　焦　晟

副 主 编　孙记航　徐文睿　刘佳妮　温　锋

编　　者　（按姓氏笔画排序）

　　　　　王　水　代静文　毕　飞　刘佳妮

　　　　　孙记航　孙瑞芳　李晓凡　杨　程

　　　　　何小溪　沈　枨　陈　雯　庞慧婷

　　　　　徐文睿　郭　锬　董　越　焦　晟

　　　　　温　锋

编写单位　北京医院

　　　　　辽宁省肿瘤医院

　　　　　首都医科大学附属北京儿童医院

　　　　　中国医科大学附属盛京医院

　　　　　北京儿童医院新疆医院（新疆维吾

　　　　　尔自治区儿童医院）

丛 书 序

在现代医学不断发展的浪潮中，医学影像技术日新月异，于临床诊断与治疗领域的关键作用愈发显著。作为现代医学不可或缺的重要组成部分，医学影像学已成功突破传统的解剖、形态及结构诊断的固有范畴，逐步演进为融合功能代谢、微环境与分子生物学特征的综合性影像评价体系。其在疾病的早期筛查、精准诊断、治疗方案的科学制订及预后评估等关键环节，均发挥着重要作用，为临床医疗实践筑牢了根基。

近年来，伴随社会环境的变迁及人们生活方式的改变，人均期望寿命的延长和老年人群比例的增加，各类疾病的发病率呈现出持续攀升的态势。在此背景下，X 线、CT、MRI 等影像技术已成为疾病诊治过程中的重要工具。尽管当下介绍影像技术及诊断的医学参考书籍繁多，从大型学术专著到简洁实用的临床手册不一而足，但对临床一线影像科医师，尤其是研究生、住院医师等低年资医师群体而言，兼具便携性、系统性与实用性的影像专科入门参考书籍仍显不足。此类书籍既要规避大型专著冗长繁杂、难以快速掌握要点的弊端，又要克服临床手册内容过于简略、无法深入理解知识的局限，同时还需高度重视疾病与影像之间及不同疾病之间的内在逻辑关联，从而切实满足初学者迅速掌握核心知识体系的迫切需求。

作为广受好评的"CT 快速入门丛书"的姊妹篇，"影像诊断快速入门丛书"应运而生。该丛书由国内医学影像学领域的众多专家组成的团队倾力打造，各分册主编均为我国医学影像学界的中坚力量，拥有丰富的一线临床、教学及科研经验。该丛书全面涵盖 X 线、CT、MRI 等多种影像技术，旨在帮助读者系统掌握影像诊断的核心知识。书中不仅深入解析影像特征，还特别注重疾病与影像表现之间的内在逻辑关联，以及不同疾病之间的影像鉴别要点，力求为初学者提供一条高效、系统的学习路径，助力其快速构建扎实的影像诊断体系。

该丛书专为医学影像学专业初学者设计，特点明显：①便携实用，条目化结构便于快速查找，助力临床；②内容系统全面，涵盖八大影像诊断领域，符合亚专业分组趋势；③紧跟学科前沿，除传统 X 线、CT、MRI 外，融入 AI 与多模态影像，助力技术创新；④病例导向，图文并茂，结合真实病例，培养精准诊断能力；⑤新增淋巴分册，填补该领域影像参考空白；⑥特别增设影像检查策略选择，指导合理检查方案，提升临床实用性。

该丛书的编写与出版，无疑是对医学影像学教育、临床培训及研究发展需求的积极且有力的响应。值此"影像诊断快速入门丛书"付梓之际，作为主审和丛书发起人，我们深感责任重大，亦倍感欣慰。在此，向所有参与该丛书编写工作并付出辛勤努力的专家们致以最诚挚的敬意与感谢。衷心期待该丛书能够成为受广大医学影像从业人员，尤其是初学者和低年资医师欢迎的助手，为临床诊断与治疗提供科学、精准的依据，为"健康中国"建设贡献坚实力量，为守护人民生命健康保驾护航。

陈克敏　高剑波　沈　云

2025 年 3 月

前　　言

在医学影像领域，骨肌系统疾病的诊断一直是临床工作中的重要组成部分。该系统具有解剖复杂、病种繁杂、涉及影像技术全面等特点，学习起来具有一定难度。随着影像技术的不断发展，对骨肌系统疾病的认识也不断提高，快速、准确地识别各种骨肌系统疾病已成为影像诊断和临床诊治的重要环节。

很高兴能在此与各位同道分享《骨肌系统影像诊断》这本书。本书专为放射科医师、骨肌相关专业临床医师及医学生打造，是一本实用的骨肌系统影像诊断入门教程。全书详细描述了骨肌系统常见疾病的临床特征、影像表现及鉴别诊断等，涵盖了创伤、退变、发育、代谢、免疫、炎症和肿瘤等方面的骨肌系统病变。通过大量典型病例的展示和解读，帮助读者快速掌握骨肌系统影像诊断的基本技能，提高诊断和思辨能力。此外，本书还介绍了骨肌系统疾病常用影像技术的基础知识及应用策略，为临床选择适当的影像检查技术提供指导。

本书图文并茂、深入浅出且实用性强。编者凭借丰富的临床经验和深厚的理论基础，精心挑选了150余个具有代表性的病例，覆盖了90余种骨肌系统常见疾病；书中提供的高清影像图片，能直观呈现疾病特征，有助于读者全面掌握诊断技巧。同时本书语言表达简洁明了，方便读者快速理解和记忆。

衷心期望本书能成为您在骨肌系统影像诊断学习道路上的良师益友，帮助您在该领域迈出坚实的一步，为后续投身临床实践打下牢固的基础。由于学识与经验所限，书中难免存在不足之处，敬请批评指正。

郭　铽

北京医院

2024 年 12 月

目 录

第一章

骨关节与软组织影像诊断技术

第一节　骨肌影像诊断技术概述

骨肌影像诊断是通过医学影像技术对人体骨肌系统进行非侵入性检查，以获取有关疾病的准确信息，从而分析和诊断骨肌系统的各种疾病。骨肌系统疾病种类众多，解剖结构复杂，影像表现多样，包括外伤、退变、炎症、肿瘤、发育及代谢等方面的疾病，是影像诊断中较为复杂的专业领域。X线、CT和MRI，以及超声和核医学检查在骨肌系统疾病诊断中都有广泛的应用，它们能够清晰地显示骨骼和肌肉的结构、形态和病理变化。不同的成像方法适用于观察不同的组织结构，并且在单独的病例中，可能需要综合多种检查的信息得出最终诊断。另外，观察不同投照角度和重建方位的图像，有助于了解解剖及疾病的细节。因此，熟悉各种影像技术的特点、优劣势及使用场景对骨肌系统疾病的诊断至关重要。

X线成像技术是骨肌影像诊断中最常用的检查方法之一。通过X线成像技术，医师可以观察骨骼的结构和形态，发现骨折、骨肿瘤、骨感染等病变。X线诊断具有操作简便、价格低廉、成像速度快等优点，但也存在辐射损伤和密度分辨率较低等局限性。在骨肌系统中，X线成像主要用于评估骨折的类型、移位情况和愈合情况，以及发现骨骼的畸形和肿瘤等病变。

CT诊断在骨肌影像诊断中主要用于观察骨组织的细微结构和软

组织的变化，对于骨折、骨肿瘤等病变具有较高的诊断价值。CT扫描能较好地显示骨质结构、骨髓腔及其周围软组织结构，以及病变与邻近组织的解剖关系，常用于评估骨折的复杂性和稳定性，发现隐匿性骨折和微小骨质破坏等病变。

MRI在骨骼肌肉影像诊断中具有独特的优势，能够清晰显示肌肉、肌腱、韧带、关节软骨等软组织的结构和病变。MRI对软组织病变的敏感度和特异度较高，能够发现早期病变和隐匿性病变。在骨肌系统中，MRI常用于诊断关节炎、软组织损伤、肿瘤等病变，以及评估关节稳定性和损伤程度。

在骨肌影像诊断中，医师需要根据患者的具体情况和临床表现选择合适的检查方法。不同的影像技术各有优缺点，适用于不同的疾病和检查目的。因此，需要综合考虑患者的年龄、性别、病情严重程度、病变部位和类型等因素，制订个性化的检查方案。同时，还需要结合临床资料和实验室检查结果进行综合分析，以提高诊断的准确性和可靠性。在诊断过程中，医师需要注意排除其他可能的疾病和病变，避免误诊和漏诊。

第二节　X线检查技术

一、X线摄影

X线检查是最常用的骨关节及软组织检查技术。由于骨皮质与周围软组织和骨松质的对比度较好，故X线摄像可较好地显示细微的骨质结构，但当病变未造成骨质形态及结构改变时，X线平片通常难以发现异常。除显示骨骼本身外，X线对软组织有一定的显示能力，如正常膝关节侧位片上可显示髌上囊及髌下脂肪垫，呈相对低密度影（图1-1），而出现关节腔及髌上囊积液时，低密度区消失。然而，大多数情况下在X线上软组织之间缺乏对比度，故而对软组织的观察欠佳。用于骨骼的正确成像技术是使用较低的管电压（通常为 50 ～ 60kV）以增加对比度，而软组织检查（如腹部和胸部）通常使用 90 ～ 120kV 的管电压。另外，因为 X 线平片为重叠影像，重叠解剖结构在二维图像上显示会产生假象，因此 X 线检查常用多个投照方位立体观察感兴趣部位。常用的检查方位包括正位、侧位（图 1-1），而对于其他复杂的关节，还需要斜位或其他特殊观察体位。一些特殊体位对于疾病诊断是必要的，如颈椎过伸、过屈位可用于检出椎体的不稳定（图 1-2）；负重位可用于评价关节间隙的异常变化，如负重位膝关节片可用于评价关节间隙狭窄程度，足负重片可发现胫骨后肌腱功能障碍所致足弓塌陷。

骨骼分为骨皮质和骨松质，正常情况下两者在 X 线平片上容易区分。骨皮质密度均匀、致密，包括骨皮质、颅骨内外板；骨松质呈网状，由骨小梁组成，内含骨髓。骨膜在 X 线平片上难以辨认。

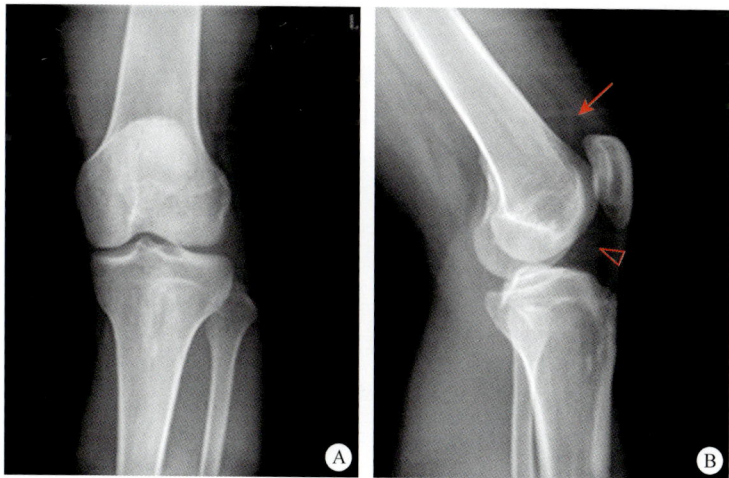

图 1-1 左膝关节平片

A. 左膝关节正位片；B. 左膝关节侧位片，髌上囊（箭）及髌下脂肪垫（箭头）显示为低密度影，对比良好

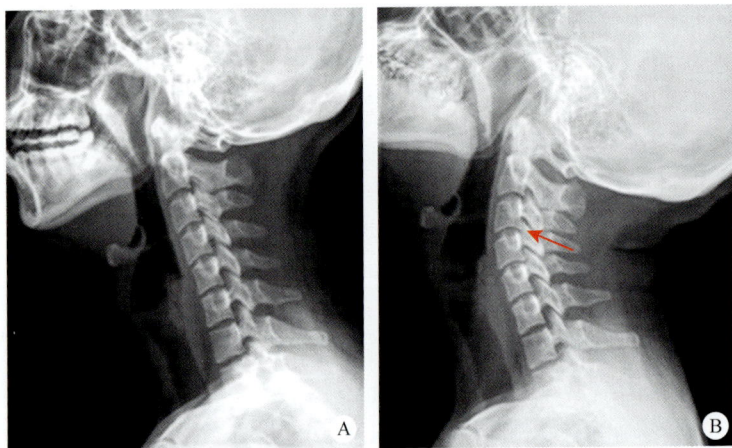

图 1-2　颈椎平片

A.侧位片，椎体序列显示正常；B.过伸位片，可见 C_3 椎体略向后移位（箭），提示 C_3 椎体不稳定

关节由骨性关节面、关节间隙及关节囊组成。在 X 线平片上，骨性关节面由关节软骨的深层钙化层及其下方的密致骨皮质组成，表现为锐利的线样致密影；关节间隙为两个骨性关节面之间的透明间隙。由于关节软骨与其他软组织密度相近，X 线片不能分辨，因此关节间隙包括关节软骨和真正的解剖学关节腔。关节囊、韧带等在 X 线片上难以显示。

X 线片上骨肌系统的软组织缺乏天然对比，较难显示相关结构。某些较大的肌肉、肌腱、韧带等，在周围脂肪组织衬托下可观察到相应的轮廓，如跟腱、髌韧带等。

二、X 线透视

X 线透视技术是一种利用 X 线的穿透能力和产生荧光的作用来观察人体内部结构和功能的医学成像技术，具有实时成像和动态观察的特点，但如今的应用场景较少。透视技术在骨关节疾病方面的应用主要包括以下几方面。透视技术可以清晰显示骨关节的形态和位置，帮助医师诊断骨折和脱位，确定骨折的类型和程度，以及评估关节的稳定性。透视技术可以帮助医师找到关节内的金属或其他异物，确定异物的位置、大小和形状，为后续治疗提供重要信息。透视技术用于关节造影，将对比剂注入关节腔，可使关节结构更加清晰可见，帮助医师诊断关节疾病，如关节炎、滑膜炎、半月板损伤等。透视技术还可以实时观察关节的运动和功能，评估关节的活动范围和稳定性。另外，在治疗骨折和进行关节置换手术时，透视技术可以帮助医师确定骨折复位的质量和关节假体的位置，确保手术的成功。

需要注意的是，虽然透视技术在骨关节疾病方面具有重要应用价值，但其也存在一定的局限性，如辐射剂量较大、图像分辨率较低等。因此，在使用透视技术时，医师需要根据患者的具体情况和需求，综合考虑各种因素，选择合适的成像技术和参数设置，以确保检查的准确性和安全性。同时，患者在接受透视检查时，应尽量减少不必要的辐射暴露，保护受检者的健康。

第三节　CT 检查技术

CT 通过 X 线束围绕受检者旋转，对人体检查部位一定厚度的层面进行扫描，随后，探测器接收这些射线，并将它们转变为电信号。电信号再通过模拟数字转换器转换为数字信号，输入计算机进行处理。计算机利用特定算法处理这些数字信号，求得各个体素的衰减系数值，从而获得衰减系数值的二维分布，也就是 CT 值的二维分布。图像上各像素的 CT 值被转化为灰度，形成最终的 CT 影像。CT 影像所显示的是身体断层的内部结构，对组织密度的微小改变也非常敏感。因此，CT 扫描较 X 线平片能提供更加丰富的诊断信息。

CT 检查对于骨关节的评估十分重要，随着 CT 技术的发展，检查时间逐渐缩短，图像清晰度越来越高，薄层检查的应用逐渐增多。与 X 线平片相比，CT 的密度分辨率较高，可发现平片难以发现的浅淡骨化、钙化等。

一、CT 的 优 势

1. 显示重叠及精细结构　与 X 线重叠影像相比，CT 提供的断面影像可以准确反映精细的解剖结构，获得最薄 0.625 ~ 1mm 层厚的超薄影像，更有利于微小骨及复杂骨结构的病变显示（图 1-3）。层面越薄，噪声越大。通过适当的高清重建及骨窗重建，可以提高精细结构的锐利程度。

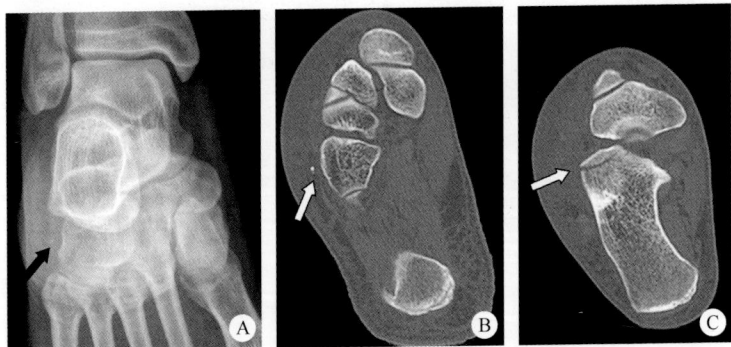

图 1-3　A. X 线平片显示跟骨外侧可疑撕脱骨折（黑箭）；B. 薄层 CT 骨窗（1mm）清晰显示跟骨外侧小撕脱骨片（白箭）；C. 上方断层图像清晰显示跟骨前缘透亮骨折线（白箭），此处骨折在 X 线平片上由于影像重叠而未见显示

2. 多种后处理技术　多排螺旋 CT 扫描具有各向同性的特点，利用原始采集数据进行二维多平面重组（multi-planar reformation，MPR）和曲面重组（curved planner reconstruction，CPR），可获得不同方向的高质量断面影像。常规 CT 可提供横轴位图像，而不同的骨折线方向或病变侵犯范围可能在矢状位或冠状位断面上显示清晰，在更适合的平面观察病变可以降低漏诊或误诊的概率，可以更直观地显示

骨结构和病变特征（**图 1-4**）。三维容积再现技术（volume rendering，VR）提供了三维立体的影像，便于临床医师直观地观察解剖结构。

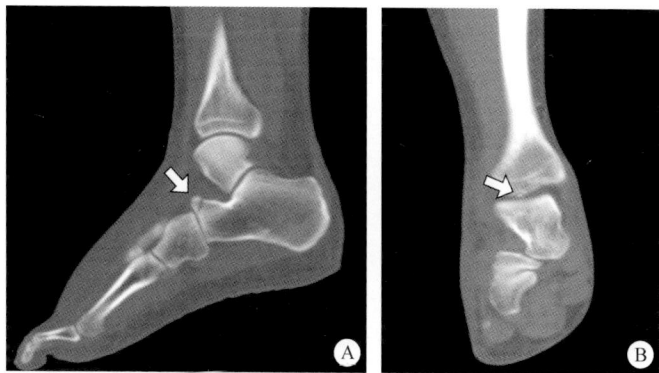

图 1-4 矢状位及冠状位（与图 1-3 为同一患者）
A. 矢状位重建后显示跟骨载距突前上方骨折线清晰（箭）；B. 冠状位重建显示胫骨前下缘小骨片（箭）

3. **定量 CT 和双能（能谱）成像** 随着技术的进步，CT 可以进行定量和多参数成像，在骨肌系统诊断方面能提供更多的诊断信息。定量 CT（quantitative computed tomography）是利用临床 CT 扫描的图像，进行骨密度的精准测量（**图 1-5**）。定量 CT 利用 X 线衰减原理，通过体模校正，将扫描图像的 CT 值准确转换成羟基磷灰石等效密度，是真正的体积骨密度测量，不受体重、血管钙化和脊柱退变的影响，是更精准的骨密度测量方法。双能（能谱）成像通过两组不同能量的 X 线同时扫描，并基于不同物质对不同能量射线吸收程度的差异，可协助判断病变的物质成分，并形成特定物质图像，如羟基磷灰石、尿酸图，帮助进行特定疾病的定量和鉴别诊断。该技术的一个典型应用范例是痛风，通过对关节或软组织中尿酸沉积的显示，可有效提高 CT 对于痛风的诊断效能（**图 1-6**）。

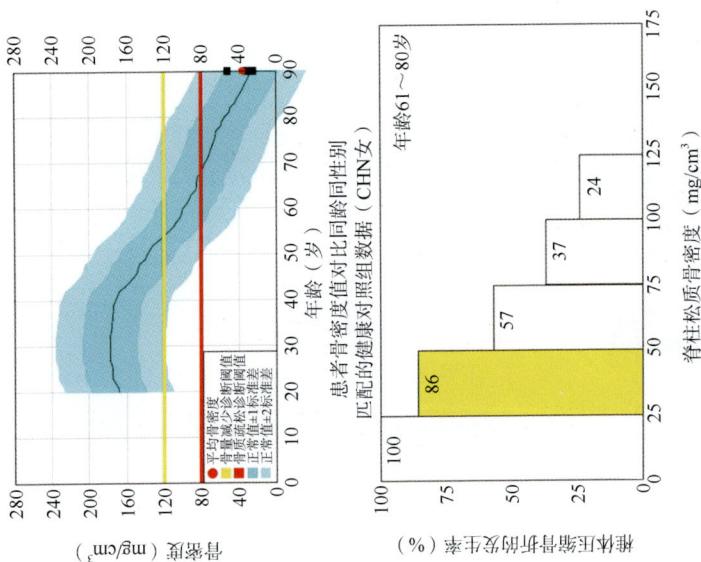

感兴趣区	BMD (mg/cm³)	T 值	Z 值
T11	—	—	—
T12	52.0	-4.3	0.9
L1	31.7	-5.0	0.2
L2	24.5	-5.3	-0.1
L3	—	—	—
L4	—	—	—
均值	**36.1**	-4.89	-0.35

解读 该患者腰椎骨密度（BMD）值低于80mg/cm³，同龄人的正常值，中国[（CHN）]女 26.0+/-29 诊断为骨质疏松

QCT 骨质疏松症诊断标准*

腰椎骨密度值	诊断分类
高于120mg/cm³	正常
80～120mg/cm³	低骨量
低于80mg/cm³	骨质疏松

*《中国定量CT（QCT）骨质疏松症诊断指南》《美国放射学院和国际临床骨密度学会指南》推荐。

⚠️ 仅供参考。骨骼健康并非仅取决于骨矿物质密度。

图 1-5 定量 CT 对骨密度进行评价、诊断骨质疏松

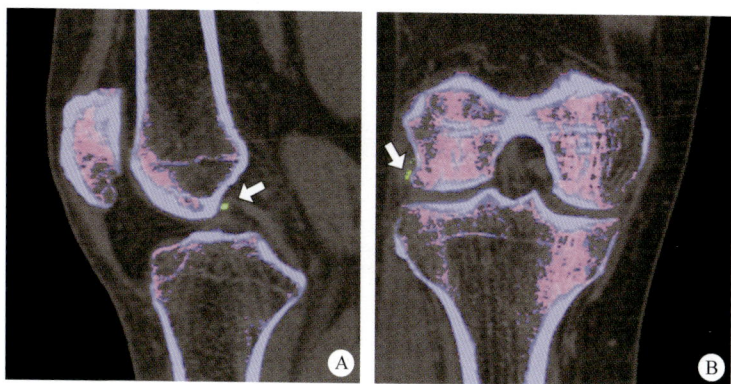

图 1-6　能量成像尿酸图显示痛风患者尿酸沉积

A. 膝关节后交叉韧带股骨附着处尿酸结晶沉积（箭）；B. 外侧副韧带股骨附着处尿酸
结晶沉积（箭）

二、CT 的缺点

（1）CT 图像为断面影像，缺乏 X 线平片对骨结构的整体显示能力，如膝关节内、外翻时的角度测量，CT 不能满足临床评估的要求，需要结合平片进行观察。

（2）尽管随着能量 CT 的出现和普及，CT 对于软组织的显示能力有所提升，但是分辨率仍然有限，对关节、肌肉和韧带等结构的分辨能力仍然不足，对软组织疾病的诊断价值整体不如 MRI 检查。

（3）CT 扫描存在辐射剂量的问题，尽管低剂量技术层出不穷，但是相比数字 X 线摄影的超低剂量和 MRI 的无辐射而言，CT 的辐射损害仍然是最重要的问题之一，特别是对于儿童更应该谨慎应用。

（4）骨关节 CT 扫描的伪影主要包括运动伪影及硬化伪影。当患者不能制动时产生运动伪影，体内有金属植入物时会产生硬化伪影，明显影响图像质量和观察。随着 CT 技术进步，时间分辨率提高，覆盖范围增加，如今运动伪影对骨关节成像的影响已经大幅降低。提高管电压、管电流或缩小螺距，以及去除线束硬化效应的成像技术可以提高图像质量，减少硬化伪影的影响，进而显著提高了对假体、植入物和骨折修复的观察能力。

三、临床应用

CT 的临床应用场景：

（1）患者个体原因不能配合进行 X 线或 MRI 检查。

（2）复杂部位骨关节病变的诊断，消除 X 线平片前后重叠的干扰，如累及颅面骨、脊柱、骨盆和手足骨的病变。

（3）X 线平片发现病变，需要进一步观察病变内部细节，如微小的骨折和骨质破坏等。

（4）需要多平面重组影像指导治疗，如累及关节面的骨折需显示骨折线的走行方向、碎骨片的移位和关节面的受累程度，脊柱骨折需要显示骨折累及范围和椎管变形情况。

（5）需要观察病变内是否存在钙化或骨化，如软组织血管瘤的诊断。

（6）对于同时累及骨质和软组织的病变，既可以很好地显示骨质的受累情况，也可以很好地显示软组织的病变范围。

（7）应用增强扫描和血管成像重建技术，显示病变血供及病变和血管的关系，为临床诊断和制订治疗方案提供更多的信息。

（8）骨或软组织病变，须活检明确诊断，或需要射频消融等进行定位或引导，如 CT 引导下骨转移瘤的射频消融治疗，对于缓解疼痛具有非常显著的效果。

四、骨关节 CT 检查注意事项

骨关节 CT 检查前需要去除各种异物，石膏固定后复查的患者应尽量去除石膏。明确检查要求，对于骨骼疾病、关节疾病和软组织疾病，选择不同的扫描程序和重建方式。应充分考虑高质量图像和辐射剂量之间的矛盾，图像质量满足诊断即可，不能盲目追求高清晰的图像而忽略了辐射剂量的问题，同时也应在保证图像质量的前提下适当降低辐射剂量。尽量保持标准的扫描体位，保证制动。双侧摆位对称，便于对照。不能配合的重症患者或儿童可以适当地给予镇静处理。注意扫描方向，头或足先进，俯卧位或仰卧位扫描与患者体位保持一致。骨骼病变选择骨重建算法，软组织病变选择标准重建算法。

在扫描参数方面，CT 扫描时应注意下述几方面的参数调整。

（1）扫描野：缩小扫描野有助于提高图像分辨率，如四肢及关节的扫描，可在包括解剖结构的前提下尽量缩小扫描野，但对于体重较大的患者，或需要覆盖较多解剖位置的情况，则应适当扩大扫描野。

（2）螺距：即球管每转动 360° 检查床移动的距离与准直器宽度的比值，若螺距 ≥ 1 则说明图像数据无重叠，一般在骨关节扫描中推荐＜1 的螺距。

（3）管电压及管电流：电流越大，则单位时间内发射的光子越多，图像越清晰；管电压越高则光子的峰值能量越高，对高密度组织的穿透能力越强，但因此造成的射线暴露也越多，须谨慎选择。

（4）重建算法：通过不同的算法，可以呈现同一 CT 扫描数据的不同显示效果。例如，骨算法生成的图像边缘较锐利，故而常用于骨关节扫描，从而更好地显示骨皮质和骨小梁，但该算法会增加噪声，对于软组织的显示效果不佳，因此如需观察软组织，还要用软组织算法进行图像重建。

五、扫描方案

（1）平扫：为常规检查方案，扫描便捷、迅速，在骨折、关节脱位等骨科急症中应用广泛。根据不同的检查目的选择层厚和间隔，通常层厚为 1 ～ 2.5mm，间隔为 1 ～ 2.5mm。需要注意的是，层面越薄，辐射剂量越大，1mm 层厚和间隔完全可以满足三维显示技术的需要。此外，层面越薄，噪声越大，不利于软组织观察，因此并不是层面越薄越好。骨和软组织重建算法可分别用于观察骨组织和软组织结构。

（2）增强扫描：用于观察病变的血供情况。骨肿瘤、软组织肿瘤或血管类病变，如动静脉畸形、血管瘤等，可给予对比剂进行增强扫描，显示病变血供或范围。对比剂使用非离子碘对比剂，一般使用浓度为 300mgI/ml 的含碘对比剂，通过高压注射器静脉注射。注射速度为 2～5ml/s，儿童注射速度为 1.5～3ml/s。如进行 CT 血管成像，可使用浓度为 370mgI/ml 的含碘对比剂进行增强。

六、后处理技术

（1）多平面重组（MPR）技术：是骨关节最常用的后处理技术，可以提供任意方向的二维图像断面，从多方位显示病变（**图 1-7**）。MPR 技术在复杂骨结构疾病的显示中尤为重要。需要注意在有些患者摆位不标准的情况下，进行 MPR 时要与受检部位的解剖矢状位和冠状位平行，这样才能接近解剖平面。

（2）曲面重组（CPR）技术：与 MPR 技术相似，可以将曲度比较大的骨骼平铺，如下颌骨曲面重组、肋骨曲面重组等。

（3）容积再现（VR）三维显示技术：根据临床诊断需要进行任意角度的旋转、切割和模拟手术入路的开窗技术，提供更多的三维影像信息（**图 1-7D**）。

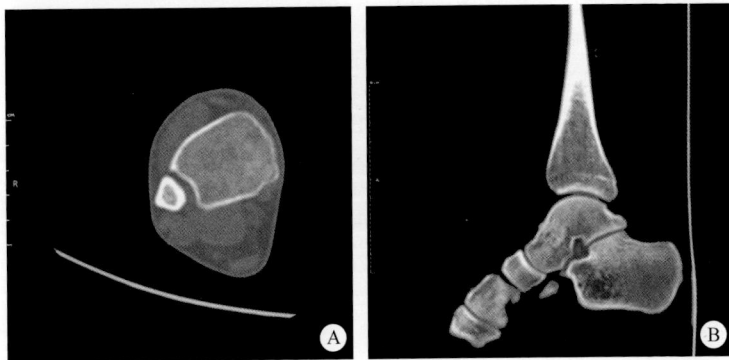

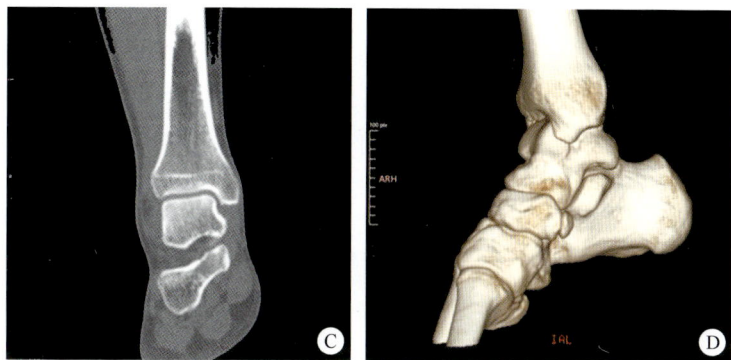

图 1-7　MPR 及 VR 三维显示技术

A. 原始轴位图像；B. 矢状位重建图像；C. 冠状位重建图像；D. VR 三维图像

骨关节系统在 CT 图像上的正常表现与 X 线平片类似，但在 CT 图像中由于密度分辨率提高，肌肉、韧带、肌腱、血管等结构的密度高于脂肪组织，可与后者进行区分。

第四节　MRI 检查技术

磁共振成像（magnetic resonance imaging，MRI）是一种基于核磁共振原理的医学影像学检查技术。它利用原子核在磁场内的共振现象，通过接收和处理氢原子的共振信号，产生高分辨率的图像，用于人体内部组织的详细观察和分析。人体组织中含有大量的水分子，每个水分子中的氢原子核都具有磁性。当人体被置于一个强大的静磁场中时，这些氢原子核会按照磁场的方向进行排列。在静磁场的基础上，磁共振仪器会发射特定频率的射频脉冲。这些射频脉冲会激发氢原子核，使其发生共振现象，即氢原子从低能级跃迁到高能级。当射频脉冲停止后，处于高能级的氢原子会逐渐恢复至低能级，并释放出能量。这个过程中产生的信号被磁共振仪器接收，并经过空间编码和图像重建等处理过程，最终生成 MRI。

MRI 对于骨肌系统影像诊断十分重要。由于骨肌系统的各组织具有不同的弛豫参数和质子密度，MRI 具有良好的对比度，可以准确区分骨关节的不同组织成分，对于 X 线和 CT 难以显示的一些结构，如软骨、韧带、椎间盘、骨髓等（图 1-8），有良好的评估效能，因而对于软组织水肿、骨髓病变、肌腱和韧带变性等病理性改变显示良好，但 MRI 在显示骨的细节结构、肌肉内骨化和钙化等方面不及 CT 清晰，因此 MRI 和 CT 在骨关节疾病的诊断中属于互补关系。

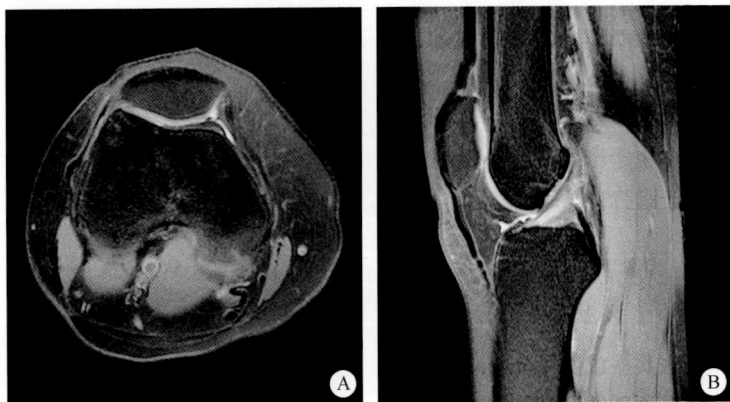

图 1-8 右膝关节 MRI 平扫

A. 轴位 T_2WI 抑脂像序列；B. 矢状位 T_2WI 抑脂像序列

一、MRI 的优势

1. 无辐射 MRI 主要利用人体内的氢原子核产生共振信号而成像，这个过程中并不涉及电离辐射，对人体没有辐射损伤，较 CT 和 X 线检查更具优势。MRI 使用的射频脉冲类似于调频广播的电磁波，其能量也较低，是一种相对安全的影像检查技术，尤其适用于对辐射敏感的人群，如孕妇和儿童。

2. 多方位成像　MRI 可以从多个角度进行成像，提供更为全面的诊断信息，如在骨肌系统检查中 MRI 检查可对受累关节进行多方位成像，包括矢状位、冠状位和横断位。关节内的肌腱、韧带、软骨等结构走行较复杂，不同的结构在某一特定的成像层面上显示清晰。在脊柱及脊髓疾病的诊断中，MRI 对椎体病变和椎管内疾病的显示清晰。脊髓、神经根压迫情况可以通过多方位 MRI 进行显示。

3. 组织分辨率高　MRI 可采集不同对比度的图像，包括 T_1 加权图、T_2 加权图、质子加权图等。不同组织内的氢原子由于其弛豫时间不同，在各加权图像上信号强度不同，从而产生对比度，因此 MRI 在观察软组织结构方面具有独特的优势（图 1-9），如可准确地显示骨髓结构的轻微损害、隐匿性骨折，亦可清晰地显示关节软骨、关节囊、肌肉、韧带、半月板等结构的层次，有利于发现早期病变并进行分期。

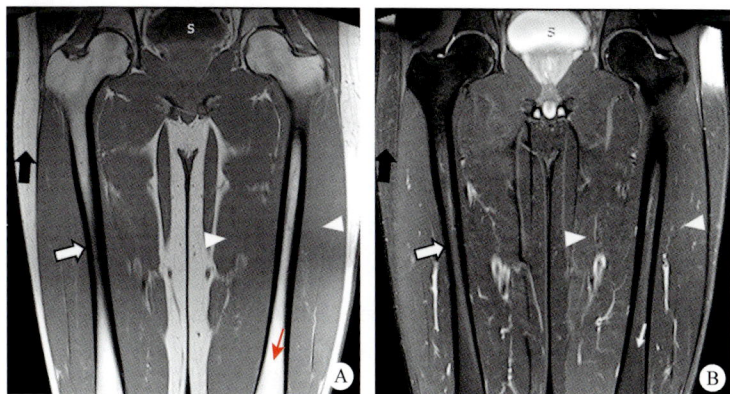

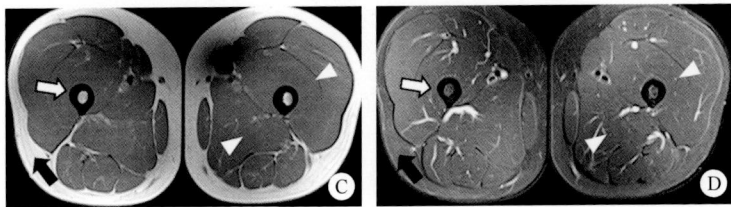

图 1-9　双侧大腿 MRI 平扫

A. 冠状位 T_1WI 序列；B. 冠状位 T_2WI 抑脂像序列；C. 轴位 T_1WI 序列；D. 轴位 T_2WI 抑脂像序列。MRI 可清晰显示双侧股骨皮质（白箭）、髓腔（红细箭），肌肉（箭头）及脂肪组织（黑箭）

二、MRI 的缺点

1. 检查时间长　MRI 检查通常需要较长时间，这可能会给患者带来不适，特别是对于儿童和焦虑症患者。

2. 对运动敏感　MRI 检查过程中，患者需要长时间静止，身体移动可能导致图像模糊，影响诊断结果。

3. 噪声　MRI 设备在运行过程中会产生较大的噪声，可能会给患者带来不适。

4. 幽闭恐惧症　MRI 检查需要在密闭的磁场中进行，这可能会触发患者的幽闭恐惧症。

5. 禁忌证　体内含有铁磁性金属植入物（如心脏起搏器、人工关节、钢板等）的患者，通常不能进行 MRI 检查，强磁场可能会影响这些金属植入物的功能、导致移位或过度产热。

6. 钙化和骨化显示差　MRI 对钙化和骨化的显示不如 X 线和CT，这是因为 MRI 主要利用氢原子成像，对钙盐的敏感度较低。

三、临 床 应 用

MRI 的临床应用场景：

（1）用于肌肉和软组织损伤的诊断，可清晰显示肌肉、肌腱、韧带的拉伤、撕裂等损伤。

（2）用于关节的成像及诊断，可清晰显示关节软骨损伤及半月板、韧带撕裂等。

（3）显示骨折线、骨挫伤、骨髓水肿、炎症等，对隐匿性骨折的诊断有重要价值。

（4）用于骨及软组织肿瘤的诊断，显示肿瘤的侵犯范围，通过各序列信号表现判断组织成分，进行定性及鉴别诊断。

（5）用于脊柱疾病诊断，显示椎间盘的突出、膨出等情况，观察脊髓及神经根受压情况。

四、骨关节 MRI 检查注意事项

MRI 检查过程中应注意线圈的选择，合适的线圈应当尽可能契合受检部位，并能同时发射和接收射频信号。对于骨关节成像而言，序列的合理选择非常关键。最重要的图像序列包括脂肪抑制的质子密度加权成像（PDWI）、T_2WI 序列及梯度回波序列，可以显示绝大多数的解剖结构和病变。另外，T_1WI 可显示血肿，T_2^*WI 可显示含铁血黄素的沉积，非脂肪抑制序列用于脂肪源性肿瘤的诊断。

骨肌 MRI 检查时还可能产生各类伪影，在诊断时应注意分辨和鉴别。

（1）脂肪抑制不均匀：通常由扫描野过大导致磁场均匀性欠佳所致，可通过选择不同的脂肪抑制技术进行改善，如使用 Dixon 或 STIR 技术。

（2）运动伪影：由于 MRI 检查时间较长，运动伪影很难完全避免。一般周期性的运动伪影主要由心脏搏动及呼吸运动所致，这类运动伪影可通过呼吸或心搏补偿做出一定程度的消除；血管搏动伪影可能导致成像区域的"鬼影"，可通过在视野外添加饱和带减少伪影；患者运动产生的伪影在老年人、帕金森病患者等人群中较为常见，通常体现为无规律的运动伪影，通常只能通过限制肢体运动或缩短成像时间进行避免。

（3）线圈放置不当，病变位于视野边缘时，远离线圈的区域信噪比降低，导致病变被漏诊，可通过重新摆放线圈或更换线圈进行改善。

（4）魔角效应：当肌腱或韧带与主磁场约成 55° 角时，在短回波时间（TE）序列上呈高信号，易与变性或损伤相混淆。可用辅助征象，如肌腱增粗等表现，或改用长 TE 序列进行确认。

（5）磁敏感伪影：金属类物质在 MR 扫描仪中会引起明显的磁场不均匀，导致邻近区域的信号紊乱。梯度回波序列对磁场不均匀性敏感，均容易受到这种伪影的影响。

（6）化学位移伪影：由于脂肪和水中的质子进动频率有一定差异，在水、脂相交的界面，会出现黑色或白色的条状或月牙状阴影。

五、扫描方案

骨肌系统常规 MR 扫描序列包括 T_1WI 序列、PDWI+ 频率选择脂肪抑制（FS）、T_2 短反转恢复脂肪抑制 T_2 序列（T_2 STIR）、梯度回波（GRE）序列、弥散加权成像（DWI）序列等常见扫描序列。使用脂肪抑制技术需添加局部匀场，添加饱和带可减轻血管搏动及呼吸运动伪影，扫描层厚一般选择 3～4mm，层间距 0.5mm。

（1）T_1WI：用于解剖定位，可有效鉴别脂肪和血肿。TE 15～20 毫秒，重复时间（TR）400～500 毫秒，激励次数（NEX）1～2，扫描时间小于 2 分钟。

（2）PDWI+FS：用于观察软骨、骨髓损伤、韧带、肌腱及关节积液等。TE 30～40 毫秒，TR 3000～4000 毫秒，回波链长度（ETL）6～10，NEX 2～3，扫描时间小于 3 分钟。

（3）T_2 STIR：对磁场不均匀及有金属植入物时，能够对整个扫描视野内脂肪组织信号进行均匀抑制。TE 40～85 毫秒，TR

4000 ～ 5000 毫秒，反转时间（TI）140 ～ 160 毫秒，NEX 3 ～ 4，扫描时间小于 4 分钟。

（4）GRE 序列：对磁场不均匀性敏感，可用于检出含铁血黄素沉积，并常用于陈旧出血或色素沉着绒毛结节性滑膜炎的检出。TE 20 ～ 30 毫秒，TR 500 ～ 600 毫秒，NEX 2，扫描时间小于 3 分钟。

（5）DWI 序列：用于观察骨肌系统肿瘤和化脓性病变，b 值 600 ～ 1000s/mm^2。

（6）静脉增强：用于类风湿关节炎及肿瘤的诊断，注射二乙三胺五乙酸钆（Gd-DTPA）后（0.1mmol/kg），使用 T_1WI 脂肪抑制序列进行成像。

（7）关节内病变常规成像诊断困难时，可采用稀释后的对比剂进行关节造影，扩张关节囊并提高关节内组织对比度，可更好地显示关节内的精细结构与病变组织。

第五节　核素显像技术

核素显像技术可以在发生解剖学改变前评价骨关节的功能或早期病理改变，是评价骨关节系统疾病的重要检查，对于损伤、炎症、肿瘤或代谢性疾病的诊断均有作用。

单光子发射计算机断层显像（single photon emission computed tomography，SPECT）骨扫描使用 ^{99m}Tc 标记磷酸盐作为示踪剂，可显示成骨细胞活动性高、反应性骨质增生的区域，可用于评价骨代谢性疾病、成骨性肿瘤、急性或慢性骨髓炎、可疑假体感染及应力性骨折等；能够早期发现骨转移病灶，对于乳腺癌、肺癌等容易发生骨转移的肿瘤，可早期探查到转移灶，以及进行疗效评估。

其他核素显像如正电子发射计算机断层显像（positron emission tomography and computed tomography，PET/CT），使用 ^{18}F 标记的脱氧葡萄糖作为标志物，通过检测正负电子湮灭时发射的光子进行成像，可以反映细胞和组织的代谢率。同时 CT 则采集患者的解剖图像。计算机再将二者有机结合，得到既包含解剖信息又包含功能信息的图像。PET/CT 常作为评估肿瘤的良恶性、肿瘤分期的影像学手段。

近年，PET/MRI 扫描技术也取得了长足发展，借助 MRI 良好的软组织分辨能力，该技术在骨肌肿瘤的诊断方面具有较强潜力。

第六节　超声检查技术

超声检查技术在骨骼肌肉疾病诊断中的应用也有着显著的优势和广泛的用途。超声具有无创、实时、便捷及无辐射等特点，是评价骨肌系统病变的重要检查手段，对于损伤、炎症、肿瘤或代谢性疾病的诊断均有重要作用。

高频超声可用于检测肌腱断裂（**图 1-10**）、肌肉撕裂、韧带损伤及关节积液等问题，能够及时发现和评估损伤的严重程度，并在康复过程中进行随访。对于炎症和感染，超声可以识别滑膜炎、肌肉脓肿、关节炎和滑囊炎等病变，通过观察病变部位的血流信号和形态学变化，辅助诊断和评估治疗效果。

超声可以显示神经束、神经束膜、神经外膜等结构，观察神经的走行、与周围组织的相互关系，显示神经水肿和神经束损伤及病变累及长度，评估神经卡压程度和卡压结构，观察神经源性肿瘤或神经周围肿块和神经的关系。

在肿瘤检测中，超声技术可以发现软组织肿瘤和骨表面肿瘤，特别是那些在 X 线或 CT 中不易发现的浅表病变。其在指导肿瘤穿刺活检中的作用也不可忽视。

此外，超声在代谢性疾病的诊断中也有所应用，如评价骨质疏松症引起的骨折风险和检测与代谢异常相关的肌肉病变。

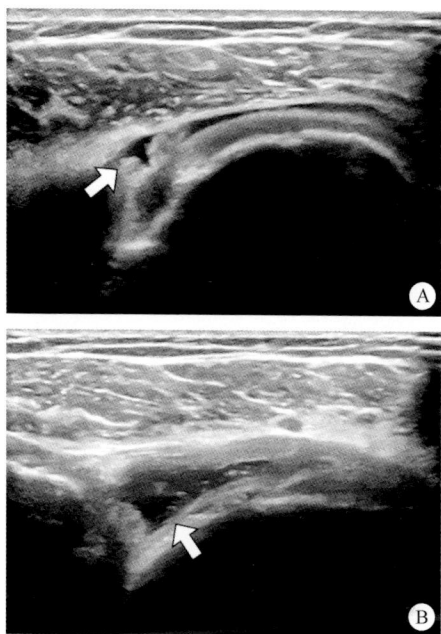

图 1-10　B 超显示冈上肌腱撕裂

A. 横切面显示冈上肌腱滑囊面部分撕裂（箭）；B. 纵切面显示冈上肌腱撕裂后肩峰下 -
三角肌下滑囊积液（箭）

　　总体而言，超声检查技术凭借其安全、便捷和多功能的特点，已成为骨肌系统疾病诊断中不可或缺的重要工具。

（郭　铄　沈　枨　陈　雯）

第二章

上肢创伤及运动损伤

第一节　肩关节创伤与运动损伤

一、盂肱关节脱位

【典型病例】

病例一　患者，女，58岁，外伤后右肩关节脱位（图 2-1A、B）

病例二　患者，女，66岁，外伤后右肩关节脱位（图 2-1C、D）

【临床概述】

盂肱关节是最常发生脱位的关节，约占所有关节脱位的50%。这与其解剖及生理特点有关，盂肱关节活动度较大，且关节盂小而浅，仅部分覆盖肱骨头，关节囊较为松弛。盂肱关节脱位多由外伤引起，可分为前脱位、后脱位、下脱位及上脱位，其中前脱位最为常见，约占肩关节脱位的95%。前脱位通常是在上臂外展外旋时跌倒或外力撞击导致的，高达40%的前脱位伴有相关损伤，包括神经损伤、盂唇或肱骨头相关的结构撕裂和骨折。后脱位通常是由前肩部撞击或内收内旋方向的外力引起的，患者手臂通常保持内收和内旋状态，无法外旋。下脱位较为少见，约占所有盂肱关节脱位的1%，也称直举性肱骨脱位，通常由过度外展或外展上肢方向的外力造成的。对于怀疑或诊断盂肱关节脱位的患者，还应注意检查是否合并神经血管的损伤，其中腋神经损伤最为常见，腋神经支配三角肌、小圆肌及肩外侧的感觉神经，超过 40% 的脱位会导致腋神经损伤。此外，25% 的盂肱关节脱位会发生有临床意义的骨折，如伴有肱骨结节或外科颈骨折。

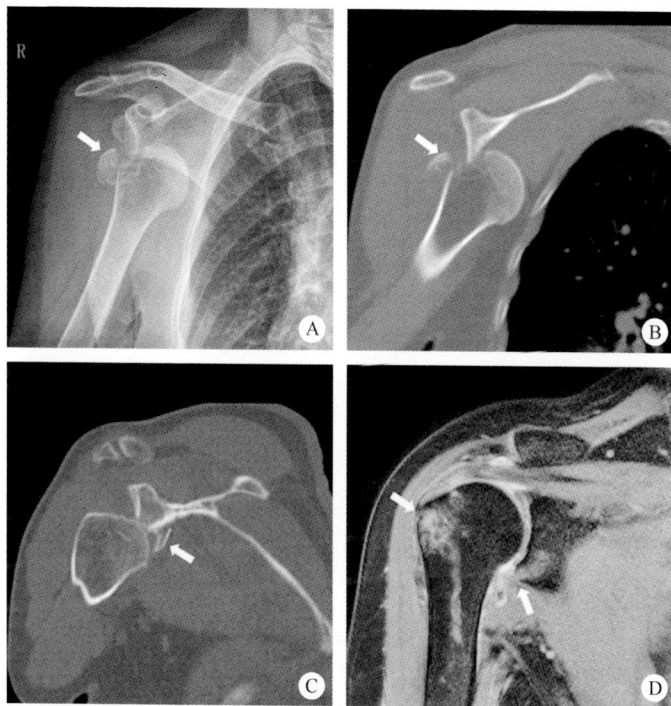

图 2-1　盂肱关节脱位

A、B 为同一患者。A、B. 右肩关节正位、CT 多平面重建冠状位，示右侧肱骨头向前、下移位，肱骨头后外侧与关节盂撞击，肱骨头骨折伴骨折片移位，即希尔 - 萨克斯（Hill-Sachs）损伤（箭）。C、D 为同一患者。C. 右肩关节 CT 多平面重建冠状位，示关节盂前下方骨折，即班卡特（Bankart）损伤（箭）；D. 右肩关节 MRI 冠状位 PDWI 序列，右肩关节脱位复位后，Hill-Sachs 损伤及 Bankart 损伤，示肱骨头后外侧、关节盂下部骨损伤及下盂唇损伤（箭）

【影像表现】

1. **盂肱关节前脱位**　肩关节前后位片表现为盂肱关节间隙增宽，

肱骨头前下方移位，肱骨头与关节盂重叠，呈外旋位，肱骨干轻度外展。发生盂肱关节前脱位时，需注意观察是否合并继发损伤。

（1）Hill-Sachs 损伤：为肱骨头后外侧凹陷性骨折，由前脱位时与关节盂前下缘撞击导致。在 X 线上表现为肱骨后外侧的楔形缺损，肱骨内旋位为最佳体位，但较小的损伤在 X 线上可能较难发现。CT 可以发现肱骨头后上缘的局限性凹陷，可伴骨折线甚至游离骨块。

（2）Bankart 损伤：通常与 Hill-Sachs 损伤同时发生。经典的 Bankart 损伤是指盂唇及相关盂肱关节囊 / 韧带的撕脱性损伤，亦称为纤维性 Bankart 损伤，其损伤容易导致复发性脱位，最常见的是盂肱下韧带 - 盂唇复合体损伤。骨性 Bankart 损伤是指关节盂前下方的撕脱性骨折。X 线及常规 CT 仅能显示关节盂缘的骨折，MRI 可以显示盂唇及韧带的损伤，表现为盂唇的撕裂，贯穿前下盂唇的 T_2WI 或 PDWI 呈线样高信号。

2. 盂肱关节后脱位 近 50% 的后脱位在肩关节前后位 X 线上会漏诊，腋位是诊断后脱位的首选体位。在前后位上提示肩关节后脱位的征象：肱骨头固定内旋而呈圆形外观的"灯泡征"；内旋后大小结节投影形成折线的"M 征"；肱骨头横向外移所致的关节窝"空虚征"；肱骨头内侧因嵌插骨质压缩呈线样致密影的"槽线征"。此外，后脱位也会出现反 Hill-Sachs 损伤，即肱骨头与关节盂撞击产生肱骨头前方的压缩骨折，以及反 Bankart 损伤，即肱骨头后脱位并撞击后盂缘而导致的后盂唇损伤。

3. 盂肱关节下脱位 X 线表现为肱骨头移位至关节盂的正下方并稍偏向内侧。下脱位并发症发生率较高，MRI 可用于评估下脱位复位后肩关节的损伤，包括肩袖撕裂、盂唇损伤、盂肱韧带的损伤及肱骨头外上侧的骨挫伤或撞击性骨折。

4. 盂肱关节上脱位 肱骨头经肩袖进入肩峰，主要并发症包括肩袖损伤、肱骨或肩峰骨折。

【重点提醒】

（1）盂肱关节前脱位最常见，同时应注意观察是否存在合并损伤。

（2）盂肱关节后脱位在前后位上易漏诊，应注意检查方法的选择及间接征象。

【影像检查策略】

对于怀疑肩关节脱位的患者，X线一般为首选的影像学检查方法，但不同的脱位其体位选择亦有不同。前脱位在前后位及腋位可得到较好诊断，继发 Hill-Sachs 损伤在内旋位可得到最佳显示。后脱位在常规肩关节前后位上易漏诊，选择腋位及肩胛"Y"形位最佳。对于肩关节脱位造成的继发骨折损伤，CT 具有较高的敏感度，特别是 X 线不易发现的小骨折。MRI 的高软组织分辨率在评估关节脱位导致的肩袖、韧带、盂唇等软组织的损伤方面有较大优势。

二、肱骨近端骨折

【典型病例】

病例一　患者，男，55 岁，外伤后右侧肱骨近端骨折（**图 2-2A**）。

病例二　患者，女，67 岁，左侧肱骨近端骨折（**图 2-2B、C**）。

病例三　患者，女，66 岁，左侧肱骨近端骨折（**图 2-2D**）。

病例四　患者，女，77 岁，右侧肱骨近端骨折（**图 2-2E、F**）。

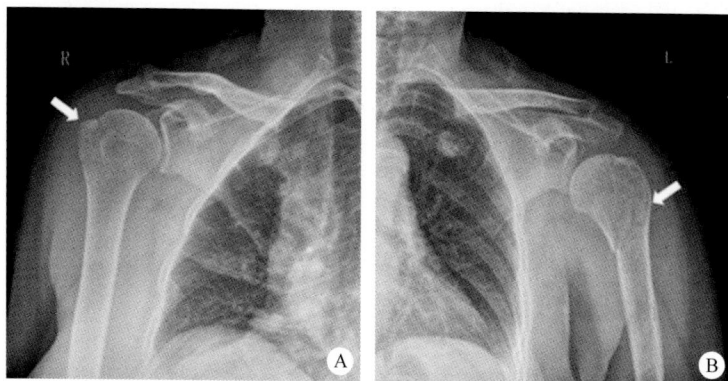

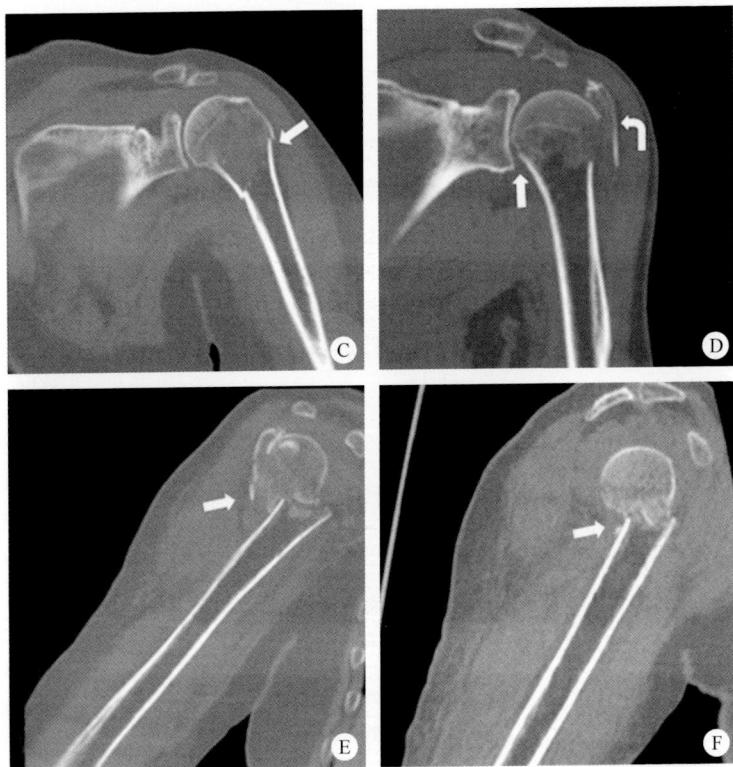

图 2-2　肱骨近端骨折

A. 病例一，一部分骨折，右肩关节正位示肱骨大结节骨折，骨折块未见明显移位（箭）；
B、C. 病例二，一部分骨折，左肩关节正位及左肩关节 CT 多平面重建冠状位示肱骨大结节、外科颈骨折，骨折块未见明显移位（箭）；D. 病例三，两部分骨折，左肩关节 CT 多平面重建冠状位，肱骨大结节及肱骨头骨折（箭），骨折块移位（弯箭）；E、F. 病例四，四部分骨折，右肩关节 CT 多平面重建矢状位及冠状位，肱骨头、肱骨大结节及外科颈粉碎性骨折，骨折块移位、成角（箭）

【临床概述】

肱骨近端骨折是最常见的骨折之一，发病年龄呈双峰分布，即 30 岁左右和 60 岁以上。年轻患者多由高能量外伤导致，而 60 岁以上患者以老年女性为著，多在严重骨质疏松基础上发生的骨折。肱骨近端骨折是指肱骨外科颈及其以上部位的骨折，包括外科颈、解剖颈、大小结节及肱骨头四部位，可单独发生亦可合并发生，其中外科颈骨折最常见，该部位是肱骨头骨松质和肱骨干骨皮质交界处，易发生骨折。解剖颈骨折较为罕见，若骨折发生移位，可损伤旋肱前动脉造成骨坏死。临床表现为肩峰下方的疼痛及肿胀，活动受限，尤以外展外旋最为明显。

【影像表现】

X 线平片是诊断肱骨近端骨折的首选方法，肩关节前后位、侧位和腋位可以从 3 个互相垂直的平面对骨折的情况进行评估。部分外科颈骨折，肩关节前后位不能准确评估骨折移位的方向，导致治疗选择不正确。侧位片可更好地显示外科颈骨折成角，大、小结节骨折及是否存在肩关节前后脱位。腋位 X 线片也可以准确诊断肩关节脱位，大小结节骨折的移位方向和程度及盂缘骨折及肱骨头骨折。

对于复杂的肱骨近端骨折，CT 检查可以提供更为精准的形态学信息，对评估骨折线、骨折移位程度及方向、骨折片数量、肱骨头压缩骨折等有很大帮助。

MRI 较少用于肱骨近端骨折的评估，但对于软组织损伤的诊断有明确意义，尤其是肩袖、肱二头肌腱及盂唇的损伤。

Neer 肱骨近端骨折分型是目前最常用的分型，以肱骨近端四部分为解剖基础，以骨折块和肱骨头之间移位＞1cm 或成角移位＞45°为骨折移位标准，将肱骨近端骨折分为四型：

（1）一部分骨折（未移位骨折）：即不论骨折部位有多少，骨折块未达到移位标准，此型骨折较为常见，通常为保守治疗。

（2）两部分骨折：一处骨折发生移位或多处骨折只有一处移位。

（3）三部分骨折：两处骨折发生移位，常见为外科颈骨折合并大结节撕脱骨折并移位，通常主张切开复位内固定。

（4）四部分骨折：三处骨折移位或三处骨折伴肱骨脱位，此型骨折可导致肱骨头血运破坏，肱骨头坏死率高。

【重点提醒】

在临床影像诊断中，除了报告骨折之外，对于骨折分型所需特征的描述也很重要，包括骨折线的位置、骨折块的位移及角度、关节面是否受累，以及相关损伤（肩关节脱位、肩锁关节脱位、肩胛骨骨折、锁骨骨折等）。

【影像检查策略】

X 线是肱骨近端骨折的首选检查，常见的拍摄体位包括肩关节前后位、侧位和腋位，可以对骨折类型、骨折块数量、位移进行显示。CT 在评估复杂肱骨近端骨折方面更为准确。MRI 可用于评估肱骨近端骨折相伴的软组织损伤，包括肩袖结构、盂唇的损伤。

三、肩峰下撞击和肩袖撕裂

【典型病例】

肩关节疼痛、肩峰下撞击和肩袖撕裂。

病例一　患者，男，65 岁，右肩关节疼痛（**图 2-3A ～ C**）。

病例二　患者，男，39 岁，右肩关节疼痛（**图 2-3D**）。

病例三　患者，男，41 岁，左肩关节疼痛（**图 2-3E**）。

病例四　患者，男，55 岁，左肩关节疼痛（**图 2-3F**）。

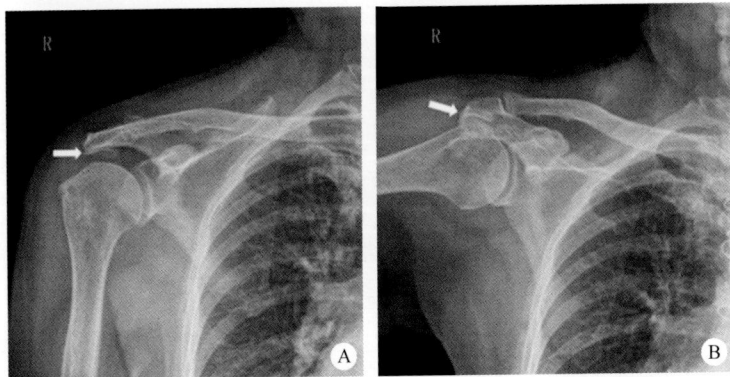

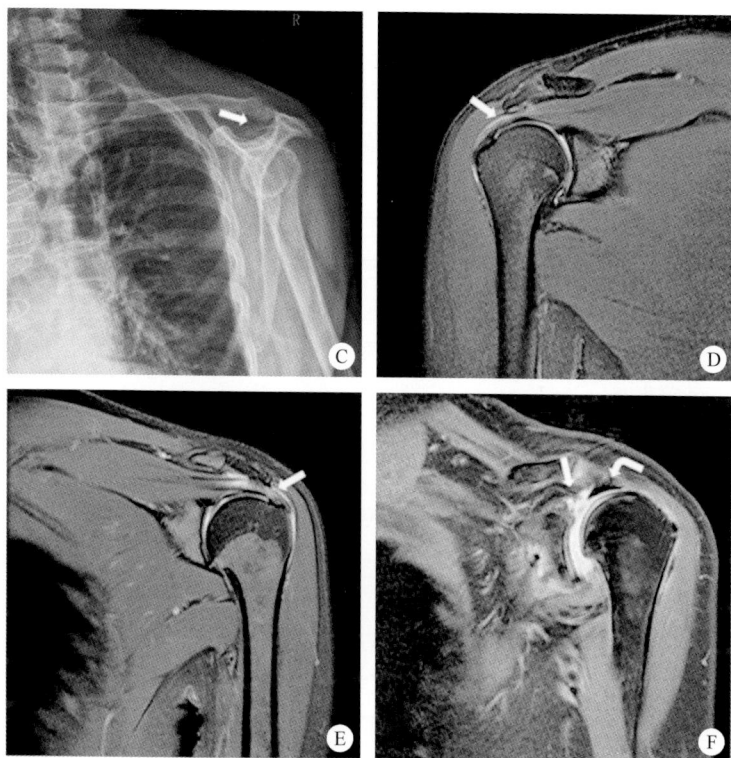

图 2-3 肩峰下撞击

A ~ C. 同一患者肩关节正位、肩胛骨外展位、冈上肌出口位 X 线片，Ⅱ型肩峰，肩峰下缘骨质增生，骨赘形成，肩峰下间隙变窄（箭）；D ~ F. 不同患者肩关节 MRI 冠状位 PDWI 序列，肩峰骨质增生，肩峰下间隙变窄，冈上肌肌腱损伤，PDWI 信号增高（D，箭），肩峰骨质增生，冈上肌肌腱部分撕裂（E，箭），肩峰骨赘形成（F，弯箭），肩袖完全断裂回缩（F，箭）

【临床概述】

肩峰下撞击综合征是指由各种原因导致的肩峰下间隙狭窄，当肩部上举、外展时，喙肩弓与肱骨头之间的肩袖、滑囊和肌腱等软组织结构受到反复的摩擦及撞击引起的炎症和损伤，其以慢性肩关节疼痛和活动障碍为主要临床表现，是最常见的肩部撞击综合征。病理改变包括肩袖损伤或撕裂、肩峰下滑囊炎、肩袖内肌腱病变等。肩峰下撞击综合征分为原发性及继发性。原发性多是由骨性结构及软组织异常导致的，如肩峰分型、肩锁关节骨赘高度、肱骨头相对高低等。继发性与肩关节反复过顶运动引起的盂肱关节不稳有关。

Neer 将撞击综合征的病理过程分为 3 期：

Ⅰ期：仅有冈上肌肌腱的水肿和出血，此期病变是可逆的。

Ⅱ期：慢性肌腱炎及滑囊纤维变性期，炎症进一步发展，发生不可逆改变。

Ⅲ期：肌腱断裂期，表现为部分或完全肩袖撕裂，多为慢性改变。

【影像表现】

1. X 线表现　X 线对肩峰下撞击综合征的评估十分重要，可以显示肩峰形态、肩峰下骨性间隙狭窄、肩峰骨赘形成及肱骨大结节增生及退变。

（1）肩峰形态：一般在冈上肌出口位进行评估。可以通过肩峰角（肩峰前 1/3 下表面和后 2/3 下表面的连线构成的角度）定量测量进行分型。Ⅰ型为平坦型（肩峰角 0°～12°），占 18.4%；Ⅱ型为弧型（肩峰角 13°～27°），占 52.6%；Ⅲ型为钩型（肩峰角 > 27°），占 29.0%。Ⅱ型和Ⅲ型因为肩峰下间隙狭窄，出现撞击征的风险较高，大约 70% 的肩袖撕裂发生于Ⅲ型肩峰。

（2）肩峰下间隙：上界是由肩峰、喙突、喙肩韧带及肩锁关节共同构成的喙肩弓，下界是肱骨头和肱骨大结节，间隙内包含冈上肌腱、冈下肌腱、肱二头肌长头腱、喙肱韧带及肩峰下滑囊等结构。X 线可以测量肩峰 - 肱骨头间隙，即肩峰最低点到肱骨头之间的最短距离，正常距离 1.0～1.5cm，若小于 0.6～0.7cm 认为是有临床意义的狭窄，高度提示肩袖撕裂。

（3）其他骨性异常：肩锁关节骨赘形成，当肩锁关节骨赘高度大于 0.3cm 时，提示肩峰下撞击或肩袖损伤可能性大，此外还可显示肱骨大结节的增生、硬化及骨赘形成。

2. MRI 表现　MRI 可以较好地观察肩袖的形态及信号的改变，包括冈上肌腱部分撕裂或全层撕裂、肩袖肌腱炎等。

（1）肩袖肌腱炎：PDWI 上表现为肌腱信号不同程度增高，肌腱增粗，边缘毛糙，肌腱无断裂。

（2）肩袖部分撕裂：主要累及冈上肌腱，部分撕裂可位于肌腱的关节侧、滑囊侧、肌腱内，表现为 PDWI 上肌腱内出现液体或近液体的高信号，延伸至肌腱的表面，而特殊的肌腱内撕裂，异常信号可局限于肌腱内。

（3）肩袖全层撕裂：MRI 表现为液体或近液体信号累及冈上肌腱全层，从关节面延伸至滑囊面，并与盂肱关节及肩峰 - 三角肌下滑囊相通，同时可伴有冈上肌腱回缩、肩峰 - 三角肌下滑囊积液、肩袖肌肉萎缩变薄。

【鉴别诊断】

1. 钙化性肌腱炎　为羟基磷灰石晶体在外周关节的异常沉积。最常见的部位为肩袖，X 线表现为肱骨大结节上方弧形钙化，与冈上肌腱位置相符。在 MRI 上，钙化呈低信号，钙化周围软组织常伴不同程度水肿。

2. 肩峰 - 三角肌下滑囊炎　是指肩峰下方的滑膜炎症，位于三角肌和关节囊之间，多是继发于肩关节周围组织的损伤和退行性变，表现为滑囊内积液、滑膜增厚，周围软组织可伴有渗出。

【重点提醒】

肩峰下撞击的影像诊断要评估引起撞击的危险因素，即肩峰下间隙狭窄的原因，以及肩袖软组织的异常。

【影像检查策略】

X 线可以显示骨性结构的异常，亦可鉴别其他临床表现类似肩袖撕裂的疾病，如钙化性肌腱炎或骨折。MRI 评估肩袖撕裂最为准确，包括全层撕裂及部分撕裂。

四、盂肱关节不稳

【典型病例】

病例一 患者，女，44 岁，左侧肩关节脱位复位后（图 2-4A、B）。

病例二 患者，男，51 岁，左侧肩关节脱位复位后（图 2-4C、F）。

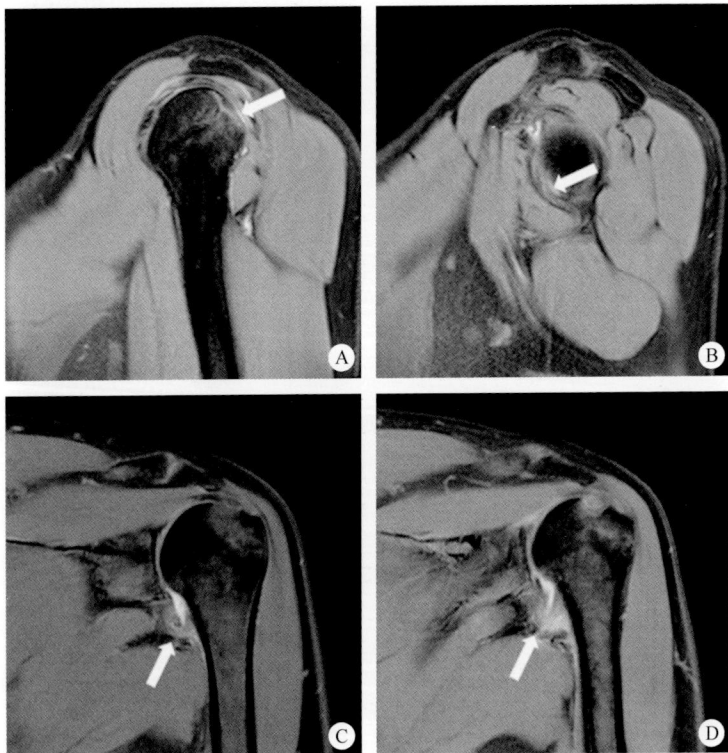

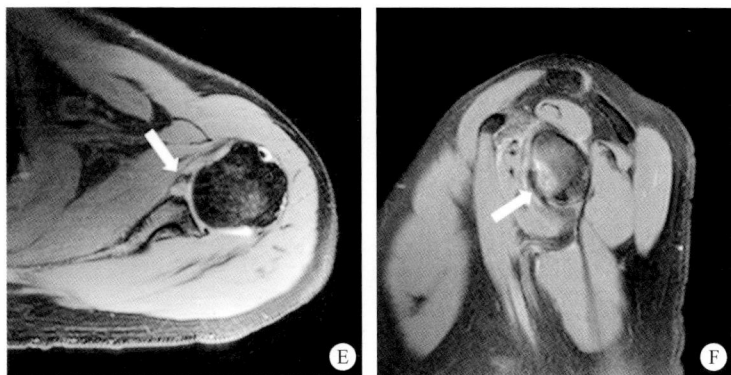

图 2-4　盂肱关节不稳

A、B. 同一患者，肩关节 MRI 矢状位 PDWI 序列，肱骨后外侧骨质凹陷，骨髓水肿，Hill-Sachs 损伤（A，箭），前下盂唇损伤，PDWI 信号增高（B，箭）；C ～ F. 另一患者，肩关节 MRI 冠状位、矢状位及轴位 PDWI 序列，盂肱下韧带损伤，韧带增粗伴 PDWI 信号增高（C、D，箭），前盂唇撕脱（E、F，箭）

【临床概述】

盂肱关节不稳是指盂肱关节反复脱位或半脱位。盂肱关节的稳定性依靠多种静态及动态稳定结构。最主要的静态稳定结构是盂唇韧带复合体，包括盂唇、关节囊和盂肱韧带，是防止前脱位的最重要结构。动态稳定结构包括穿过关节的肌肉及肌腱，即肩袖及肱二头肌长头腱。这些结构于损伤后发生松弛、撕裂，导致肩关节不稳。

盂肱关节不稳一般分为 4 种类型：前不稳、后不稳、多方向不稳及微不稳。其中前不稳是最常见的类型，一般多由创伤性前脱位所致；后不稳的发病率低，一般多由反复的微创伤所致，患者通常是年轻运动员或具有较高的体能要求。

【影像表现】

1. 盂肱关节前不稳　X 线可以显示盂肱关节前脱位，以及可能伴随的骨折，如 Hill-Sachs 损伤及 Bankart 骨折。盂肱关节复位后，

X线可用于明确复位效果及残留移位的骨折片。MRI已经成为评估盂肱关节前不稳的主要影像学检查手段，最常见表现为前下盂唇-盂肱韧带复合体损伤。

（1）经典Bankart损伤：前下盂唇撕裂并邻近骨膜断裂，表现为关节至前盂唇前内侧的线样高信号，撕裂处盂唇移位，对应撕裂盂唇旁呈液体信号。

（2）佩尔特斯（Perthes）损伤：前下盂唇撕裂并邻近骨膜剥离，但骨膜并未断裂。

（3）前盂唇及骨膜套袖状撕裂（ALPSA）损伤：前盂唇撕裂并向关节盂内下方游离，邻近骨膜剥离但未断裂。

此外，在关节囊和盂肱下韧带急性撕裂中，MRI表现为撕裂周围的软组织水肿。MRI还可发现伴随的Hill-Sachs损伤及Bankart损伤。

2. 盂肱关节后不稳　盂肱关节后不稳多由关节盂发育不良、反Bankart损伤、反Hill-Sachs损伤、Bennett病变、后盂唇关节囊复合体损伤所致。X线及CT扫描可以评估骨性损伤，如反Hill-Sachs损伤及反Bankart损伤。后盂唇关节囊复合体病变包括后盂唇撕裂、盂唇旁囊肿、盂肱下韧带后束撕裂等。在MRI上后盂唇的撕裂表现为盂唇线样PDWI高信号，盂唇旁囊肿表现为与撕裂的后盂唇或关节囊相通的囊状病变。

【重点提醒】

盂肱关节前不稳最为常见，其软组织异常主要累及前下盂唇韧带复合体，包括前下盂唇、下盂肱韧带、前下关节囊损伤，MRI是诊断前下盂唇损伤的首选手段。骨性异常主要包括前脱位后导致的Bankart损伤及Hill-Sachs损伤。

【影像检查策略】

X线检查可较好地显示关节骨性结构，但其对肩关节软骨、盂唇、韧带、关节囊、肌肉等软组织难以显示，此外由于投照角度、结构重叠及密度分辨率低等诸多限制，一般作为肩关节不稳定的初步筛查方法。常规 CT 检查能够提供横断面的解剖信息，减少投照重叠的干扰，对骨性损伤敏感度高。常规 MRI 检查以其解剖重复性和良好的软组织对比度等优势，目前成为肩关节主要及首选的检查方法。

五、上盂唇撕裂

【典型病例】

病例一　患者，男，39 岁，右肩关节疼痛（图 2-5A）。

病例二　患者，男，41 岁，左肩关节疼痛（图 2-5B）。

病例三　患者，女，50 岁，左肩关节疼痛（图 2-5C）。

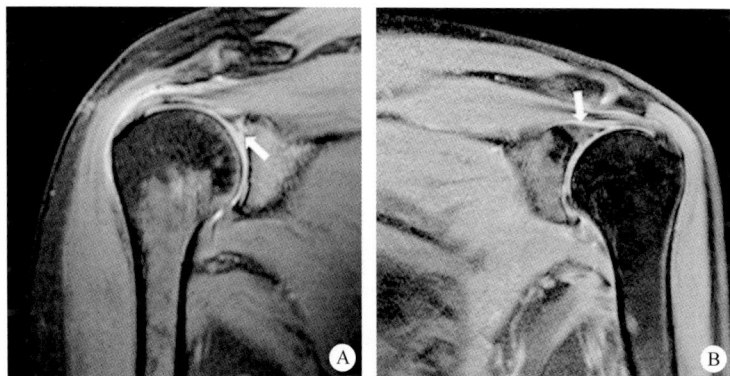

图 2-5　上盂唇损伤

A. 病例一，肩关节 MRI 冠状位 PDWI 显示上盂唇及肱二头肌长头腱附着区撕裂，盂唇及肱二头肌腱 PDWI 信号增高，SLAP Ⅱ型损伤（箭）；B. 病例二，肩关节 MRI 冠状位 PDWI 显示肩胛上盂唇毛糙，PDWI信号不均匀稍高（箭），肱二头肌长头腱附着处完整，SLAP Ⅰ型损伤；C. 病例三，肩关节 MRI 冠状位 PDWI 显示上盂唇桶柄样前后撕裂（箭），肱二头肌长头腱附着处完整，SLAP Ⅲ型损伤

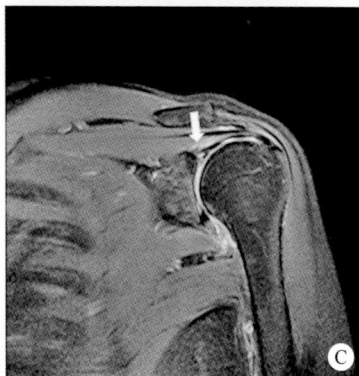

【临床概述】

上盂唇自前向后损伤（injury of the superior labrum anterior and posterior，SLAP 损伤）是指盂唇上部自前向后的弧形撕裂，从肱二头肌止点处开始，即盂唇 12 点位置，范围通常从 10 点至 2 点，但可以更向后或向前延伸，是肩关节较常见的损伤类型。SLAP 损伤最常发生于创伤后，以老年人群、运动员最为多见。临床表现常无特异性，可仅表现为肩部疼痛，以外展、外旋位时较明显，另外还可出现关节绞锁、活动受限、无力等症状。

【影像表现】

根据盂唇损伤的部位及损伤程度，临床上将 SLAP 损伤分为下述四型。

Ⅰ型：上盂唇退变磨损，但未出现撕裂，肱二头肌长头腱附着处完整，典型征象为上盂唇毛糙，信号不均匀。

Ⅱ型：最常见，约占所有 SLAP 损伤的 50% 左右，典型表现为肱二头肌腱盂唇复合体从骨性关节盂撕裂，斜冠状位显示三角形低信号盂唇内可见线样高信号达关节面，上盂唇与关节盂分离。

Ⅲ型：上盂唇桶柄样撕裂，肱二头肌长头腱附着区完整。MRI 表现为上盂唇内见自前向后线样高信号，盂唇撕裂部分向内翻折，撕裂并未延至肱二头肌长头腱。

Ⅳ型：上盂唇桶柄样撕裂且撕裂累及肱二头肌长头腱，MRI 表现为低信号盂唇内的异常高信号延伸至肱二头肌长头腱内。

【鉴别诊断】

SLAP 损伤通常需与盂唇上隐窝鉴别，上隐窝是上盂唇位于关节盂边缘附着的部分形成的小囊带状的高信号，但上隐窝盂唇侧仍然附着于关节盂上缘。一般情况下，SLAP 损伤水样高信号常不规则或呈锯齿状，并且在斜冠状位上，延伸入盂唇内的高信号通常较宽。上隐窝边缘光整，在常规 MRI 上宽度一般小于 2mm。

【重点提醒】

SLAP 损伤的 MRI 表现为上盂唇从肱二头肌附着处前方延伸至其后方的撕裂，上盂唇内见液性信号。

【影像检查策略】

X 线平片和 CT 检查对肩袖韧带肌腱及盂唇的组织结构显示能力严重不足，MRI 是评估肩关节盂唇损伤的首选影像学方法。

第二节　肘关节创伤与运动损伤

一、桡骨头骨折

【典型病例】

病例一　患者，男，33 岁，肘关节外伤、疼痛（图 2-6A、B）。

病例二　患者，男，29 岁，肘关节外伤、疼痛（图 2-6C、D）。

【临床概述】

桡骨头骨折是常见的成人肘关节骨折类型之一，占肘关节骨折的 17% ～ 19%，占全身所有骨折的 3%。通常是由肘部直接暴力或力量传导至肘部所致，如跌倒时手掌撑地，肘部处于伸直和前臂旋前位，

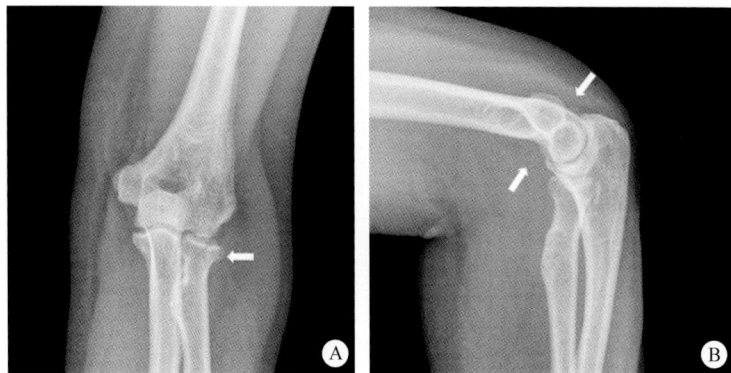

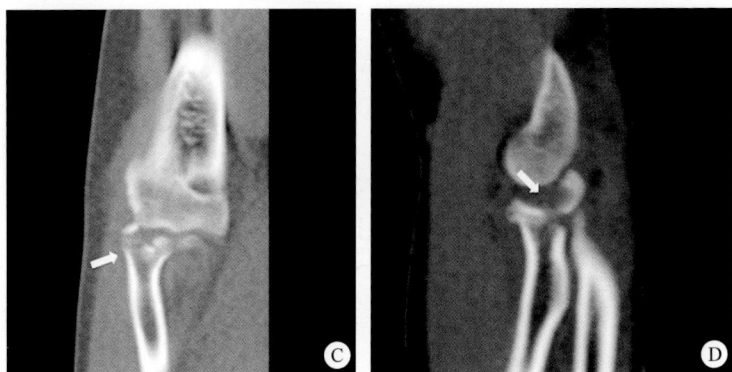

图 2-6 桡骨头骨折

A、B. 病例一肘关节 X 线正、侧位片，骨折线累及关节面，骨折块移位（A，箭），侧位片见"脂肪垫征"（B，箭）；C、D. 病例二肘关节 CT 多平面重建冠状位及矢状位，桡骨头粉碎性骨折，骨折块分离、移位（C、D，箭）

引起肘部过度外翻，使得桡骨头外侧与肱骨小头发生撞击，进而发生骨折。同时，桡骨头骨折经常合并其他肘关节骨折及韧带损伤。桡骨头骨折临床表现为疼痛，肘关节功能障碍，尤其以前臂旋后功能受限明显。

【影像表现】

桡骨头骨折分型方法较多，较为经典的 Mason 分型根据骨折大小及移位程度分为四型。

Ⅰ型：桡骨头骨折，无移位或移位小于 2mm；骨折线常为垂直方向，可以通过桡骨头边缘。

Ⅱ型：骨折移位大于 2mm 或骨折累及桡骨头关节边缘两处以上。

Ⅲ型：桡骨头粉碎性骨折，移位或无移位。骨折片可呈爆裂状向四周分离移位，或呈塌陷性骨折。

Ⅳ型：桡骨头骨折伴发肘关节脱位。

通常肘关节正侧位 X 线片常可明确诊断，X 线表现为线样骨折线，皮质边缘中断；侧位可见"脂肪垫征"阳性，桡骨头骨折，关节囊积血积液，推移前、后脂肪垫，使脂肪垫抬高，又称"八字征"。

对于隐匿性桡骨头骨折，CT 及 MRI 有助于明确诊断。CT 可以更好地显示骨皮质或者骨小梁的不连续，更好地评估粉碎性骨折和骨折移位程度。在 MRI 上，隐匿性桡骨小头骨折在 T_1WI、T_2WI 及脂肪抑制序列上常出现不规则线形低信号，伴周围骨髓水肿。此外，部分骨折在 MRI 可见桡侧副韧带或环状韧带损伤。

【鉴别诊断】

1. 肱骨小头骨折　部分肱骨小头骨折移位骨片可位于桡骨头近侧，易误诊为桡骨头骨折，但桡骨头骨折片向近侧移位较为罕见。

2. 肘关节骨质增生　桡骨颈环形骨赘易误诊为压缩骨折。

【重点提醒】

桡骨头骨折的骨折线通常垂直于关节面骨皮质，X 线侧位片可见"脂肪垫征"阳性，50% 的桡骨头骨折无移位。影像评估骨折位置及骨折片移位程度对临床后续治疗至关重要。

【影像检查策略】

对于外伤后患者骨折的诊断，X 线一般用于初步诊断，侧位片显示较好，部分情况下可用带有角度的桡骨头摄片，有助于诊断。CT 可用于隐匿性桡骨头骨折，且对骨折片数量及移位评估更为准确。MRI 可用于评估骨折伴发的肌腱、韧带的损伤。

二、肱骨远端骨折

【典型病例】

病例一　患者，女，36 岁，外伤后右侧肘关节疼痛（图 2-7A、B）。

病例二　患者，男，43 岁，外伤后右侧肘关节疼痛（图 2-7C）。

病例三　患者，男，41 岁，外伤后右侧肘关节疼痛（图 2-7D）。

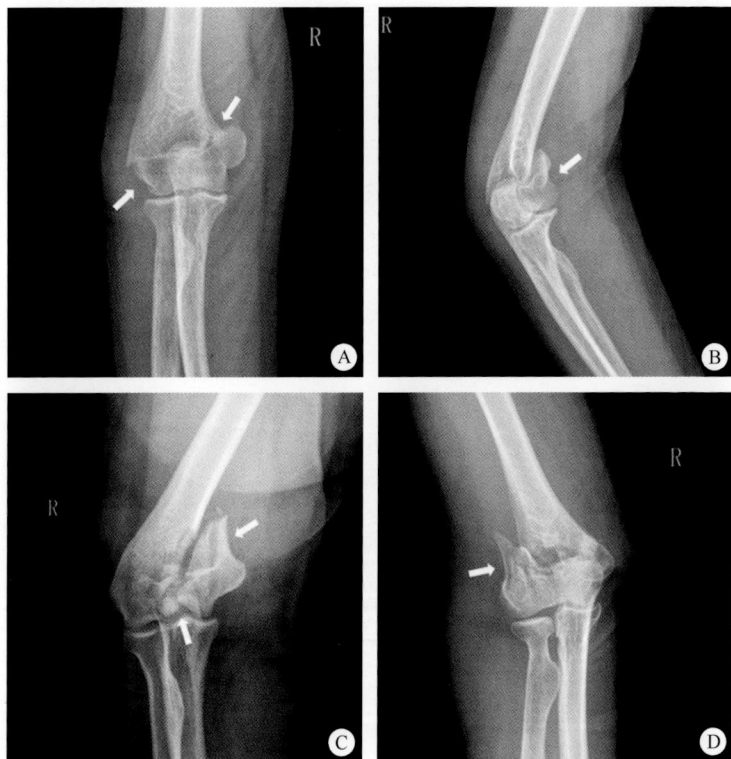

图 2-7　肱骨远端骨折

A、B. 病例一肘关节 X 线正、侧位片，肱骨干骺端骨折，可见横行骨折线，未累及关
节面（箭）；C. 病例二肘关节 X 线正位片，肱骨远端内侧矢状面关节内骨折，骨折线
累及滑车，呈粉碎性骨折（箭）；D. 病例三肘关节 X 线正位片，肱骨远端外侧矢状面
骨折，累及关节面和滑车（箭）

【临床概述】

　　肱骨远端骨折约占肘部骨折的 30%，占成人全身骨折的 2%，
是一种较为复杂的骨折。肱骨远端可以看作两柱及中央滑车构成
的骨性三角区，鹰嘴窝和冠突窝位于该三角区域的中心，内侧柱

包括肱骨干骺端内侧部分、肱骨内上髁及肱骨滑车，外侧柱包括肱骨干骺端外侧部分、肱骨外上髁和肱骨小头。受伤机制多为外伤高能量损伤。肱骨远端骨折通常发生于肘部屈曲时。骨折多是由尺骨近端撞击肱骨远端的关节部分（滑车、肱骨小头）造成的。撞击可能发生于肘部屈曲或伸展时。由于损伤机制复杂，粉碎性骨折相当常见，尤其是在老年人中。外侧或内上髁的部分矢状骨折是由完全或几乎完全伸展时外翻或内翻的间接创伤造成的。这些骨折伴有关节对侧的关节囊和韧带损伤，易造成肘关节不稳定。单独的肱骨小头骨折是由桡骨头挤压关节面造成，患者出现疼痛肿胀和肘关节变形。肘部后外侧凹陷处充血是关节内损伤的征兆。血管并发症在髁上骨折中最为常见，出现缺血迹象的骨折必须紧急治疗。25% 的病例会发生神经损伤，影响正中神经或尺神经。肱骨远端骨折的治疗一般采用切开复位内固定，并将肘关节功能恢复情况作为肱骨远端骨折治疗效果的衡量指标。

【影像表现】

肱骨远端骨折包括内、外上髁骨折和髁间骨折。大多数成人肱骨远端骨折为髁间骨折，即累及滑车关节面，而是否累及肱骨滑车对骨折稳定性的判断至关重要，如未累及，肱骨滑车尺桡骨关节仍保持稳定性，否则为不稳定型骨折。

（1）肱骨远端骨折最常用的是 AO 分型。

A 型：为关节外骨折，即不累及关节面。

B 型：为部分关节内骨折，为部分关节面骨折。

C 型：完全关节内骨折。

（2）肱骨髁间骨折根据骨折是否移位、有无肱骨滑车及肱骨小头的旋转把桡骨远端分为 4 型。

Ⅰ型：骨折端没有明显的移位。

Ⅱ型：为 T 形的髁间骨折，伴有滑车和肱骨小头骨折端的分离，但无明显旋转。

Ⅲ型：骨折端分离，并伴有旋转畸形。

Ⅳ型：严重的关节面粉碎性骨折。

【鉴别诊断】

肱骨小头骨折：需与肱骨远端外上髁骨折相鉴别。肱骨小头骨折只累及关节面，而肱骨外上髁骨折包括关节面和非关节面两部分，并常累及肱骨滑车的桡侧部。

【重点提醒】

肱骨远端解剖较为复杂，肘关节功能要求较高，骨折损伤机制复杂，临床分型多，仍是临床治疗难点。熟悉肘关节远端解剖、肱骨远端骨折分型对临床评估及治疗具有十分重要的作用。

【影像选择策略】

肱骨远端骨折影像学评估通常首选 X 线检查。儿童肱骨远端骨折因存在未愈合的骨骺，诊断存在一定难度，有时需增加对侧正常关节拍摄进行对照。CT 具有较高的分辨率，可用于评估隐匿性骨折、韧带附着处撕脱骨折，或对骨折部位进行重点观察，从而进行分型。MRI 对于肱骨远端周围肌腱、韧带及软组织损伤的诊断十分重要。

三、肘关节脱位

【典型病例】

病例一　患者，男，21 岁，肘关节外伤、畸形（**图 2-8A、B**）。

病例二　患者，男，27 岁，肘关节外伤、畸形（**图 2-8C、D**）。

【临床概述】

肘关节脱位通常是指肱尺关节脱位，单纯的肱桡关节脱位不是真正意义上的肘关节脱位。肘关节是成人第二常见的脱位关节，是儿童最常见的脱位部位。约 90% 的肘关节脱位为后脱位或后外侧脱位，前脱位或内侧脱位仅占不足 10%。患者通常由于跌倒时手及肘关节处于过伸位，临床表现为肘部疼痛、肿胀、活动受限和肘关节畸形。

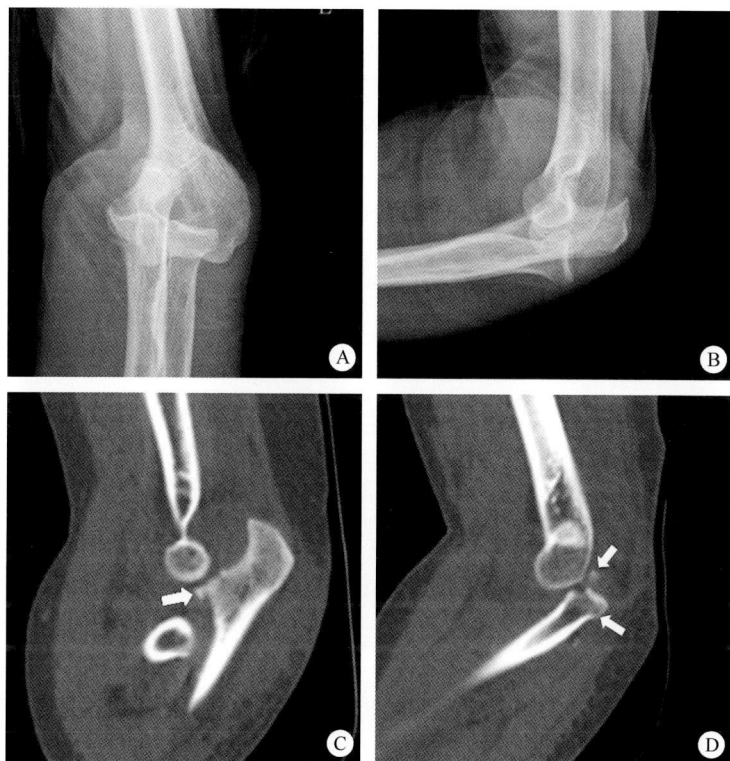

图 2-8 肘关节脱位

A、B. 病例一肘关节 X 线正、侧位片，肱尺关节及肱桡关节脱位，尺骨后移，尺骨鹰嘴凹内空虚；C、D. 病例二肘关节 CT 多平面重建矢状位显示肱尺关节及肱桡关节脱位，尺骨冠突骨折（C，箭）及桡骨小头骨折（D，箭）

20%～56% 的肘关节脱位合并肘关节骨折，最常见的是肱骨内上髁骨折，其次为桡骨头及桡骨颈骨折和尺骨冠突骨折，其中如同时合并冠突骨折、桡骨头骨折及肘关节后脱位被称为"肘关节恐怖三联征"，预后差，易再脱位，应尽早手术。

【影像表现】

1. X 线表现 肘关节后脱位多见，表现为尺骨与滑车间接合关系消失，常伴有肱桡关节脱位，侧位片可见空虚的半月形尺骨鹰嘴凹。此外，肘关节脱位可伴发骨折，内上髁最常见，尤其常见于儿童，如内上髁撕脱骨折，嵌入的骨碎片可影响后续复位。其次为桡骨头和桡骨颈及冠突骨折。

2. CT 表现 CT 可以在复位前后更准确地评估小的骨折碎片，以及骨碎片的来源骨。

3. MRI 表现 MRI 可用于评估肘关节脱位伴随的韧带损伤，最常见为尺侧副韧带损伤或撕裂，其次为尺侧副韧带、桡侧副韧带损伤，表现为韧带增粗、PDWI 信号增高。

【鉴别诊断】

孟氏骨折是指尺骨半月切迹以下的上 1/3 骨折，桡骨头同时自肱桡关节、桡尺近侧关节脱位，而肱尺关节对位良好，没有脱位，较常见于儿童。

【重点提醒】

肘关节脱位的评估除了需要描述脱位方向外，还需描述是否合并肱桡关节脱位。此外，还需注意是否伴随肘关节骨折，尤其是可能影响完全复位的关节内骨折。

【影像检查策略】

X 线平片是诊断肘关节脱位的首选影像学方法，通常采用正位及侧位，肘关节复位后一般再次行平片检查，用以评估复位效果及移位或被嵌插的骨折碎片。CT 具有较高的空间分辨率，可以更好地显示和评估骨折碎片与隐匿性骨折。MRI 的高软组织分辨率常用于评估韧带的损伤及撕裂。

四、肱骨外上髁炎

【典型病例】

病例一　患者，男，19岁，肘关节外侧疼痛（图2-9A）。

病例二　患者，女，27岁，肘关节外侧疼痛（图2-9B）。

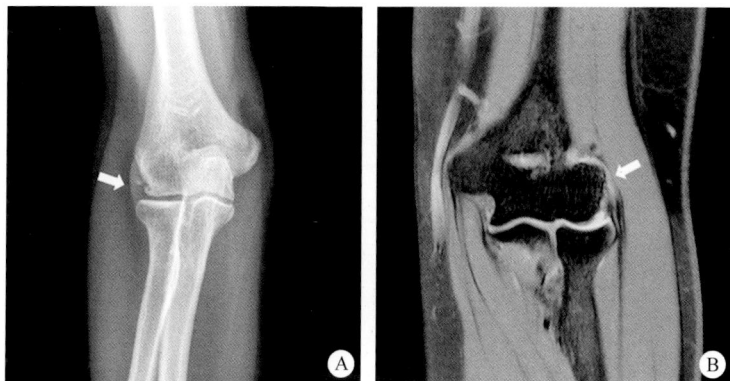

图2-9　肱骨外上髁炎

A. 病例一肘关节X线正位片，肱骨外上髁旁软组织增厚，局部见钙化灶（箭）；B. 病例二肘关节MRI冠状位PDWI序列，显示伸肌总腱、桡侧副韧带近肱骨附着处增粗，PDWI信号增高（箭）

【临床概述】

肱骨外上髁炎是前臂伸肌长期反复过度用力引起的前臂伸肌总腱起始部的慢性损伤。前臂桡侧腕长伸肌、桡侧腕短伸肌、指总伸肌、小指固有伸肌、尺侧腕伸肌及部分旋后肌近端共同构成伸肌总腱，附着于肱骨远端外侧的局部隆起，即肱骨外上髁。肱骨外上髁炎是最常见的运动相关的肘关节损伤，严重时可见肌腱轻微撕裂或断裂，长期慢性的拉伸使得伸肌总腱变性、钙化、粘连，病理上可见伸肌总腱及周围出现慢性非特异性炎症、新血管形成、黏液样变性、脂肪变性等。该病在网球运动员中常见，因而又称为"网球肘"。临床表现为肘部外侧疼痛，用力握拳及前臂旋前伸肘动作时可加重，肱骨外上区有明显的局限性压痛点，压痛可向桡侧伸肌总腱方向扩散。

【影像表现】

1. 肱骨外上髁骨质改变　部分患者可见肱骨外上髁局部增生、硬化、骨皮质增厚、边缘毛糙不光整，约 25% 的患者肱骨外上髁周围软组织内可见钙化或骨刺形成，MRI 可见外上髁骨髓水肿。

2. 伸肌总腱损伤　表现为伸肌总腱信号及形态异常，轻度损伤或变性仅表现为肌腱 PDWI 信号增高，伴或不伴肌腱增粗。当肌腱发生部分或全层撕裂时表现为肌腱部分或全层的 PDWI 高信号，伴有肌腱变薄，肌腱与外上髁间可见液性 PDWI 高信号。

3. 外侧韧带复合体损伤　包括桡侧副韧带、桡骨环状韧带及尺侧副韧带，表现为韧带增粗，PDWI 信号增高。

【重点提醒】

患者多表现为慢性病程，一般无外伤史。伸肌总腱起点的 MRI 信号异常，伴或不伴肌腱增厚是影像学上诊断肱骨外上髁炎的最典型表现。此外，还包括外侧副韧带复合体损伤、屈肌旋前肌群的肿胀和水肿。

【影像检查策略】

肱骨外上髁炎一般可以根据临床症状及查体诊断。在经保守治疗未见好转的患者中，MRI 有助于确定其严重程度，并可以排除其他原因导致的肘外侧疼痛。X 线及 CT 的软组织分辨率较低，诊断价值有限。

五、肱二头肌腱损伤

【典型病例】

患者，男，51 岁，肘关节疼痛（**图 2-10**）。

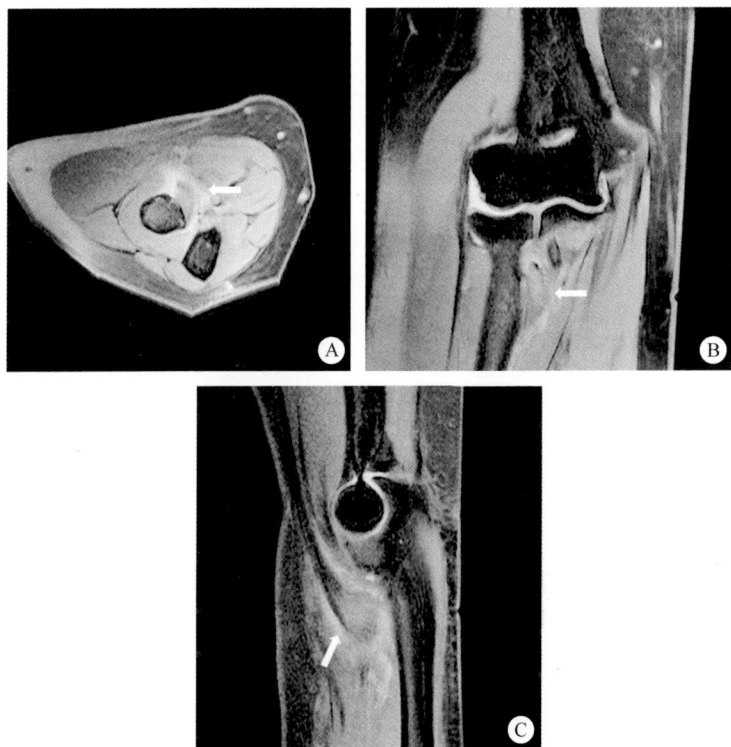

图 2-10 肱二头肌远端肌腱损伤

A～C. 肘关节 MRI 轴位、冠状位、矢状位 PDWI，肱二头肌远端近桡骨粗隆附着处增粗，肌腱及周围软组织 PDWI 信号增高（箭）

【临床概述】

肱二头肌由长头和短头两个头组成，长头起于盂上结节，短头起于喙突，肱二头肌远端外旋穿过肘前窝从而使肌腱止于桡骨粗隆。它的主要作用是前臂旋后，并有助于肘关节屈曲。肱二头肌远端肌腱损伤常见于中年男性，多发于优势侧肢体。肱二头肌远端肌腱损伤占肱二头肌全部损伤的 10%，包括肌腱变性、部分或完全撕裂。患者通常有明确独立的急性损伤史，常见损伤机制为肘关节负重由屈曲位向伸直位活动，肱二头肌腱突然受力所致。查体时，患者前臂旋后受限和肘关节屈曲障碍。肱二头肌腱插入桡骨粗隆几毫米处是损伤最常见的位置，解剖基础可能是肱二头肌腱距桡骨粗隆插入部约 10mm 处存在相对乏血管区域，这也使得肱二头肌远端肌腱成为肘关节最容易损伤的肌腱。在急性损伤情况下，鉴别肌腱完全断裂还是部分断裂至关重要，完全断裂可能需要在短时间内（2～4 周内）进行手术修复，否则可能导致肘部屈曲和旋后力量的永久性降低。

【影像表现】

1. X 线表现　慢性远端肱二头肌腱损伤可见肌腱内的钙化。

2. MRI 表现　肱二头肌远端肌腱损伤表现为肌腱增粗，肌腱内部或邻近 PDWI 信号增高。肌腱部分撕裂表现为肌腱变粗或变细，可伴有桡骨粗隆骨髓水肿，肘前软组织水肿及肱二头肌桡骨滑囊炎。肱二头肌远端肌腱完全断裂表现为肌腱连续性完全中断，断端可回缩，MRI 上桡骨粗隆插入部未见肌腱，肌腱附着处可见液性 PDWI 高信号，肘前窝软组织水肿。

【重点提醒】

诊断肱二头肌远端肌腱损伤或撕裂常需要询问病史和进行体格检查。MRI 检查可用于评估损伤或撕裂、撕裂程度及断端回缩的程度。肱二头肌远端肌腱损伤中，肱二头肌腱膜的保留可以防止肱二头肌远端肌腱回缩，当其撕裂时会导致肱二头肌远端肌腱回缩。

【影像检查策略】

MRI 是评估肱二头肌远端肌腱最常用的影像学检查方法，可以诊断肱二头肌远端肌腱病变，并可以区别肌腱部分或完全撕裂。X 线及 CT 的软组织分辨率较低，对肌腱病变的诊断价值有限。

六、肘关节不稳

【典型病例】

病例一 患者，男，48 岁，右侧肘关节疼痛（图 2-11A）。

病例二 患者，女，53 岁，左侧肘关节疼痛（图 2-11B ～ D）。

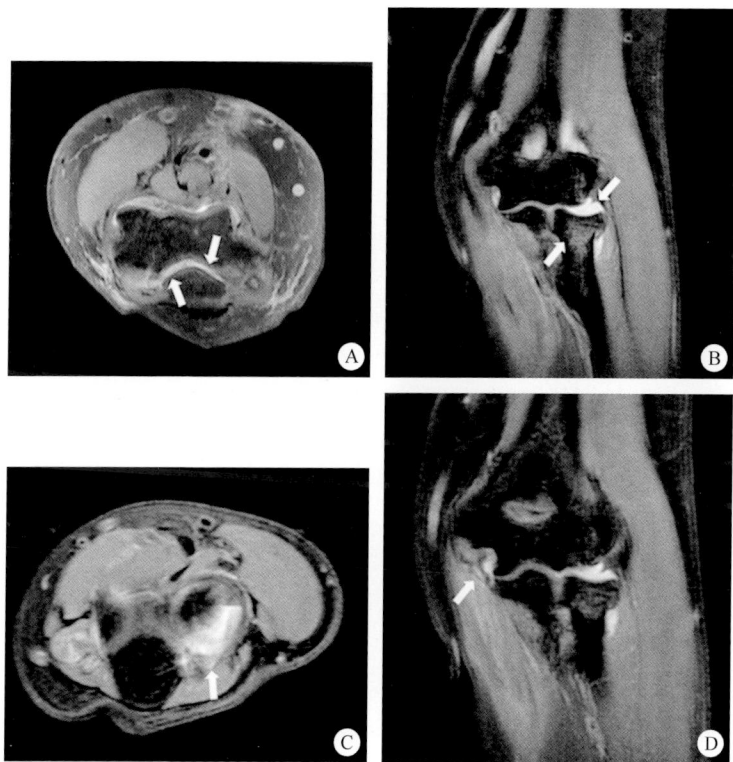

图 2-11 肘关节不稳

A. 病例一，右肘关节 MRI 轴位 PDWI 序列，肱尺关节间隙不等宽（箭），间隙差距超过 1mm，提示肘关节不稳；B ～ D. 病例二，左肘关节 MRI 冠状位及轴位 PDWI 序列，肱桡关节不稳，桡骨小头骨折伴骨髓水肿（B，箭），环状韧带撕裂（C，箭），尺侧副韧带撕裂（D，箭）

【临床概述】

正常肘关节在运动中的稳定性依靠骨性关节的完整及关节周围的软组织（包括韧带、关节囊及肌腱）。最重要的 3 个稳定机制包括肱尺关节、尺侧副韧带前束及桡侧副韧带。肱尺关节是肘关节最重要的骨性稳定结构，提供 20° 以下或 120° 以上肘关节屈曲的内在稳定性，以及 33% 的外翻稳定性。尺侧副韧带复合体是肘关节 20°～120° 屈曲过程中最重要的对抗外翻的稳定结构，由前束、后束和横束组成，其中前束最为重要，起自肱骨内上髁前面，止于冠突内缘小结节，呈扇形。桡侧副韧带复合体由环状韧带、桡侧副韧带及外侧尺骨副韧带组成。环状韧带与尺骨切迹共同包绕桡骨头，在前臂旋转运动中维持桡骨头在上尺桡关节中的稳定性。外侧尺骨副韧带是限制肘关节后外侧脱位及内翻的重要稳定结构。肘关节不稳是指维持肘关节的各种稳定结构遭受破坏，使肘关节在正常活动外出现了其他平面上的异常活动，包括后外侧旋转不稳定及外翻不稳定。其中，后外侧旋转不稳定是肘关节不稳最常见的类型，通常指肘关节后外侧稳定结构受损，特别是桡侧副韧带复合体，其特点为桡骨头相对于肱骨头后外侧半脱位 / 脱位，尺骨相对于滑车后移位（近端尺桡关节完整）。

【影像表现】

（1）X 线可见"下垂征"，即侧位 X 线片上尺肱距离增加（≥ 4mm）。

（2）一般情况下，肱桡关节不协调超过 2mm（即经桡骨头中心的矢状位，测量肱骨小头旋转中心与经桡骨头中心的桡骨纵轴线之间的距离）和肱尺关节不协调超过 1mm（经肱骨远端的运动轴线，测量滑车关节表面至鹰嘴的相应关节面的 4 个测量值的最低值及最高值的差值），高度怀疑肘关节不稳（**图 2-11A**）。

（3）后外侧旋转不稳定：最常见的是肘关节不稳。外侧尺骨副韧带及尺侧副韧带前束的断裂是导致肘后外侧旋转不稳定的主要机制，并根据损伤程度分为3级：1级，肱尺关节后外侧半脱位，外侧尺骨副韧带损伤或撕裂，表现为韧带增粗、水肿或连续性中断。2级，肘关节不完全脱位，冠突位于肱骨滑车下方；除外侧尺骨副韧带外，桡侧副韧带和前、后关节囊撕裂。3级：肘关节完全脱位，冠突位于肱骨后方。尺侧副韧带逐渐撕裂，此外尺侧尺骨副韧带、桡侧副韧带及关节囊撕裂。

（4）外翻不稳定：是第二常见的肘关节不稳。可见尺侧副韧带前束的损伤，严重者可见韧带断裂。

【重点提醒】

急性脱位后X线片上肱尺关节下垂征提示肘关节韧带和软组织损伤，预示患者存在复发性肘关节不稳的风险。尺侧副韧带复合体前束及外侧尺骨副韧带主要抵抗肘关节外翻应力，其损伤或断裂是造成肘关节外侧不稳的重要原因。

【影像选择策略】

应力位X线片，可以反映肘关节韧带的功能和结构完整性，亦可以为诊断提供依据。CT对肘关节不稳价值有限，可用来评估肘关节创伤伴发的骨损伤如骨折。MRI可评估尺侧及桡侧副韧带损伤、撕裂、关节囊损伤、肌腱损伤及骨髓水肿等。

第三节　腕关节创伤与运动损伤

一、尺桡骨远端骨折

【典型病例】

病例一　患者，女，65岁，外伤后左腕部疼痛、肿胀（图2-12）。

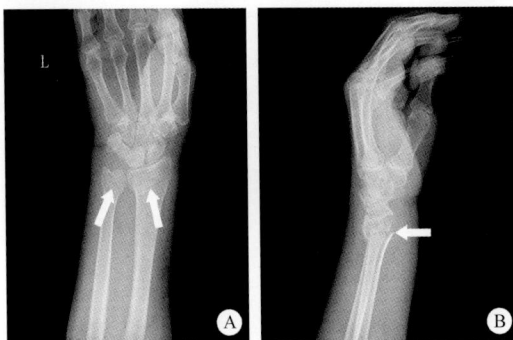

图 2-12 左腕关节科利斯（Colles）骨折

A. 左腕关节正位片示左侧桡骨、尺骨远端横行透亮线，骨皮质连续性中断（箭）；
B. 侧位片示骨折断端成角，骨折远端向背侧移位（箭），周围软组织肿胀

病例二 患者，女，80 岁，外伤后右腕部疼痛、肿胀（**图 2-13**）。

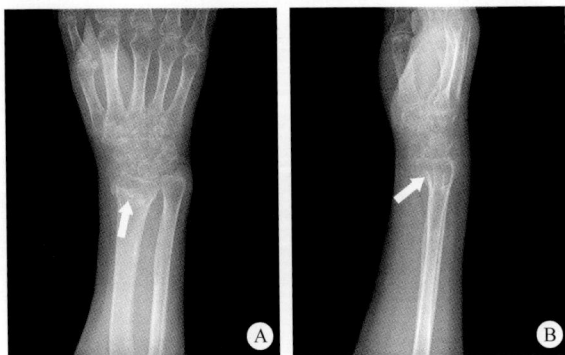

图 2-13 右腕关节史密斯（Smith）骨折

A. 右侧腕关节正位片示右侧桡骨远端骨质不连续（箭），骨皮质中断，断端嵌插；
B. 侧位片示骨折断端成角，骨折远端向掌侧移位（箭），周围软组织肿胀

【临床概述】

桡骨远端骨折（distal fracture of radius）是指桡骨远端距离桡腕

关节面 3cm 内的骨折。该部位属于解剖薄弱处，一旦遭受外力极易造成骨折。临床表现为疼痛、肿胀、活动受限、腕部畸形。损伤的严重程度与骨折移位和粉碎程度相关。

根据骨折的方向分为 Colles 骨折、Smith 骨折、巴顿（Barton）骨折。其中，最多见的是 Colles 骨折，常见于跌倒时手掌着地，腕关节呈背屈位，"叉状手"。Smith 骨折常见于跌倒时手背着地，腕关节呈掌屈位，"铲状手"。Barton 骨折为跌倒时暴力向上传递，通过近端腕骨撞击引起的桡骨远端关节面纵斜行骨折，可伴有腕关节脱位。

【影像表现】

1. X 线表现

（1）Colles 骨折：又称伸直型骨折，X 线示桡骨远端透亮骨折线，骨皮质连续性中断，远折端向背侧和桡侧移位，常合并尺骨茎突和掌骨骨折（图 2-12）。

（2）Smith 骨折：又称反 Colles 骨折，X 线示桡骨远端透亮骨折线，骨皮质连续性中断，远折端向掌侧移位，与 Colles 骨折相反（图 2-13）。

（3）Barton 骨折：X 线示桡骨远端纵行透亮骨折线，累及关节面，伴腕关节脱位，远折端可向背侧或掌侧移位。

2. CT 及 MRI 表现　CT 可清晰显示骨折，并可发现其他伴随的细微骨折等。MRI 可显示骨髓水肿，对于鉴别新鲜或陈旧骨折有一定意义，除骨折外 MRI 还可发现韧带损伤。

【重点提醒】

X 线可显示桡骨远端透亮骨折线影，需判断骨折线位置、形态，以及是否累及关节面。骨折发生时需判断远折端的移位方向，确定桡骨远端骨折的类型，另外还需观察是否有腕关节脱位。

【影像检查策略】

X 线正位及侧位片可清晰显示骨折及其类型。若骨折线不明显，可行 CT 或 MRI 检查以进一步诊断。

二、腕骨骨折

【典型病例】

病例一 患者，男，43岁，外伤后左侧腕部疼痛（图2-14）。

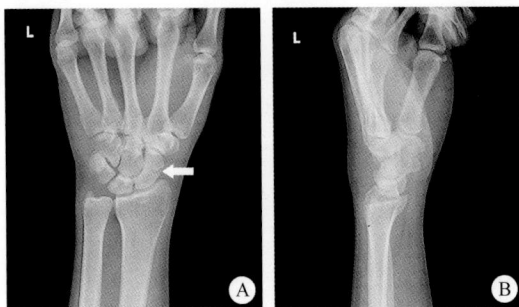

图2-14 左手舟骨骨折

A、B.左侧腕关节正侧位片，正位片示舟骨腰部桡侧见短线状透亮影，骨皮质不连续（A，箭），侧位片显示欠清晰（B）

病例二 患者，男，75岁，外伤后右侧腕部疼痛（图2-15）。

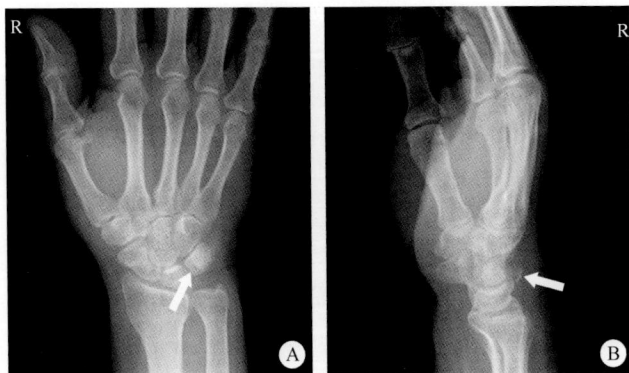

图2-15 右手三角骨骨折

A、B.右侧腕关节正侧位片，右手三角骨骨皮质连续性中断（A、B，箭），侧位片可清晰显示三角骨背侧游离骨片（B，箭），周围软组织肿胀

【临床概述】

腕骨骨折最常发生于舟骨，占腕骨损伤的 60% ~ 80%，常见于年轻人。典型的损伤机制是腕关节过伸位着地，导致桡骨撞击舟骨腰部。根据骨折部位分为远端、腰部、近端 3 种类型。因舟骨滋养血管位于腰部及近端，近端骨折将导致舟骨失去血液供应，容易发生骨折不愈合或缺血性坏死。

第二常见的骨折部位是三角骨，典型的损伤机制是伸手位跌倒，腕关节尺侧倾斜及背屈，三角骨压向尺骨茎突，导致三角骨背侧骨皮质断裂，可出现尺神经损伤。

钩骨骨折不常见，一般发生于暴力直接击打腕掌面时，如运动时使用球杆、球拍等易导致此类损伤。单独的头状骨、月骨、豆状骨骨折不常见，常与其他部位骨折相伴发生。

【影像表现】

1. X 线表现　多体位摄片进行评估，最常用后前位（正位）、侧位。舟骨按骨折部位分为近端、腰部、远端，可显示相应部位透亮骨折线影，骨皮质连续性中断（图 2-14）。三角骨骨折侧位片观察清晰（图 2-15）。

2. CT 及 MRI 表现　CT 对于细微骨折评估更准确。MRI 可用于急性骨折评估，但对骨折线的显示不如 CT 清晰，MRI 可观察弥漫性骨髓水肿，呈 T_2WI 抑脂像 /PDWI 高信号。

【鉴别诊断】

二分舟骨为舟骨中段横行透亮线影，把舟骨分为前后两段，由多发骨化中心不愈合所致，其边缘光整，可与骨折相鉴别。

【重点提醒】

X 线所示正常并不能完全除外骨折，隐匿性舟骨骨折占损伤的 10% ~ 15%，X 线为阴性但有临床症状（如手背桡侧的鼻烟壶窝局限性疼痛）的患者，建议进一步行 CT 或 MRI 检查。

【影像检查策略】

X 线为首选检查，可清晰显示骨折线及断端移位情况。X 线片未见异常，并不能完全除外骨折，如果临床高度怀疑则应进一步行 CT 或 MRI 检查。CT 薄层三维重建有助于显示细微骨折。MRI 对于骨折后骨髓水肿显示敏感，在隐匿性骨折评估中具有重要作用。

三、三角纤维软骨复合体损伤

【典型病例】

患者，男，34 岁，外伤后右侧腕关节疼痛（图 2-16）。

【临床概述】

三角纤维软骨复合体（triangular fibrocartilage complex，TFCC）是腕关节尺侧最重要的纤维软骨 - 韧带复合结构，起自桡骨远端尺骨切迹直至尺骨茎突小凹，分隔尺腕和远侧尺桡关节。TFCC 包括近端及远端结构，近端为三角纤维软骨盘或关节盘、掌侧桡尺韧带、背侧桡尺韧带及半月板类似体，远端为尺月韧带、尺三角韧带、尺侧副韧带及尺侧腕伸肌腱鞘，整体似吊床样结构。

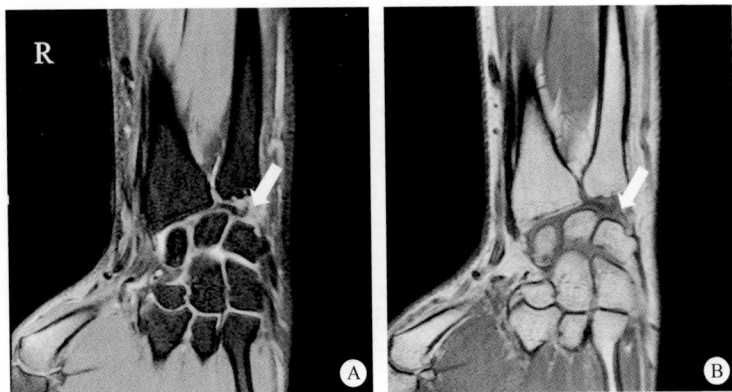

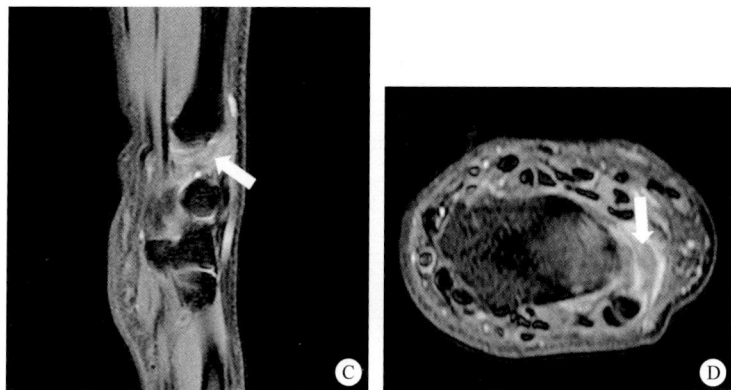

图 2-16　右侧腕关节三角纤维软骨复合体损伤

A. 冠状位 PDWI 示三角纤维软骨复合体尺侧不连续，结构模糊，信号增高（箭）；
B. 冠状位 T_1WI 示三角纤维软骨复合体尺侧不连续，结构模糊（箭）；C. 矢状位 PDWI
示三角纤维软骨复合体肿胀，结构模糊，信号增高（箭）；D. 轴位 PDWI 示三角纤维
软骨复合体结构模糊，信号增高（箭）

TFCC 主要作用是稳定关节和缓冲压力，尤其对于下尺桡关节的稳定性具有十分重要的作用，同时具有承受、缓冲和传递腕关节轴向压力的作用。当 TFCC 结构紊乱或损伤时，将导致腕关节尺侧疼痛和功能障碍，这可由退行性改变引起，也可由急性损伤引起。

TFCC 损伤的临床分型主要采用 Palmar 分型标准，可分为创伤性损伤（Ⅰ型）和退变性损伤（Ⅱ型）。Ⅰ型多有明确外伤史，呈急性病程，按损伤部位分为四类：Ⅰ A 型为 TFCC 中央穿孔，Ⅰ B 型为 TFCC 尺侧撕裂（三角韧带撕裂），Ⅰ C 型为 TFCC 远端撕裂（尺月韧带及尺三角韧带撕裂），Ⅰ D 型为 TFCC 桡侧撕裂。Ⅱ型为慢性、渐进性病变，多发生于老年人，按损伤部位分为五类：Ⅱ A 型为 TFCC 磨损；Ⅱ B 型为 TFCC 磨损，伴月骨、尺骨关节面软骨软化；Ⅱ C 型为 TFCC 穿孔，伴月骨、尺骨关节面软骨软化；Ⅱ D 型为 TFCC 穿孔，伴月骨、尺骨关节面软骨软化，并伴有月三角韧带

损伤；ⅡE 型为 TFCC 穿孔，软骨软化，月三角韧带损伤，伴尺腕关节及桡尺远端关节退行性骨关节炎。

【影像表现】

1.X 线表现　X 线检查包括腕关节的正位及侧位片，但其对软组织结构显示不佳。X 线平片不能直接观察到 TFCC 的病变，但能够发现尺骨的变异情况，观察是否存在尺骨茎突等部位的撕脱骨折及软骨下骨质破坏等现象。X 线关节造影是诊断 TFCC 损伤的有效方法之一。正常情况下，腕中关节、桡腕关节、桡尺远端关节是互不相通的关节腔，当发生损伤时，对比剂就会从一个关节腔流向另一个关节腔，从而检测出发生异常交通的部位，但可能出现假阴性。

2.CT 表现　CT 无法直接显示 TFCC，间接征象与 X 线片类似，对于细小的撕脱骨折、复杂骨折显示更清晰，尤其是利用三维重建技术。

3.MRI 表现　MRI 可清晰显示病变，PDWI 序列显示最佳。ⅠA 型表现为 TFCC 中心出现裂隙状高信号；ⅠB 型表现为尺骨茎突连接部韧带附着处结构模糊，信号增高；ⅠC 型表现为尺月韧带 / 尺三角韧带不连续，断端结构模糊，信号增高；ⅠD 型表现为桡骨乙状切迹连接部形态欠规整，信号增高。退变型表现为 TFCC 变薄，内信号可增高，根据不同类型，可观察到相应部位软骨变薄、骨髓水肿等征象。

【重点提醒】

MRI 为该病主要的影像检查方法，识别正常解剖结构及 MRI 信号很重要，须仔细对照、观察韧带的连续性及信号是否异常，以及周围是否存在积液。

【影像检查策略】

患者外伤后尺侧疼痛、活动受限，首诊 X 线无明显骨折的情况下，应建议行 MRI 检查以除外 TFCC 损伤的可能。

四、舟月骨间韧带损伤

【典型病例】

患者，女，45 岁，右侧腕部疼痛（图 2-17）。

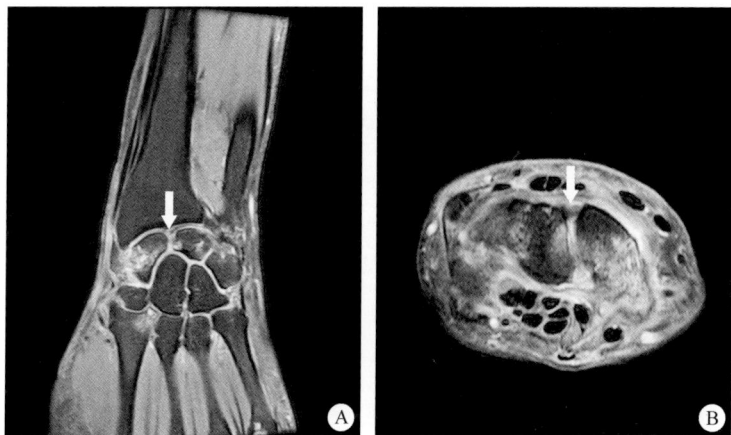

图 2-17　右腕舟月骨间韧带损伤

A. 冠状位 PDWI 示舟月骨间韧带连续性中断，信号增高（箭）；B. 轴位 PDWI 示舟月骨间韧带背侧部增粗、信号增高（箭）

【临床概述】

舟月骨间韧带（scapholunate interosseous ligament，SLIL）是防止舟骨和月骨之间异常运动的主要结构，其背侧部为横向胶原纤维，是最厚、稳定性最强且功能最重要的部分；骨间部（膜部）由纤维软骨组成；掌侧部由斜向的胶原纤维组成；另外还有一些次级固定结构，包括掌侧和背侧的固有韧带和外在韧带。舟月骨间韧带损伤会导致腕关节不稳，最终导致舟月骨塌陷关节病，临床症状多为疼痛。临床上根据损伤时间可分为急性、亚急性及慢性 SLIL 损伤，但对于时间窗的定义尚未有明确共识。

【影像表现】

1. X 线表现　X 线可间接评估、观察舟月骨间隙和舟月骨角。正位片示舟月骨间隙＞ 3mm 为间隙增宽；侧位片示舟月角＞ 60° 为角度增大（图 2-18），即月骨向背侧旋转而舟骨向掌侧旋转。当舟月骨间隙增宽、舟月角不在正常范围内，则提示可能存在舟月骨间韧带损伤。

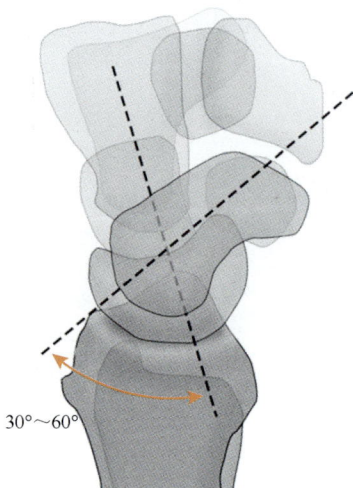

30°～60°

图 2-18　舟骨长轴与月骨短轴之间的角度，正常值为 30° ～ 60°

2. CT 表现　CT 可间接评估、观察舟月骨间隙增宽，或伴随的其他细微骨折。

3. MRI 表现　MRI 可直接评估舟月骨间韧带的完整性及舟骨位置是否正常、桡腕关节和腕中关节软骨是否完好。正常舟月骨间韧带在各个序列呈低信号，连续性完整。部分撕裂时可见韧带部分不连续，伴 T_2WI/PDWI 高信号（图 2-17）。完全撕裂时则韧带完全中断，伴 T_2WI/PDWI 高信号或消失。MRI 关节造影（在桡腕关节内注射对比剂）可清晰显示舟月骨间韧带撕裂。

【重点提醒】

舟月骨间韧带损伤通常是由摔倒后腕关节背伸位造成的背屈所导致，如滑雪或骑摩托车跌倒时，手腕为了撑地而承受了高冲击力，可能造成此韧带损伤，是最常见的手腕韧带损伤之一。有典型外伤史的患者，需关注该韧带损伤的可能。

【影像检查策略】

患者腕部疼痛，X线首诊如发现舟月骨间隙增宽，应进一步行MRI检查以观察韧带撕裂程度。X线提示舟月骨间隙的宽度正常，并不能排除舟月韧带损伤的可能性，若临床症状高度怀疑，还须进行MRI检查以明确韧带是否损伤及损伤程度。

五、腕关节尺骨撞击综合征

【典型病例】

病例一　患者，男，48岁，右腕关节尺侧疼痛（**图2-19A、B**）。

病例二　患者，女，53岁，右腕关节疼痛（**图2-19C、D**）。

【临床概述】

腕关节尺骨撞击综合征是由尺骨头反复与TFCC、月骨和三角骨发生撞击及腕尺侧过度负载引起的一组症候群。病理改变包括TFCC退变型损伤（Palmer II型损伤），月骨、三角骨与尺骨头软骨软化，月三角韧带撕裂，最终可导致远端桡尺关节及尺腕部骨性关节炎。主要临床表现为腕关节尺侧疼痛，且随用力抓握、前臂旋前或腕关节尺偏时症状加重，并且活动时加重，休息时缓解。其常见于中年人，多发生于尺骨阳性变异、有外伤史或特殊手部作业史者。

尺骨阳性变异是腕关节尺骨撞击综合征的主要病因之一，其诊断标准：在腕关节后前位X线片上，测量尺骨头关节面平行线与桡骨乙状切迹最远端关节面的平行线之间的位置距离差。正常情况下，桡尺远侧关节处的尺桡骨基本处于同一平面，即中性变异，而阳性变异为尺骨远端长于桡骨远端。

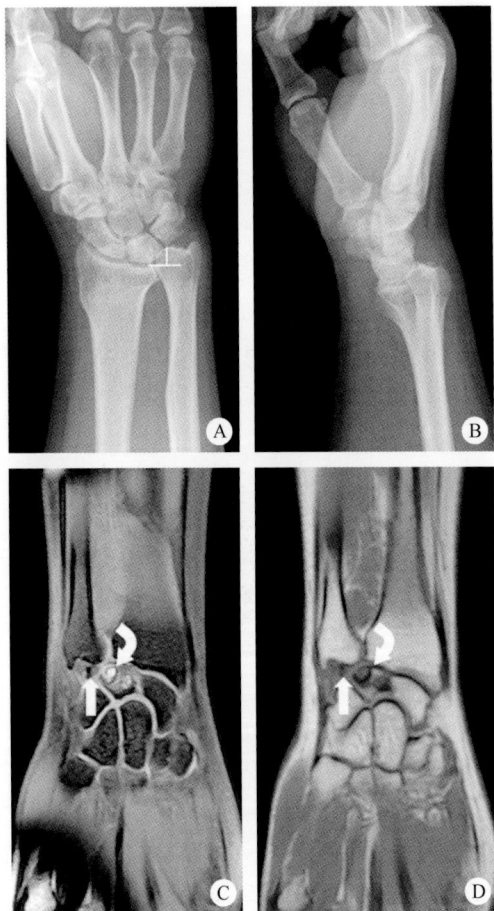

图 2-19　右侧尺骨撞击综合征

A、B 为病例一。A. 腕关节 X 线正位片示尺骨阳性变异，月骨关节面下低密度影；
B. 腕关节 X 线侧位片示尺骨头关节面高于桡骨头关节面。C、D 为病例二。C. 腕关节
MRI 冠状位 PDWI 示 TFCC 撕裂、信号增高（箭），月骨关节面下多发囊变、水肿，信
号增高（弯箭）；D. 腕关节 MRI 冠状位 T_1WI 示 TFCC 形态不规则，信号减低（箭），
月骨关节面下多发低信号囊变（弯箭）

【影像表现】

1. X 线表现 尺骨阳性变异＞2mm 为典型表现（图 2-19A、B）。月骨近端关节面尺侧、三角骨近端桡侧、尺骨头不光滑或有小凹陷，骨质硬化或关节面小囊变。晚期可见尺腕关节骨性关节炎改变。

2. CT 表现 CT 较 X 线可更清晰地显示细微骨质结构的改变。

3. MRI 表现 MRI 示 TFCC 形态不规则、变薄或中央穿孔（图 2-19C、D）。早期典型表现为月骨尺侧部分近端和三角骨腰部骨质不规则、骨髓水肿，呈 T_2WI 抑脂像 /PDWI 高信号。随着病情进展呈透镜样，晚期月骨、三角骨缺血坏死，呈不典型的双环或双线征。部分患者可合并月三角韧带撕裂，具体 MRI 表现见 TFCC 损伤章节。

【鉴别诊断】

（1）月骨无菌性坏死：又称 Kienböck 病、月骨软化、月骨缺血性坏死，是以月骨缺血坏死为主要病理改变的疾病。影像表现为月骨弥漫性或桡侧信号异常，尺骨、三角骨无异常，无 TFCC 损伤。

（2）单纯 TFCC 损伤：仅表现为 TFCC 形态及信号的异常，尺骨、三角骨及月骨无异常改变。

（3）退行性改变：多为骨质缘增生、硬化，形态较规则，无尺骨阳性变异、骨髓水肿。

【重点提醒】

尺骨阳性变异 X 线测量应在标准腕关节后前位 X 线平片上，采用 Gelberman 等的平行线法测量，以免因体位不正导致假阳性。

【影像检查策略】

若患者有外伤史及手部特殊作业史，表现为腕部旋转或尺侧疼痛、活动受限等症状，应首选 X 线检查判断是否存在尺骨阳性变异。然后再行 MRI 检查观察韧带及骨髓水肿、囊变等情况。

（代静文　何小溪　徐文睿）

第三章

下肢创伤及运动损伤

第一节　髋关节创伤与运动损伤

一、髋关节脱位及股骨头骨折

【典型病例】

病例一　患者，男，41岁，外伤后左侧髋关节疼痛、活动受限（图3-1A、B）。

病例二　患者，女，77岁，外伤后左侧髋关节疼痛、活动受限（图3-1C、D）。

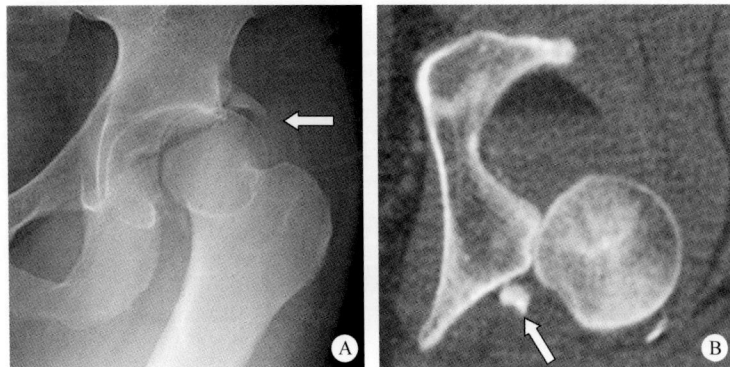

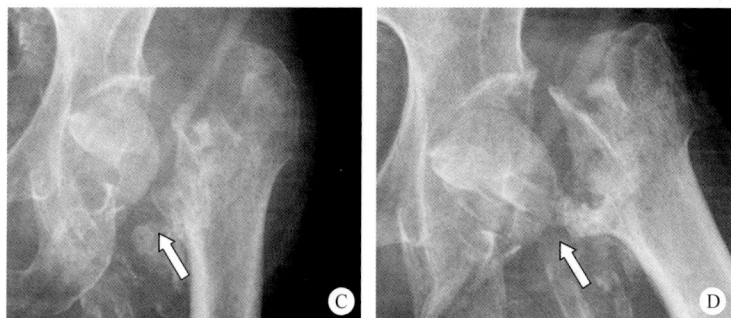

图 3-1　髋关节脱位及股骨头骨折

A、B 为病例一。A. 左髋关节 X 线平片，左髋关节后脱位合并髋臼后缘骨折（箭）；B. 左髋关节 CT 轴位图像，清晰显示左髋关节后脱位及髋臼后缘骨折，周围可见游离碎骨片（箭）。C、D. 病例二左髋关节 X 线平片正侧位示 Pipkin Ⅲ 型髋关节脱位 - 骨折，左髋关节后脱位伴股骨头及股骨颈骨折（箭）

【临床概述】

髋关节的骨性结构较坚固，创伤性髋关节脱位不常见。在成年人中，创伤性髋关节脱位常由高能量外伤导致，而在儿童及青少年中，关节囊松弛，轻微外伤即可导致髋关节脱位。髋关节的屈曲程度、作用力的方向及体位均会影响损伤方式，导致后脱位、前脱位和中心脱位（髋臼骨折），其中后脱位最为常见，占所有脱位类型的 85% 以上。

髋关节脱位如未及时发现、复位延迟，会增加股骨头坏死及远期骨关节炎的风险。在创伤性髋关节脱位发生后 6 小时内实施早期复位，对于不良后遗症的预防可以起到重要作用。

【影像表现】

髋关节脱位根据股骨头相对于髋臼的移位位置，可分为前、后、中心脱位，后脱位最常见，前脱位罕见，中心脱位通常不被认为是真性脱位。

1. X 线表现

（1）髋关节后脱位：前后位示股骨头常向头侧移位、位于髋臼上方，患侧股骨头小于健侧，股骨内收、内旋，小转子常显示不清晰，大转子变形；髋关节后脱位常合并股骨头骨软骨嵌入性骨折，表现为股骨头外侧局部微小的扁平区域。髋关节后脱位伴股骨头骨折最常用 Pipkin 分型方法进行分型：Ⅰ型，髋关节后脱位伴股骨头圆韧带下方骨折，骨折片小于 1/3 股骨头；Ⅱ型，髋关节后脱位伴股骨头圆韧带上方骨折，骨折块较大；Ⅲ型，Ⅰ 或 Ⅱ 型髋关节后脱位伴股骨颈骨折；Ⅳ型，Ⅰ 型、Ⅱ 型、Ⅲ 型髋关节后脱位伴髋臼后缘骨折。

（2）髋关节前脱位：前脱位患侧股骨头大于健侧；前下脱位时股骨头向前下移位覆盖坐骨及闭孔；前上脱位时股骨头覆盖髂骨的内侧或外侧，分别导致耻骨或髂骨的移位，前上脱位有时可被误诊为后脱位。

髋关节前脱位和后脱位 X 线特征对比见**表 3-1**。

表 3-1　髋关节前脱位和后脱位 X 线特征

髋关节前脱位	髋关节后脱位
股骨头增大，向头端或尾端移位	股骨头缩小，向头端移位
股骨外展、外旋	股骨内收、内旋
小转子显影明显	小转子显影不明显
髂前下棘撕脱性骨折	髋臼后部骨折
股骨头缺血坏死少见	股骨头可发生缺血坏死

2. CT 表现　可显示股骨头移位，并有助于更准确地诊断髋臼壁的骨折、股骨头骨软骨嵌入性骨折及关节内碎骨片。

3. MRI 表现　MRI 可以更准确地检测细微骨折和软组织损伤，包括股骨头骨软骨嵌入性骨折、盂唇撕裂、韧带损伤、髋臼壁骨折，并有助于评价继发性骨关节炎及骨坏死。

【鉴别诊断】

髋关节发育不良伴脱位：可见髋臼变浅、髋臼覆盖率减低，股骨头形态异常，股骨头下段骨质异常。

【重点提醒】

创伤性髋关节脱位须仔细观察，除了诊断髋关节脱位，还需排除盂唇损伤、碎骨片嵌插及髋臼骨折情况。

【影像检查策略】

一般在急诊，骨盆前后位 X 线片或必要时加上髋关节侧位及斜位片即可诊断髋关节脱位。CT 能更准确地评估关节内残留的碎骨片、髋臼缘骨折及股骨头骨软骨嵌入性骨折，可作为 X 线片检查的补充。MRI 也能补充对股骨头骨软骨嵌入性骨折、软组织损伤包括盂唇损伤及股骨头坏死的评估。因此闭合复位后，常规行 CT 或 MRI 检查来整体评估髋关节脱位相关的损伤。

二、股骨颈骨折

【典型病例】

患者，男，79 岁，外伤后右髋疼痛（图 3-2）。

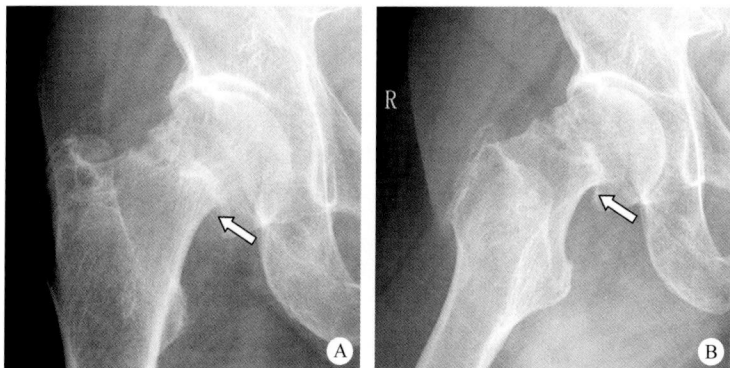

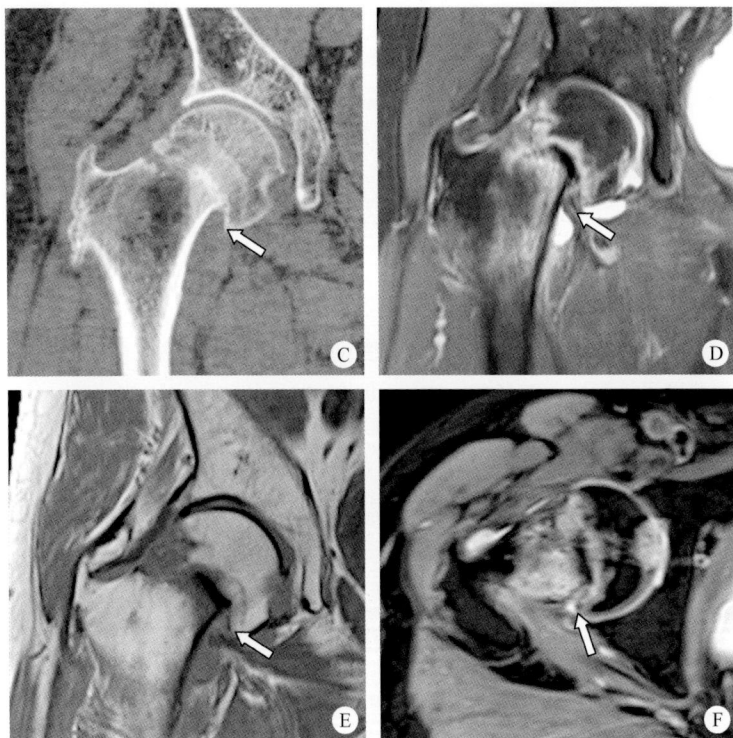

图 3-2 右侧股骨颈骨折，Garden Ⅱ型

A、B. 右髋关节 X 线平片（正位、侧位）右侧股骨颈处见混杂密度骨折线影，断端移位、嵌插（箭）；C. 右髋关节 CT 冠状位重建图像，显示右侧股骨颈骨折，断端移位、嵌插（箭）；D ～ F. 右髋关节 MRI（冠状位 PDWI、T₁WI，轴位 PDWI）图像，显示右侧股骨颈骨折，周围大片骨髓水肿（箭）

【临床概述】

股骨颈骨折常见于老年人，尤其是老年女性伴骨质疏松、髋周肌群萎缩的患者，轻微跌倒即可能发生。股骨颈骨折的典型临床症状为屈髋屈膝、患侧肢体外旋缩短。如未正确诊断并及时治疗，远期出现股骨头坏死及骨关节炎后遗症的风险较高。

【影像表现】

1. X 线表现　股骨颈骨折是指股骨头下至股骨颈基底部之间的骨折。股骨颈骨折分类如下所述。

（1）按骨折线的部位分类：①股骨颈头下骨折，血运破坏严重，最易发生股骨头坏死；②股骨颈经颈型骨折，最常见，也易造成股骨头坏死；③股骨颈基底骨折，对血管损伤小，愈合较快，难以与转子间骨折区分。

（2）Pauwels 分类，按远端骨折线与两端髂嵴水平连线的夹角（Pauwels 角）分类：①内收型，Pauwels 角 > 50°，常见，不稳定；②中间型，Pauwels 角 30° ～ 50°；③外展型，Pauwels 角 < 30°，少见，稳定性好。

（3）Garden 分型，目前临床应用最广泛。Ⅰ型：无移位的不完全骨折，轻度嵌插；Ⅱ型：无移位的完全骨折；Ⅲ型：完全骨折，部分移位（股骨头与髋臼的骨小梁走行方向不一致）；Ⅳ型：完全骨折，完全移位（股骨头与髋臼的骨小梁走行方向平行）。

2. CT 表现　CT 对于补充 X 线平片所见、全面评估骨折情况有很大价值。骨折线可呈透亮影，亦可呈高密度或混杂密度，这取决于骨折发生的时间，以及是否存在嵌插、移位等因素。

3. MRI 表现　骨折线在 T_1WI 及 T_2WI 上呈低信号，周围的骨髓水肿在 T_2WI 上呈带状高信号。MRI 对于隐匿性骨折及无移位骨折的敏感度非常高，且能早期检测股骨头坏死等并发症。

【重点提醒】

股骨颈骨折有多种分类方法，对应不同的临床预后及治疗方案，其中临床应用最广泛的是 Garden 分型。Garden Ⅰ型和Ⅱ型为无移位型，Ⅲ型和Ⅳ型为有移位型。内收型稳定性欠佳。头下型及经颈型易发生股骨头坏死。

【影像检查策略】

临床怀疑股骨颈骨折时，X 线平片是首选检查，大部分股骨颈骨折可被诊断；对于 Garden Ⅰ 型和头下型的 Garden Ⅱ 型骨折，若 X 线平片显示欠佳，可行 CT 及 MRI 检查；隐匿性骨折需进一步行 MRI 检查。

三、髋臼盂唇病变

【典型病例】

患者，女，83 岁，右髋反复疼痛（图 3-3）。

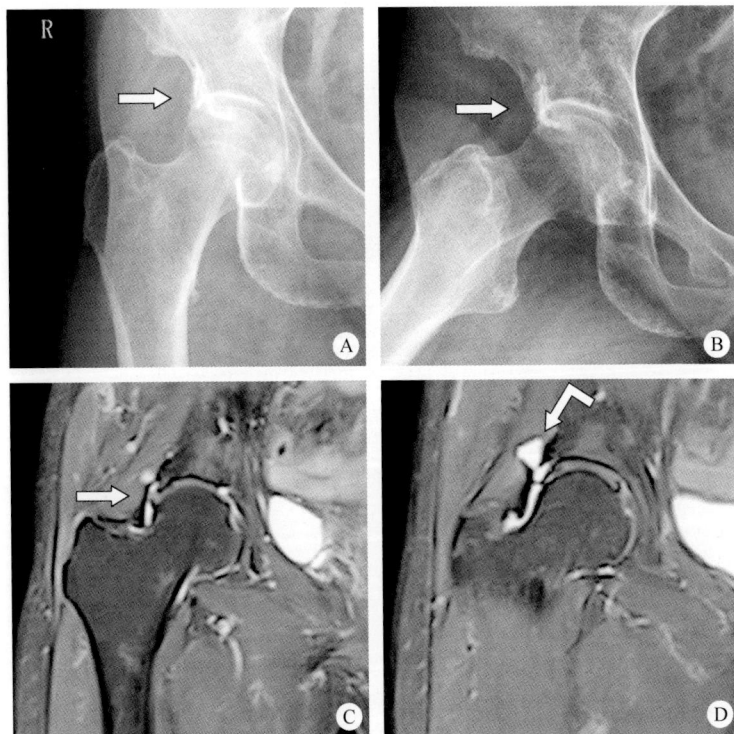

图 3-3　右髋关节盂唇损伤

A、B. 右髋关节 X 线平片正位、侧位，右侧髋臼缘可见明显骨质增生、硬化（箭）；

C、D. 右髋关节 MRI 冠状位 PDWI 序列，右髋关节前上盂唇见 PDWI 高信号（箭），

并见盂唇旁囊肿形成（弯箭）

【临床概述】

髋臼盂唇由纤维软骨组织和致密结缔组织构成，牢固地附着在髋臼边缘，下缘与髋臼横韧带融合，是稳定髋关节及调节关节滑液平衡的重要解剖结构。髋臼盂唇的血供较差，仅外 1/3 由来自闭孔动脉、臀上动脉及臀下动脉的细小分支供血，损伤后组织的修复能力较差。髋臼盂唇的损伤多与直接创伤无关，而是由发育异常导致的，包括髋关节发育不良、股骨髋臼撞击综合征等，这些发育异常使得髋关节软骨及髋臼盂唇组织在正常活动中容易受到撞击和牵拉；髋臼盂唇的损伤会促进髋关节骨关节炎的发生。髋臼盂唇损伤的临床症状最常见为盂唇前侧损伤引起的屈髋时腹股沟区域的疼痛，伴有弹响、卡顿或髋关节活动受限。

【影像表现】

1. X 线与 CT 表现　X 线与 CT 不能直接诊断髋臼盂唇异常，但可以发现髋关节发育的骨性解剖异常，包括髋关节撞击综合征和髋关节发育不良等。

2. MRI 平扫表现　正常盂唇为附着于髋臼边缘的三角形结构，各序列呈低信号。髋臼盂唇出现形态不规则、非三角形形态、PDWI 信号增高、与髋臼缘分离时，提示髋臼盂唇损伤。盂唇旁囊肿形成可间接提示盂唇撕裂。

3. MRI 关节造影表现　MRI 关节造影是通过向关节腔内注入含钆对比剂，使关节囊扩张，从而清晰显示盂唇的轮廓。MRI 关节造影时对比剂可进入盂唇撕裂的间隙内，更好地显示盂唇撕裂，是髋臼盂唇损伤诊断的金标准，也是目前敏感度和特异度最高的检查方法。

4. 髋臼盂唇损伤 Czerny 分级

0 级：正常盂唇，附着于髋臼缘的均匀三角形低信号。

Ⅰ级：退变，盂唇内局限性稍高信号，未达关节面或关节囊。

Ⅱ级：撕裂，盂唇内高信号，并达关节面或关节囊。

Ⅲ级：完全撕裂，髋臼与盂唇分离。

【鉴别诊断】

髋臼盂唇病变需与盂唇下隐窝、盂唇下沟相鉴别。盂唇下隐窝位于前盂唇下部，是关节囊与盂唇之间的空间；盂唇下沟位于后盂唇；两者均形态规则，边缘光整，多呈线状，邻近可见形态规则的盂唇，周围无病理改变。

【重点提醒】

髋臼盂唇具有重要的生理作用，髋臼盂唇的撕裂可导致骨关节炎的发生，所以须准确检测髋臼盂唇病变才可能进行早期的干预，缓解疼痛，并延缓骨关节炎的发展；MRI 检查能提供更准确、更全面的诊断依据，主要征象包括髋臼盂唇形态的改变（不规则形、非三角形）及 PDWI 信号增高、与髋臼缘分离等。

【影像检查策略】

MRI 平扫可以在早期对临床可疑髋臼盂唇损伤患者进行初筛，显示髋臼盂唇的形态并排除其他髋关节病；MRI 关节造影可以进一步更好地观察髋臼盂唇病变。

四、髋关节撞击综合征

【典型病例】

病例一　患者，女，49 岁，右侧髋关节疼痛（图 3-4A ～ D）。

病例二　患者，女，64 岁，右侧髋关节疼痛（图 3-4E、F）。

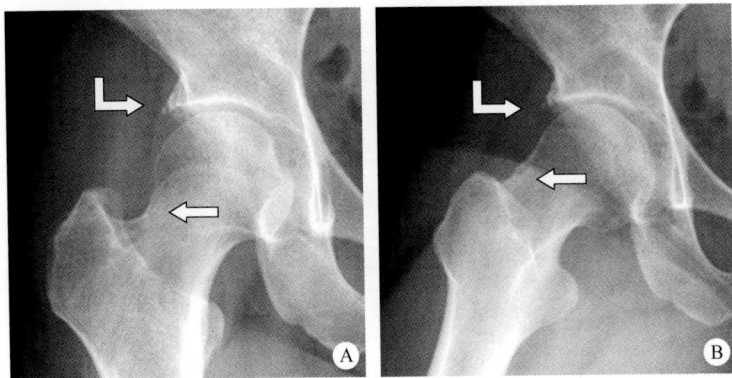

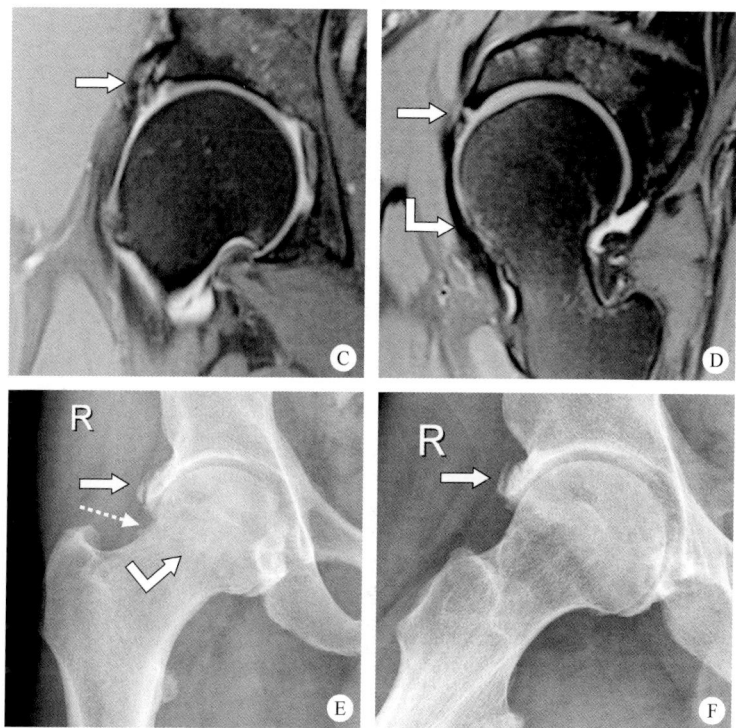

图 3-4 右髋关节撞击综合征（A ～ D. 凸轮型；E、F. 钳夹型）

A ～ D 为病例一。A、B. 右髋关节 X 线平片（正位、侧位），右股骨头颈间凹陷不足（箭），髋臼缘旁钙化（弯箭）；C、D. 同一患者的右髋关节 MRI 冠状位、矢状位（PDWI 序列）图像显示，右侧髋臼少许骨髓水肿，髋臼盂唇 PDWI 信号增高（箭），右侧股骨头颈间骨质斑片状骨髓水肿（弯箭）。E、F 为病例二。E、F. 右髋关节 X 线平片（正位、侧位），右侧髋关节间隙略变窄，右侧髋臼后壁过度覆盖，髋臼后壁缘位于股骨头中心点的外侧（弯箭），髋臼缘骨化或钙化（箭），股骨颈上缘可见骨皮质毛糙、增厚（虚箭）

【临床概述】

髋关节撞击综合征（femoroacetabular impingement，FAI）多发生于中青年或运动人群，临床症状主要表现为腹股沟区疼痛和髋关节屈曲时内旋受限。其发病原理是髋关节（近端股骨和髋臼）的形态学改变，导致髋关节在屈曲和内旋时股骨和髋臼受到异常碰撞，使得髋臼盂唇和关节软骨退变，最终导致疼痛。FAI 已被认为是导致髋关节早期关节炎的重要因素。

【影像表现】

1. FAI 分型　依据股骨头及髋臼形态的不同，分为下述几型。

（1）凸轮撞击型：股骨头、股骨颈间的凹陷不足，形成"手枪把样畸形"。这种畸形使得在髋关节屈曲、内旋时，股骨头对髋臼前上部产生异常的撞击，其剪切力引起髋臼盂唇与软骨的分离，最终形成盂唇、软骨病变，男性运动员更常见。

（2）钳夹撞击型：因为髋臼缘过度覆盖股骨头，包括髋臼过深、髋臼后倾、髋臼前突，使得突出的髋臼前外侧缘在屈曲和内旋时与股骨碰撞，导致盂唇、软骨的退变和盂唇旁囊肿形成，常发生于运动较多的中年女性。

（3）凸轮钳夹（混合）型：以上两种类型同时出现。

2. X 线表现　一般摄片骨盆前后位及侧位 X 线片，可发现一些细微的异常，包括股骨头颈连接处扁平，呈"手枪把样畸形"、非圆形股骨头、髋臼缘骨化、十字交叉征（髋臼的前缘与后缘交叉，提示髋臼过度覆盖）、股骨滑膜疝等。

3. CT 表现　CT 可以显示股骨头颈凹陷的减少、股骨头变形、髋臼过度覆盖等。

4. MRI 表现　MRI 能很好地显示盂唇的撕裂、关节软骨退变和损伤、盂缘旁囊肿等。

【鉴别诊断】

1. 髋关节退行性骨关节病　多为软骨损伤、软骨下骨髓水肿、关节间隙不均匀狭窄、关节腔积液、骨赘形成。

2. 股骨头坏死　多为股骨头的塌陷、变形、关节间隙变窄，合并关节软骨的破坏、髋臼的硬化和囊变，MRI 可见骨坏死的"双线征"。

【重点提醒】

FAI 主要分为凸轮型及钳夹型，凸轮型是由头颈交界处的异常所致，常见于年轻人及男性运动员；钳夹型是由髋臼形态异常所致，包括髋臼过度覆盖、髋臼过深和髋臼后倾，多见于中年女性。

【影像检查策略】

X 线平片为首选检查，能显示股骨、髋臼缘的骨性解剖异常。CT 和 MRI 作为进一步的检查，CT 可以观察更细微的骨性结构改变，MRI 对于显示髋臼盂唇及关节软骨的损伤敏感度和特异度更高。

第二节　膝关节创伤与运动损伤

一、股骨髁骨折

【典型病例】

病例一　患者，女，48 岁，车祸伤（图 3-5A、B）。

病例二　患者，女，30 岁，车祸伤（图 3-5C、D）。

病例三　患者，男，41 岁，车祸伤（图 3-5E、F）。

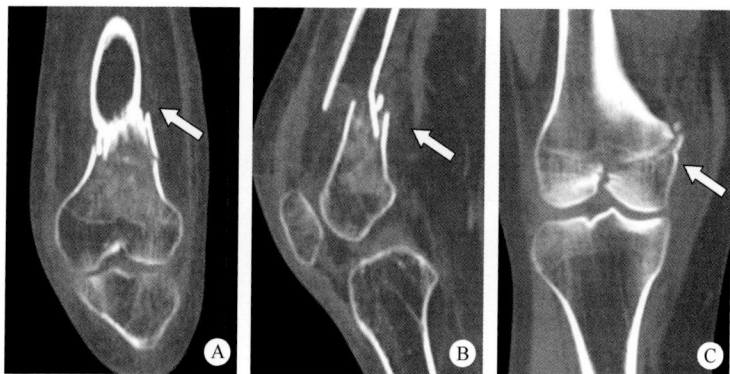

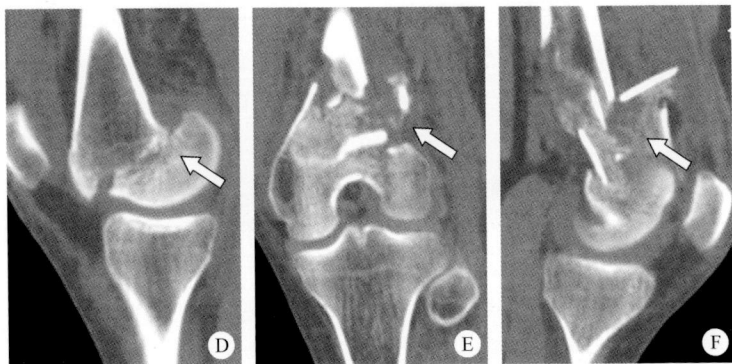

图 3-5 股骨髁骨折

A、B 为病例一。A、B. 同一患者的左膝关节 CT 多平面重建冠状位及矢状位，股骨髁上骨折，关节外型（A 型），断端移位、成角（箭）。C、D 为病例二。C、D. 右膝关节 CT 多平面重建冠状位及矢状位，股骨内侧髁单髁骨折（B 型），断端移位（箭）。E、F 为病例三。E、F. 左膝关节 CT 多平面重建冠状位及矢状位，双髁骨折（C 型）（箭）

【临床概述】

股骨髁骨折是指发生于股骨髁至股骨干骺端，即骨皮质和骨松质移行区的骨折，由高速损伤及高处坠落伤等直接损伤所致，或由内翻、外翻、旋转等间接损伤所致。典型表现是膝关节疼痛、肿胀和活动受限，常伴有皮下瘀斑。骨折线是否累及关节面对于临床治疗方案有重要意义。

【影像表现】

1. 按骨折具体部位、碎裂程度及关节面受累情况，股骨远端骨折常用 AO/OTA 分型

A 型：关节外（髁上）骨折。A1 型：简单骨折；A2 型：干骺端楔形骨折；A3 型：干骺端复杂骨折。

B 型：部分关节（单髁）骨折。B1 型：外髁矢状面骨折；B2 型：内髁矢状面骨折；B3 型：股骨髁前部骨折。

C 型：完全关节内（双髁）骨折。C1 型：关节内及干骺端简单骨

折；C2 型：关节内简单骨折、干骺端粉碎性骨折；C3 型：粉碎性骨折。

2. X 线表现　常规摄片选择膝关节正侧位，若怀疑骨折累及关节内应加摄双斜位。诊断评估包括骨折线及其是否累及关节面、骨折片移位 / 成角情况、简单 / 粉碎性骨折。

3. CT 表现　明确是否存在关节内粉碎性骨折碎片。

4. MRI 表现　评价膝关节周围软组织损伤情况，包括腘窝内的腘动脉、腘静脉、坐骨神经等。

【重点提醒】

股骨髁骨折多为粉碎性、不稳定性，容易发生关节内骨折，而骨折线是否累及关节面对于临床治疗方案有重要影响，所以利用影像学检查对骨折进行充分评估，并进行正确的骨折分型是非常重要的。

【影像检查策略】

对于股骨髁骨折应进行充分评估，评估内容包括断端移位、成角及关节面累及情况。首选 X 线平片正侧位，若怀疑骨折线累及关节应补充 X 线平片斜位。如怀疑隐匿性骨折，应补充 CT 和 MRI 检查。当股骨髁骨折伴后移位时，则需要选择超声、CTA 或 MRA 评价血管情况。

二、胫骨平台骨折

【典型病例】

患者，女，52 岁，左膝外伤后肿痛（图 3-6）。

【临床概述】

胫骨平台骨折是最复杂的膝关节内损伤之一，与各种骨折形态（外侧或内侧平台劈裂、凹陷、粉碎性骨折）和相关软组织异常（韧带、半月板损伤）有关。多种外力作用均可导致胫骨平台骨折，包括轴向负荷、内外翻应力及轴向应力等。中老年人群由于骨质疏松或半月板及关节软骨的损伤，更容易发生胫骨平台骨折。外侧胫骨平台骨折更常见，占 55% ～ 70%。

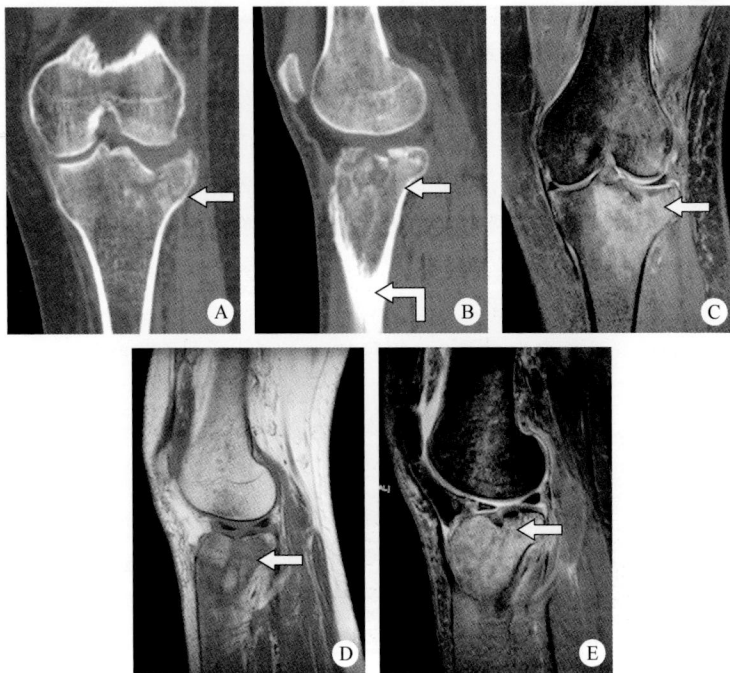

图 3-6　左膝外侧胫骨平台骨折

A、B. 左膝 CT 冠状位和矢状位重建图像，左膝外侧胫骨平台骨折并塌陷（箭），骨折
线延伸至胫骨中段（弯箭）；C～E. 左膝冠状位 PDWI 抑脂像，矢状位 T_1WI、PDWI
抑脂像，左膝外侧胫骨平台骨皮质中断、塌陷，周围大片骨髓水肿（箭）

【影像表现】

1. 胫骨平台骨折分类　Schatzker 分型为临床上最常用的分型方法，强调局部特征的变化，从 Ⅰ 型到 Ⅵ 型提示损伤程度递增，Ⅰ～Ⅲ型为低能量骨折，Ⅳ～Ⅵ为高能量骨折。

Ⅰ型：单纯外侧平台劈裂型，无关节面塌陷，常见于骨松质致密的年轻人。若骨折有移位，外侧半月板常发生撕裂或边缘游离。Ⅰ型属于不完全关节内骨折。

Ⅱ型：外侧平台劈裂并塌陷型，属于不完全关节内骨折。

Ⅲ型：单纯外侧平台塌陷型，常见于骨质疏松患者，常是中心区域的塌陷，但后外侧塌陷所致不稳定性更高。

Ⅳ型：内侧平台骨折或累及髁间嵴型，比外侧平台骨折更少见，常合并交叉韧带、外侧副韧带、腓神经或血管损伤。

Ⅴ型：双侧平台骨折型，伴不同程度的关节面塌陷和移位，可合并血管、神经损伤。

Ⅵ型：合并干骺端和骨干移位型，常见于高能量或高处坠落伤，关节面和干骺端粉碎、塌陷和移位，部分骨折线可延伸至胫骨中段，常合并软组织的严重损伤，易出现骨-筋膜室综合征和血管神经损伤。

2. X线表现　可显示胫骨平台骨折线情况，胫骨平台下受压缩的骨质可表现为水平硬化线，呈线状高密度影。若怀疑为隐匿性骨折，需进一步行CT和MRI检查。

3. CT表现　可明确骨折碎片的解剖关系，准确测量胫骨平台骨折碎片的大小和压缩程度，进一步明确隐匿性骨折。

4. MRI表现　骨折线表现为低信号；周围骨髓水肿呈 T_1WI 低信号、PDWI高信号，但骨折线可能被周围骨髓水肿遮蔽；被压缩进骨松质内的骨皮质也呈低信号，MRI还可显示关节内软组织损伤，如韧带撕裂、半月板损伤等。

【重点提醒】

应用影像学检查全面评估胫骨平台骨折分型及周围软组织损伤，对于后续治疗方法的选择非常重要。

【影像检查策略】

除标准正侧位X线片外，对于胫骨平台骨折的确诊，还建议增摄双斜位片。CT是评价胫骨平台骨折的最佳方法，横断位用于评估骨折累及的关节面面积，冠状位和矢状位重建用于评估关节表面凹陷程度。如果骨折伴脱位，则须行MRI检查来进一步评估软组织损伤，包括韧带、半月板、腓总神经和腘血管的损伤等。

三、髌骨骨折

【典型病例】

患者，男，40岁，左膝外伤（图3-7）。

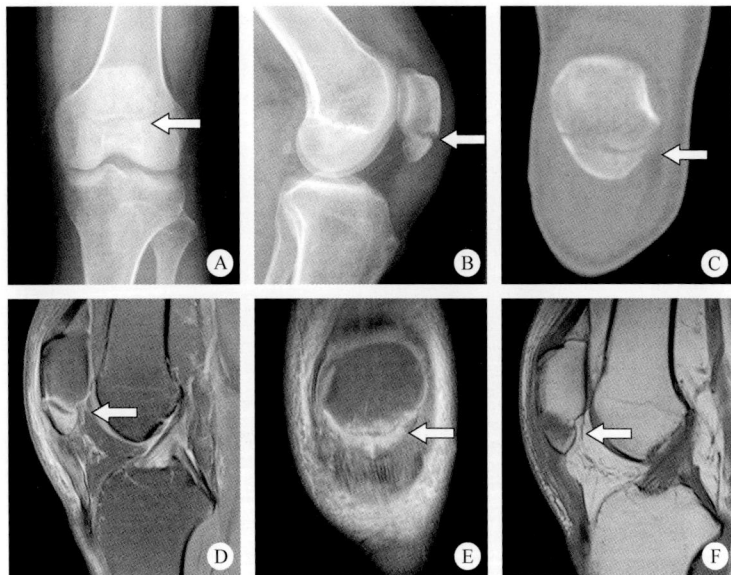

图3-7　左膝髌骨骨折

A、B. 左膝正侧位X线片示髌骨下部见横行线状骨折线（箭），断端未见明显移位；
C. 左膝CT冠状位重建图像示髌骨下部线状透亮骨折线（箭）；D～F. 左膝MRI
（矢状位、冠状位PDWI，矢状位T₁WI）图像示髌骨下部线状低信号骨折线，周围见
骨髓水肿（箭）

【临床概述】

髌骨是全身骨骼系统最大的籽骨，是伸膝装置的重要组成部分，起着传递股四头肌肌力、维持膝关节稳定及保护股骨髁的作用。髌骨骨折可以由直接作用于膝关节前方的外力、过度伸膝导致的股四头肌突然猛烈收缩的间接作用及两者混合导致。直接暴力多导致粉碎性骨

折，而间接暴力则导致横行骨折。骨折后多导致疼痛、伸膝障碍。

【影像表现】

1. 髌骨骨折常采用 Rockwood 分型方法

（1）无移位 / 有移位的横行骨折型：骨折断端分离移位超过3mm 多认为有移位，横行骨折多发生于中下 1/3。

（2）髌骨下极或上极型：髌骨上极骨折是由股四头肌腱牵拉引起的，髌骨下极骨折是由髌韧带牵拉引起的。

（3）无移位 / 有移位粉碎性骨折型。

（4）垂直骨折型：不常见，多发生于中外 1/3，易漏诊。

（5）骨软骨型骨折：常由高能量损伤引起，需要 MRI 检查进行诊断。

2. X 线及 CT 表现　是首选检查，可见线状透亮的骨折线，横向骨折线最易显示。对于粉碎性骨折，可能难以显示全部骨折线。CT可以发现 X 线平片中难以观察到的骨折线。

3. MRI 表现　MRI 检查可用于评价是否存在骨软骨骨折及周围软组织的损伤，如内外侧支持带的损伤等。

【鉴别诊断】

二分髌骨：髌骨存在次级骨化中心，部分骨骼发育成熟的髌骨次级骨化中心不与主骨融合，形成二分髌骨。一般发生于 17 ～ 18岁以后，与创伤没有直接关系，且多发生于外上角，主副髌骨间透光带呈弯曲状，且宽窄程度较一致，透光带边缘致密。

【重点提醒】

对于髌骨骨折，应详细评估断裂面的形态、移位情况及是否为粉碎性骨折等，并进行正确分型。

【影像检查策略】

怀疑髌骨骨折时，应在膝关节前后位及侧位 X 线片的基础上增摄髌骨轴位片来观察髌骨关节面的损伤情况。髌骨垂直骨折需加摄斜位和轴位 X 线片，X 线难以诊断时可行 CT 或 MRI 明确诊断。

四、骨软骨损伤

【典型病例】

患者，女，70 岁，右膝疼痛（图 3-8）。

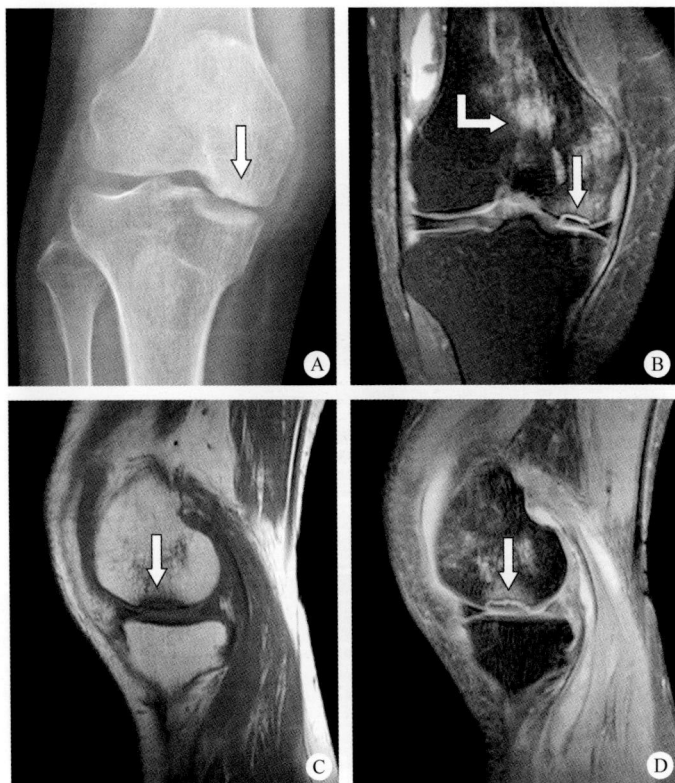

图 3-8 右膝股骨内侧髁软骨下不全骨折

A. 右膝 X 线正位片，右侧股骨内侧髁关节面下新月形透亮影伴边缘硬化（箭）；B ～
D. 右膝 MRI（冠状位 PDWI、矢状位 T_1WI 和矢状位 PDWI）图像，右侧股骨内侧髁
关节面塌陷并软骨下骨板凹陷，骨折裂隙被液体信号填充（箭），周围大片骨髓水肿
（弯箭）

【临床概述】

膝关节骨软骨损伤包括各种急性或慢性疾病导致的关节软骨、软骨下骨髓和软骨下骨的局部异常，主要包括急性外伤性骨折损伤、软骨下不全骨折、膝关节自发性骨坏死、缺血性坏死、剥脱性骨软骨炎、骨关节炎中的局限性骨软骨异常等。

【影像表现】

1. 软骨损伤的五级分类法

0级：正常软骨。

Ⅰ级：轻微肿胀及信号不均匀。

Ⅱ级：累及小于1/2软骨厚度的损伤。

Ⅲ级：累及大于1/2软骨厚度的损伤。

Ⅳ级：软骨下骨裸露的损伤。

2. X线及CT表现　骨软骨骨折在X线平片检查中容易漏诊，这是因为骨碎片体积通常较小。在平片上其主要表现为平行于软骨下骨板的线状高密度影。CT可以观察更细微的骨质异常。

3. MRI表现

（1）软骨形态改变：急性损伤表现为损伤边缘轮廓清晰、锐利，伴软骨下骨髓水肿。慢性损伤表现为损伤边缘轮廓圆钝，软骨局限性变薄。

（2）软骨局限性信号改变，PDWI上可表现为高信号（与软骨软化、水分增多有关）或低信号（与骨化和纤维化有关）。

（3）软骨下骨质异常信号，弧形低信号骨折线，骨折线累及关节面可形成游离的骨软骨碎片。

【鉴别诊断】

本病需与膝关节几种不同类型的骨软骨损伤病变进行鉴别。

1. 急性骨软骨骨折　发生于急性损伤之后，出现急性疼痛，影像表现为骨髓水肿、软骨下骨质内低信号骨折线，软骨下骨板塌陷，骨碎片形成等。

2. 软骨下不全骨折或自发性骨坏死 常见于 60 岁以上骨质疏松的老年女性，无明显外伤史，突然出现持续而剧烈的疼痛，病变常位于关节承重区，软骨下骨质内大片骨髓水肿，关节面下弧形或不规则低信号骨折线。

3. 骨缺血坏死 常见于 40 ～ 50 岁成人，常见病因为外伤、糖皮质激素治疗、酗酒等。若发生于骨骺或软骨下骨，称为缺血性坏死；若发生于干骺端，称为骨梗死；临床表现为病变区域隐痛或无明显症状。影像表现为边缘骨质硬化或"双线征"（分别代表肉芽组织和骨质硬化），关节面塌陷。

4. 剥脱性骨软骨炎 是指局部关节软骨及软骨下骨质与周围健康骨分离的一类疾病，最常见于青春期前儿童。临床表现为慢性疼痛。病变分级：Ⅰ级，关节软骨软化；Ⅱ级，骨软骨部分分离；Ⅲ级，骨软骨完全分离，但还位于缺损内；Ⅳ级，形成关节腔内游离体。

5. 骨关节炎相关的骨软骨损伤 常见于老年人，表现为骨软骨退行性改变，常见征象为关节间隙变窄、骨质增生及硬化、骨髓水肿、软骨变薄、软骨下囊变等。

【重点提醒】

骨软骨损伤是关节软骨及软骨下骨质的局部异常。在影像学检查中，应特别注意关节软骨的完整性及损伤相关的信号改变，软骨下骨质的低信号区、畸形及骨板塌陷情况，骨髓水肿的位置和程度，这些均有助于鉴别骨软骨损伤疾病，并评估病灶的稳定性及是否可逆。

【影像检查策略】

由于骨软骨损伤在 X 线平片上可能无明显异常表现，故首选 MRI 检查。

五、半月板损伤

【典型病例】

病例一 患者，男，43 岁，左膝关节疼痛（图 3-9A、B）。

病例二　患者，女，38 岁，左膝关节疼痛（图 3-9C）。

病例三　患者，男，47 岁，右膝关节疼痛（图 3-9D）。

病例四　患者，男，31 岁，左膝关节疼痛（图 3-9E）。

【临床概述】

半月板是位于股骨和胫骨关节面之间的纤维软骨盘结构，发挥着多种重要功能，包括膝关节的载荷传递、振动吸收、关节的稳定及润滑。内侧和外侧半月板形态不对称，内侧半月板似"C"形，外侧半月板更小，似"O"形。内、外侧半月板均呈边缘厚、中心薄的形态，分为前角、体部及后角三部分。

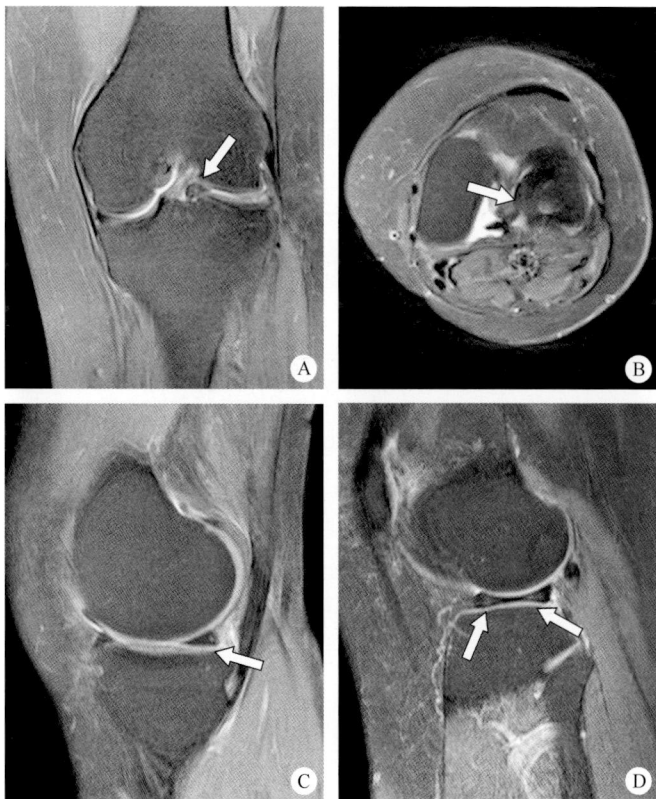

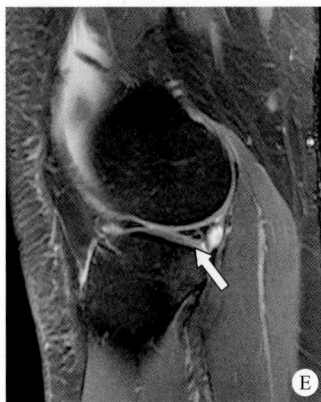

图 3-9 半月板损伤

A、B.病例一左膝冠状位、轴位 MRI（PDWI），左膝外侧半月板桶柄状撕裂，可见撕裂半月板的内侧份向中心移位至髁间窝（箭）；C.病例二左膝矢状位 MRI（PDWI），左膝内侧半月板后角点状 PDWI 高信号，未达关节面（箭），Ⅰ级；D.病例三右膝矢状位 MRI（PDWI），右膝外侧半月板前、后角未达关节面的线状 PDWI 高信号（箭），Ⅱ级；E.病例四左膝矢状位 MRI（PDWI），左膝外侧半月板后角线状 PDWI 高信号，达关节面（箭），Ⅲ级

半月板损伤是膝关节常见的损伤，内侧半月板损伤更常见。损伤因素包括膝关节半屈、内收、外展、挤压及旋转。临床表现多为膝关节的剧烈疼痛、肿胀或伸膝困难等。

【影像表现】

正常半月板在 MRI 所有序列均呈均匀的低信号，需要结合矢状位和冠状位图像来评估半月板病变。

1.半月板形态异常 矢状位领结中断，冠状位三角形变钝，半月板形态不规则（过大 / 过小 / 消失）。

2.半月板的信号异常 常用分级方法为四分法。0 级：正常半月板；Ⅰ级：未达关节面的点状、环状异常信号；Ⅱ级：未达关节面的线状异常信号；Ⅲ级：达关节面的半月板内异常信号。Ⅰ级和Ⅱ级代表的是退变相关的半月板黏液变性；Ⅲ级则提示可能存在半月板撕裂，且观察到达关节面的异常信号的层数越多，撕裂的可能性越大。

3. 半月板撕裂的形态学分类

（1）斜行或水平撕裂：是矢状位上与水平面斜行或平行的撕裂，最常见，通常与老年人群的退变相关。

（2）垂直撕裂：是矢状位上与水平面垂直的撕裂。

（3）桶柄状撕裂：当垂直撕裂范围广泛、连接半月板前后角时，撕裂半月板的内侧份向中心移位至髁间窝，称为桶柄状撕裂；桶柄状撕裂可见领结缺失征或双后交叉韧带征。

（4）放射状撕裂：是垂直撕裂的一种，亦称游离缘撕裂，矢状面或冠状面上半月板的三角形样结构变钝。

【鉴别诊断】

正常解剖结构：一些膝关节正常解剖结构（包括膝横韧带、板股韧带、腘肌腱、半月板隐窝等）易被误认为半月板撕裂。

【重点提醒】

半月板损伤须结合形态及信号异常综合诊断。半月板撕裂表现为 MRI 上异常信号达到关节面。斜行撕裂最常见。

【影像检查策略】

MRI 检查是评估半月板损伤的首选影像学检查方法，结合矢状位、冠状位和轴位图像多方位观察，可以明确损伤的位置和形态。

六、前交叉韧带损伤

【典型病例】

患者，女，29 岁，外伤后 1 天，左膝关节疼痛、活动受限（图 3-10A ～ C）；外伤后 2 年复查（图 3-10D）。

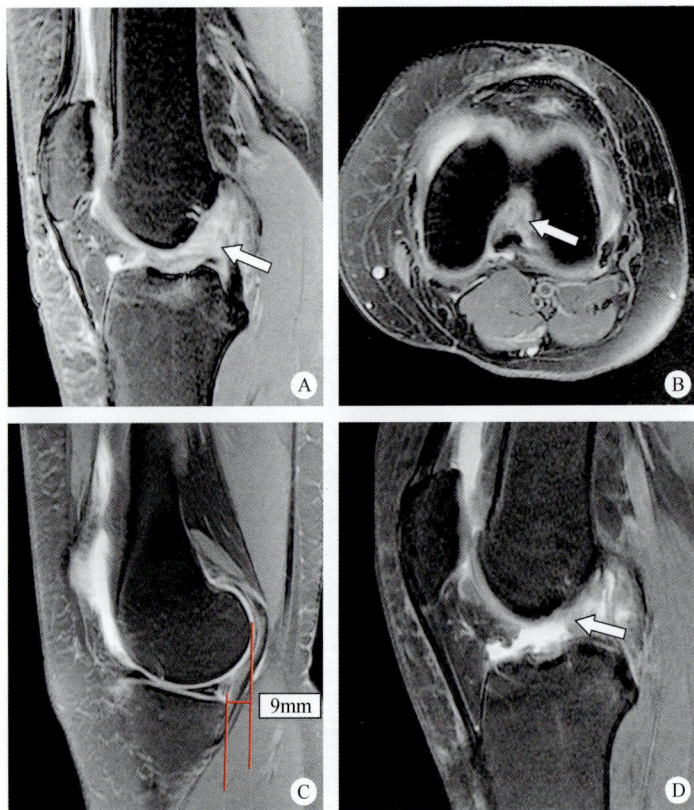

图 3-10　前交叉韧带撕裂

A ～ C.左膝关节 MRI 矢状位、轴位 PDWI 图像，左膝前交叉韧带撕裂（急性期），前交叉韧带区域正常低信号消失，呈水肿高信号（箭），胫骨前移约 9mm；D.左膝关节 MRI 矢状位 PDWI 图像，左膝前交叉韧带撕裂（慢性期），前交叉韧带萎缩、消失（箭）

【临床概述】

膝关节前交叉韧带的主要作用是限制胫骨前移和胫骨内旋，前交叉韧带撕裂大部分是由股骨外旋、胫骨外旋和关节外翻等急性外伤导致的。临床症状包括疼痛、膝关节活动范围减小及行走困难等。

【影像表现】

1. X线表现　X线不能直接诊断前交叉韧带损伤，但其中一些阳性征象与前交叉韧带撕裂关系密切。

（1）股骨外侧压迹加深：当股骨外侧压迹超过2mm，高度提示存在前交叉韧带的断裂。

（2）Segond骨折：胫骨平台前外侧缘撕脱骨折。

2. MRI表现　以矢状位观察为主，冠状位和轴位可以辅助观察韧带的股骨起始处。

（1）直接征象：前交叉韧带走行区单根纤维束无法辨认，正常低信号消失。急性期：韧带走行区水肿、出血；慢性期：韧带萎缩、消失。

（2）间接征象：前交叉韧带角（正中矢状位MRI上，前交叉韧带远端与髁间嵴最前部交叉成角）小于45°。胫骨前移：胫骨平台后缘距离股骨外侧髁切线的距离超过5mm。急性期的微骨折，包括胫骨后外侧面微骨折、股骨外侧髁微骨折、胫骨后内侧微骨折。

【鉴别诊断】

前交叉韧带黏液样变性及腱鞘囊肿：无明显外伤史，MRI上表现为弥漫性PDWI信号增高、形态增粗，韧带纤维仍连续、完整。若合并腱鞘囊肿，可表现为局限性液体信号，边界清晰，呈鼓槌样改变。

【重点提醒】

前交叉韧带的形态及信号改变（即直接征象）是诊断前交叉韧带损伤的主要依据，包括正常低信号的中断或消失、走行异常等。胫骨前移是大部分间接征象出现的基础，是重要的辅助诊断依据。

【影像检查策略】

MRI 是评估前交叉韧带损伤的首选影像学检查方法，X 线平片和 CT 仅可显示部分间接征象。

七、后交叉韧带损伤

【典型病例】

患者，女，66 岁，右膝外伤后肿痛（图 3-11）。

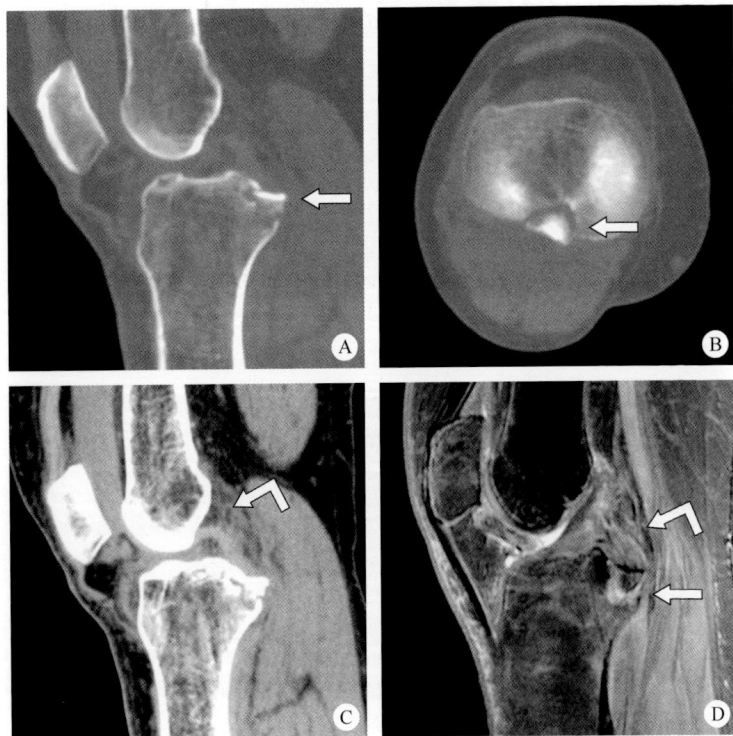

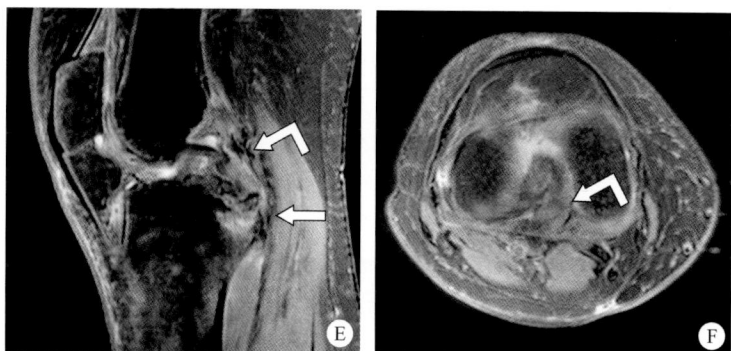

图 3-11　右膝后交叉韧带撕裂合并胫骨附着处骨折

A ～ C. 右膝 CT 矢状位重建及轴位图像示右膝胫骨平台内后侧骨折（箭），后交叉韧带肿胀（弯箭）；D ～ F. 右膝关节 MRI 矢状位、轴位（PDWI），胫骨内后份线状 PDWI 高信号骨折线（箭），后交叉韧带肿胀、信号增高、不连续（弯箭）

【临床概述】

后交叉韧带是膝关节最强大的韧带，主要作用是限制胫骨后移，维持膝关节屈曲位的后稳定作用，并辅助其他韧带对抗内外翻和过度旋转运动。后交叉韧带损伤多为急性的较大暴力损伤，典型机制为屈膝时受到前方暴力或过度伸膝。后交叉韧带损伤很少单独发生，常合并其他损伤，如半月板损伤、关节软骨损伤或其他韧带损伤。临床表现为疼痛、肿胀和功能障碍等。

【影像表现】

1. X 线表现　仅可显示间接征象，如胫骨后移（通常认为胫骨后缘至股骨后缘的距离超过 8mm 提示完全的后交叉韧带撕裂）。此外，X 线平片还可显示后交叉韧带附着处的撕脱骨折。

2. CT 表现　直接征象：后交叉韧带增粗、模糊。间接征象：后交叉韧带胫骨平台止点处撕脱骨折、关节腔积血和积液、膝关节周围软组织肿胀。

3. MRI 表现　直接征象：信号改变（PDWI 信号增高）、韧带形态、大小改变（肿胀、形态及走行不规则、纤维束不连续、走行低垂）。间接征象：出血、水肿、韧带附着点撕脱骨折、胫骨后移。

后交叉韧带损伤信号分级：

1级：间质撕裂，韧带内局部信号增高，但形态完整。

2级：不完全撕裂，内部信号变化的基础上，伴韧带的前缘或后缘连续性中断。

3级：完全撕裂，内部信号变化的基础上，伴韧带的前缘和后缘均断裂；或韧带回缩、不显示，被血肿代替。

【重点提醒】

后交叉韧带损伤多依据 MRI 直接征象（包括直径、形态、走行及信号的改变）即可诊断。一些间接征象，包括韧带附着点撕脱骨折、胫骨后移及局部血肿形成也可以提示损伤。

【影像检查策略】

MRI 是诊断后交叉韧带损伤的首选影像学检查方法，能清楚地显示韧带形态及信号的异常。X线平片和CT可以显示一些间接征象，如胫骨后移及韧带附着处的撕脱骨折。

第三节　踝关节创伤与运动损伤

一、踝关节骨折

【典型病例】

病例一　患者，女，26岁，车祸伤（图 3-12）。

病例二　患者，女，75岁，车祸伤（图 3-13）。

【临床概述】

踝关节骨折的临床表现主要包括踝关节肿胀、局部疼痛、拒绝活动，断端失去稳定连接会出现踝关节的反常活动，甚至伴有关节不稳定、关节半脱位或者完全脱位，关节活动受限。

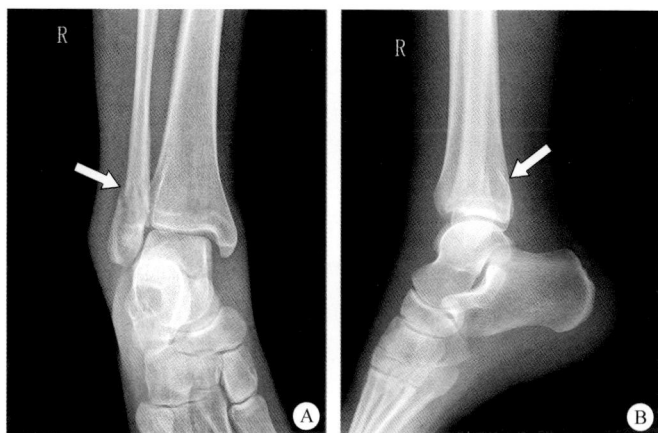

图 3-12　右侧外踝骨折

A、B.右踝关节正侧位片，右侧腓骨远端斜行透亮影，骨皮质连续性中断，断端分离
（A、B，箭），周围软组织肿胀

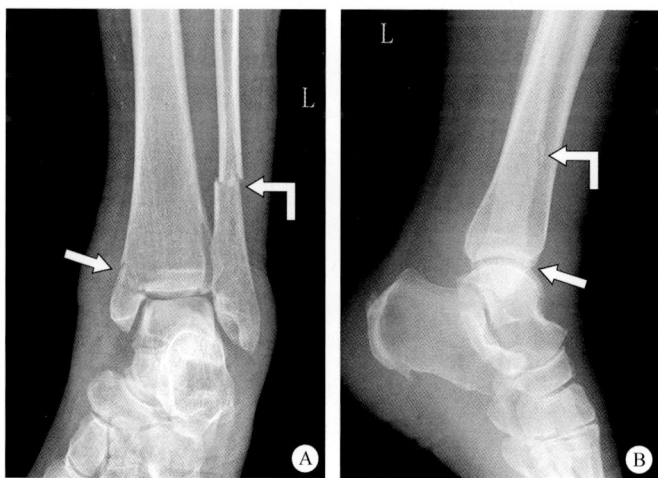

图 3-13　左侧内踝骨折、腓骨干下段骨折

A、B.左踝关节正侧位片，左侧内踝线状透亮影，骨皮质连续性中断，周围软组织肿胀
（A、B，箭），左侧腓骨干下段横行透亮影，骨皮质连续性中断（A、B，弯箭）

【影像表现】

X线表现为相应部位出现透亮骨折线，骨质形态异常，骨皮质连续性中断；韧带附着处的撕脱骨折显示为游离小骨片。CT可从多个方位显示骨折线，可以更清晰地显示细微骨折。MRI检查对于骨折部位骨髓水肿、伴随的韧带及软骨损伤显示清晰，但对细小骨片的显示不如X线及CT。各检查方法均可显示关节周围软组织肿胀，其中MRI显示最为清晰，可见T_2WI高信号渗出、水肿。

踝关节骨折主要有3种分型方法，分别为Lauge-Hansen分型法、Davis-Weber分型法和AO/OTA分型法，其中AO/OTA分型法较为常用，该方法通过字母和数字标定出骨折的部位、粉碎程度和伴随损伤，对于术中远端胫腓联合的修复有指导意义。

AO/OTA分型（图3-14）：A型，下胫腓联合以下损伤；B型，经下胫腓联合的腓骨骨折；C型，下胫腓联合以上损伤。

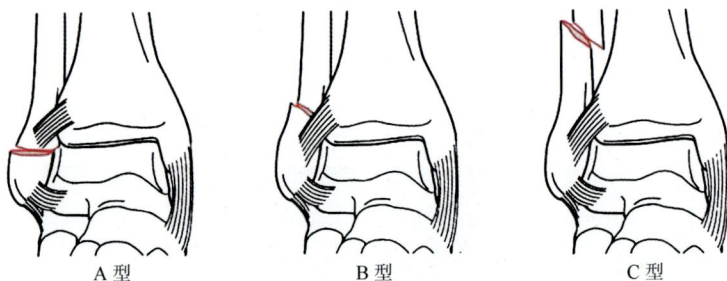

A型　　　　　　　　B型　　　　　　　　C型

图3-14　踝关节骨折AO/OTA分型

【影像检查策略】

X线检查一般可以发现踝关节骨折，但对于无移位或隐匿性骨折容易漏诊。完善CT扫描可避免漏诊。MRI一般不作为常规检查，可观察隐匿性骨折、骨髓水肿及伴随的韧带及软骨损伤。

二、距骨骨折

【典型病例】

病例一　患者，女，35 岁，右踝外伤（图 3-15）。

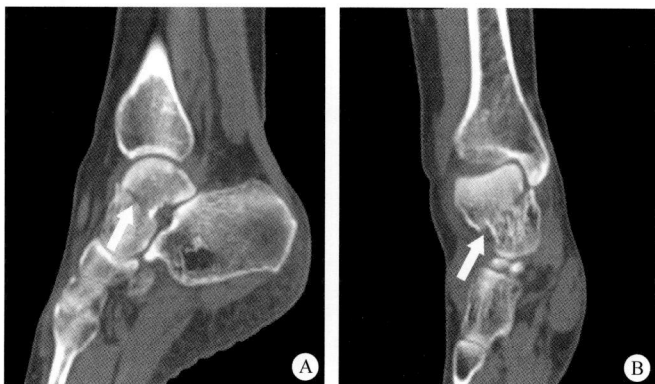

图 3-15　右足距骨颈骨折（Hawkins Ⅱ型）

A、B. CT 三维重建矢状位及冠状位示距骨颈骨皮质不连续，断端移位（箭）

病例二　患者，女，30 岁，右踝外伤（图 3-16）。

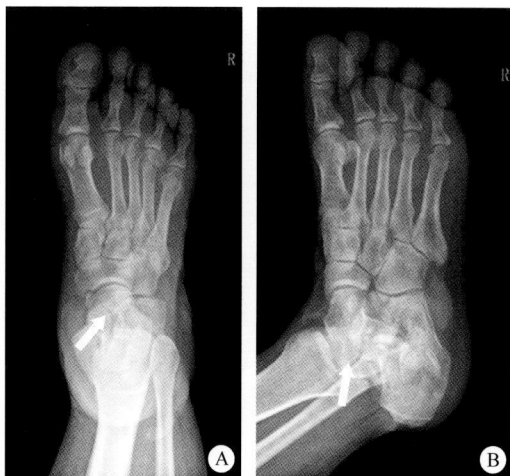

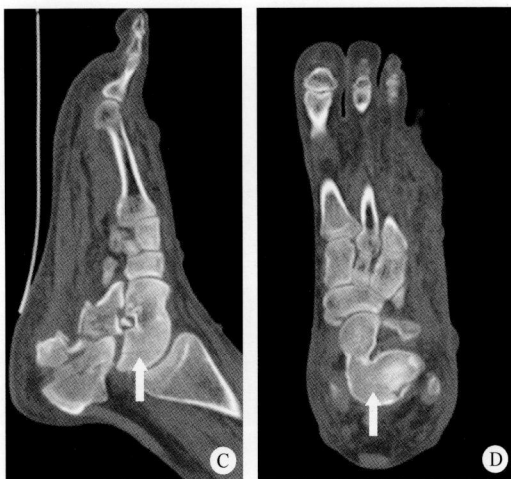

图 3-16　右足距骨体骨折（Sneppen Ⅱ 型）

A、B. 正斜位平片示右足距骨体透亮骨折线影，骨皮质不连续，断端无移位（箭）。

C、D. CT 三维重建矢状位及冠状位示距骨体骨皮质不连续（箭），断端无明显移位

病例三　患者，女，74 岁，右踝外伤外固定后（图 3-17）。

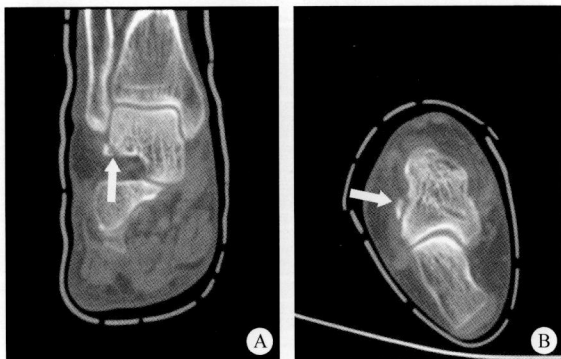

图 3-17　右足距骨体骨折（Sneppen Ⅳ 型）

A、B. CT 三维重建冠状位及轴位示右足距骨外侧突骨皮质不连续，见游离骨片（箭）

【临床概述】

距骨是小腿和足的连接枢纽，有重要的承上启下的作用，距骨骨折占足部骨折的 3%～6%，其损伤将严重影响足踝活动，并可致并发症和长期功能障碍。临床表现为踝关节肿胀、血肿，活动或承重受限，创伤后固定这一结构至关重要。按骨折部位可分为 5 种类型，包括距骨头骨折、距骨颈骨折、距骨体骨折、距骨后突骨折及距骨外侧突骨折。距骨颈骨折占距骨骨折的 30%～50%，常见于车祸伤时刹车板对足的冲击力导致足过度背屈，有较高的并发症发生率，包括骨缺血坏死、感染、皮肤坏死、畸形愈合、不愈合及创伤后关节炎等。距骨体是距骨关节面分布最为集中的部位，骨折范围较广，可从骨软骨骨折至粉碎性骨折或垂直骨折，骨缺血坏死及创伤性关节炎的发生率高。

【影像表现】

（1）距骨颈骨折采用 Hawkins 分型：Ⅰ 型，无移位性骨折；Ⅱ 型，移位性骨折；Ⅲ 型，伴距骨体完全脱位的骨折；Ⅳ 型，Ⅲ 型合并距舟关节脱位。距骨体骨折采用 Sneppen 分型：Ⅰ 型，距骨滑车关节面压缩骨折；Ⅱ 型，距骨冠状面、矢状面或水平面的骨折；Ⅲ 型，距骨后突骨折；Ⅳ 型，距骨外侧突骨折；Ⅴ 型，距骨体压缩粉碎性骨折。

（2）X 线及 CT 检查可观察骨折及其发生部位，根据部位不同进行上述分型，表现为相应解剖部位的骨皮质断裂，周围软组织肿胀，有时伴随关节脱位。CT 检查可以发现平片漏诊的隐匿性骨折，多方位重建图像便于观察骨折的部位及累及范围，部分骨折可累及关节面。

（3）MRI 检查对于骨折部位的骨髓水肿、伴随的韧带及软骨损伤显示清晰。

【鉴别诊断】

距骨后三角骨：为一籽骨，是距骨体后部孤立的骨性结构，多认为是距骨的二次骨化中心，一般无症状。距骨体后突骨折需与之鉴别，距骨后三角骨边缘骨皮质光整，而距骨体后突骨折多不规整，骨皮质断端锐利。

【影像检查策略】

足踝外伤首选 X 线检查。因距骨位置深在，在 X 线片中其多与邻近骨质结构重叠，故应结合前后位及斜位、侧位片仔细观察距骨轮廓。若发现周围游离骨片，需仔细辨别。X 线检查对于无移位隐匿性骨折容易漏诊。完善 CT 扫描并进行多方位重建可有效避免漏诊，除了观察骨折部位外，还应注意是否累及关节面和有无关节脱位。MRI 一般不作为常规检查，可观察隐匿性骨折、骨髓水肿或伴随的软骨及软组织损伤等征象。

三、外踝韧带损伤

【典型病例】

患者，女，35 岁，扭伤（图 3-18）。

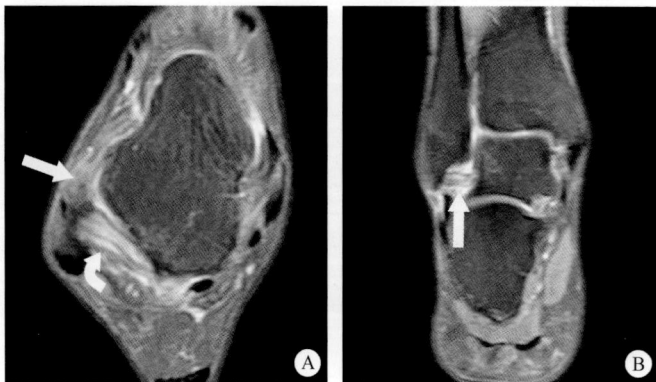

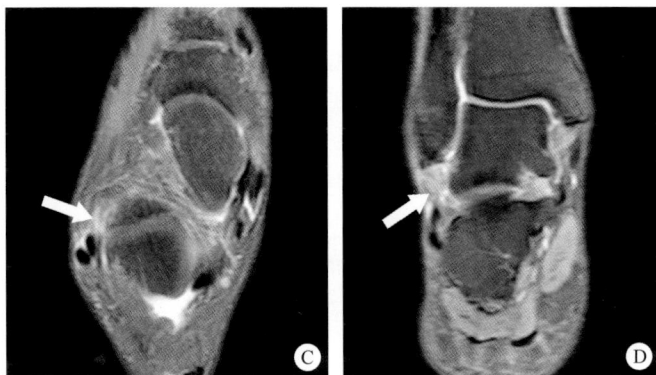

图 3-18　右踝外侧副韧带损伤

A、B. 右足冠状位及轴位 PDWI 示距腓前韧带（箭）、距腓后韧带（弯箭）结构模糊、信号增高，关节液渗入前外侧软组织；C、D. 右足冠状位及轴位 PDWI 示跟腓韧带结构模糊、信号增高（箭）

【临床概述】

踝关节外侧副韧带复合体包括距腓前韧带、跟腓韧带及距腓后韧带，是维持关节稳定性的重要结构，也是踝关节韧带组成中最薄弱、易损的结构。外侧副韧带损伤约占全部踝关节损伤的 85%，按照损伤概率由高到低依次为距腓前韧带、跟腓韧带及距腓后韧带。距腓前韧带自外踝向前方走行，止于距骨外侧关节面的前方，是最薄弱、易损的韧带，多为强迫内翻位时发生断裂。跟腓韧带为最长的一条，自外踝几乎垂直走行延伸，其损伤常合并距腓前韧带损伤。距腓后韧带自外踝后方横行或水平走行，止于距骨结节后部，由于其较粗壮且解剖位置较深，因此损伤最少。急性损伤由扭伤引起，多为内翻损伤，最常见的临床表现是肿胀、瘀斑，沿足踝外侧压痛。

【影像表现】

1. 韧带损伤分级

Ⅰ级：距腓前韧带损伤，未断裂。

Ⅱ级：距腓前韧带完全撕裂，可合并跟腓韧带撕裂。

Ⅲ级：距腓前韧带、跟腓韧带完全撕裂，可合并距腓后韧带断裂（罕见）。

2.MRI 表现

（1）急性损伤：直接征象为韧带连续性部分或全部中断，增粗或变细、迂曲，$T_2WI/PDWI$ 呈高信号；间接征象为周围软组织肿胀、关节腔积液、骨挫伤。距腓前韧带撕裂常合并关节囊撕裂，关节液渗入前外侧软组织。跟腓韧带撕裂可导致关节腔和腓侧腱鞘相通，导致腱鞘积液。

（2）慢性损伤：韧带增厚、变细、轮廓不规则，正常条纹状信号消失，提示瘢痕形成、滑膜增生，T_2WI 呈低信号。

【重点提醒】

MRI 在踝关节外侧副韧带损伤的诊断方面具有重要价值，须多方位、多序列观察，并对韧带自起点至止点进行全程追踪。下胫腓前、后联合韧带位于距腓前、后韧带的上方层面，走行与形态相似，需要注意鉴别。

【影像检查策略】

X 线、CT 可初步判断是否存在骨折，并观察软组织肿胀的位置及程度，根据查体及病史，可进一步选择 MRI 检查以诊断是否有韧带损伤。

四、下胫腓联合韧带损伤

【典型病例】

患者，男，32 岁，外伤（图 3-19）。

【临床概述】

下胫腓联合是一个微动关节，可使胫腓骨在生理范围内发生微

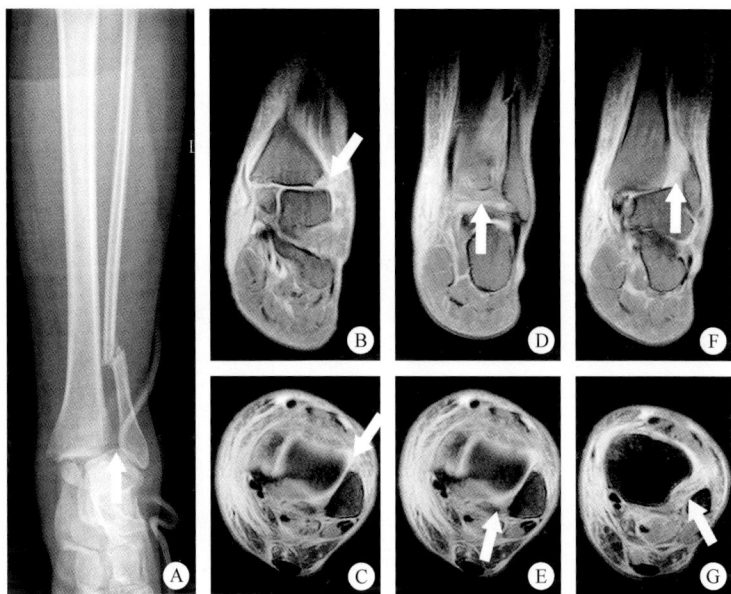

图 3-19 左侧下胫腓联合韧带损伤

A. 踝关节正位片示胫腓间隙增宽，腓骨下段骨折；B、C. 冠状位 PDWI（B）及轴位 PDWI（C）示胫腓前韧带正常结构消失，信号增高（箭）；D、E. 冠状位 PDWI（D）及轴位 PDWI（E）示胫腓后韧带正常结构消失，信号增高（箭）；F、G. 冠状位 PDWI（F）及轴位 PDWI（G）示胫腓骨间韧带正常结构消失，信号增高（箭）

动，对维持踝关节的稳定性和功能具有重要意义。胫腓联合韧带包括胫腓前韧带、胫腓后韧带、骨间韧带和胫腓横韧带，胫腓前韧带主要功能是抵抗外旋和后移，胫腓后韧带主要功能是抵抗内旋。胫腓联合韧带损伤占踝关节扭伤的 5%～10%，通常由踝关节外旋和过度背屈所致。临床症状为踝关节疼痛、肿胀及关节不稳，可影响运动功能，并导致继发性软骨损伤、骨质增生等关节退行性改变。通常外旋试验阳性、挤压试验阳性、科顿（Cotton）试验阳性、腓骨移位试验阳性。

【影像表现】

1. X 线表现

（1）胫腓间隙增宽：胫腓间隙为腓骨内缘与胫骨切迹外缘间的距离。正常情况下，在前后位影像中，其应 < 6mm；临床上常选择在胫骨穹窿部上方 1cm 处对胫腓间隙进行测量，这一测量方式在判断胫腓间隙是否增宽方面，敏感度、特异度为 70% ～ 80%。

（2）胫腓重叠减小：胫腓重叠部为腓骨内缘与远端胫骨前结节外缘间的距离，正常情况下，在前后位影像中，其应 > 6mm，当下胫腓重叠 < 6mm 时考虑下胫腓关节分离。

2. MRI 表现　轴位是最佳观察方位，可直接观察胫腓前韧带、胫腓后韧带的纤维走行。受损韧带增粗、肿胀、走行紊乱或中断，$T_2WI/PDWI$ 呈高信号，伴有胫腓间隙内积液、骨挫伤、软骨损伤、胫腓不匹配及撕脱骨折。

【鉴别诊断】

MRI 有时会显示胫腓前韧带表面粗大血管，这些血管会在韧带周围产生混杂信号，因此会被误判为胫腓前韧带损伤，需仔细观察起止点确定纤维走行，并进行多方位观察。

【重点提醒】

X 线测量角度可能受投照角度影响，可采用双侧同角度投照进行比对，或与健侧比对。MRI 须多角度、多序列观察。

【影像检查策略】

X 线检查要关注胫腓间隙、胫腓重叠。CT 可发现微小骨性损伤。MRI 可直接观察韧带损伤情况。

五、内踝三角韧带损伤

【典型病例】

患儿，男，14 岁，足扭伤（图 3-20）。

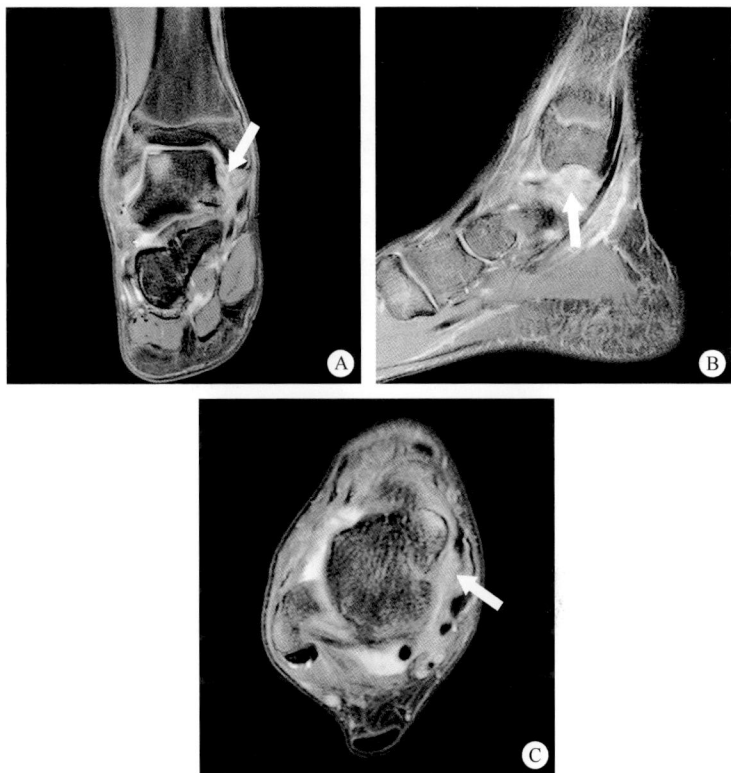

图 3-20 右踝三角韧带损伤

A. 冠状位 PDWI 示三角韧带不规整，信号增高（箭）；B. 矢状位 PDWI 示三角韧带信号增高（箭）；C. 轴位 PDWI 示三角韧带结构模糊，信号增高（箭）

【临床概述】

三角韧带位于踝关节内侧，起自内踝，止于距骨、舟骨和跟骨，是由深浅两层韧带共同构成的强劲三角形纤维束。浅层包括胫舟韧带、胫弹簧韧带、胫跟韧带和胫距后韧带浅层，深层包括胫距前韧带和胫距后韧带深层。三角韧带为踝关节内侧的主要稳定结构，可防止踝关节外翻，其也是三组踝关节韧带中最坚韧的。三角韧带损伤临床表现为足踝内侧疼痛、肿胀，瘀斑可在损伤后数天在小腿骨间膜的前面显现。急性情况下，常合并骨折、软骨病变及其他韧带损伤等。慢性损伤多表现为足踝不稳定、软骨损伤、骨关节炎和前内侧碰撞。

根据损伤位置和程度进行三角韧带损伤分型：Ⅰ型病变位于韧带近端，并且最常见，占三角韧带损伤的71%；Ⅱ型病变位于韧带中间，最少见，占三角韧带损伤的10%；其余损伤归为Ⅲ型，发生于韧带远端。

【影像表现】

1. X线表现　X线为间接评估，可见内踝间隙增宽（≥4mm），但假阳性率为53.6%。

2. MRI表现　MRI检查评估较X线更可靠，可清晰区分三角韧带的不同组成部分。急性韧带损伤常表现为束状结构中断、不均质性和韧带内条纹状信号丢失等形态学改变，T_2WI抑脂像/PDWI呈高信号，在冠状位显示最清晰。慢性损伤可见韧带内骨化。

【重点提醒】

（1）X线评估内踝间隙增宽存在假阳性，须结合临床判断进一步行影像学检查。

（2）MRI须多方位观察韧带结构及信号变化，从而准确评估损伤部位及程度。

【影像检查策略】

当患者足踝扭伤并出现内踝肿痛时，可先行X线检查观察骨质情况，并判断内踝间隙是否增宽，行MRI检查可清晰判断韧带损伤情况。

六、跟腱损伤

【典型病例】

患者，男，32岁，运动后小腿疼痛（图3-21）。

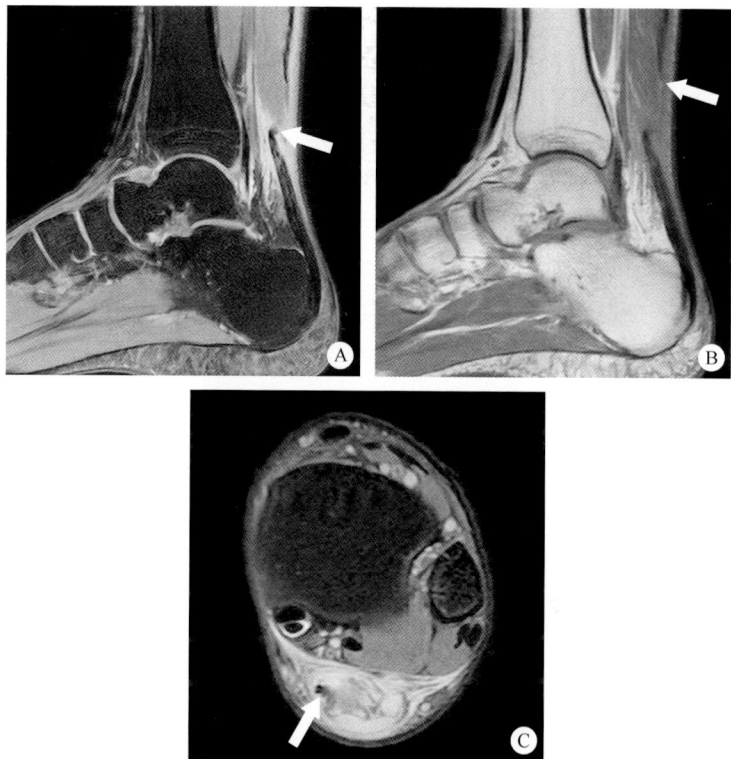

图 3-21 右足跟腱断裂

A. 矢状位 PDWI 示跟腱连续性中断，周围软组织高信号（箭）；B. 矢状位 T_1WI 示跟腱连续性中断，断端挛缩（箭）；C. 轴位 PDWI 示跟腱断端变细，周围高信号水肿（箭）

【临床概述】

跟腱是人体最粗大和强壮的肌腱，长 12 ～ 15cm，主要功能是行走时防止踝关节过度背伸，并阻止身体前倾。跟腱损伤常发生于中青年男性运动后，且往往没有征兆，通常由单次高负荷冲击，如短跑起步或跳跃引起；在老年患者中，多为跟腱慢性退变和劳损状态导致的自发断裂。急性撕裂分为部分性或完全性，完全性撕裂较常见，通常发生于跟腱附着点上 2 ～ 6cm 处。临床症状为局部肿胀、疼痛、站立及行走困难。

【影像表现】

1. X 线及 CT 表现　X 线侧位片及 CT 可显示跟腱走行区软组织增厚，慢性变性可伴钙化。

2. MRI 表现　MRI 检查可直观显示断裂位置及周围软组织情况。矢状位及轴位易于观察，急性损伤表现为跟腱中间部分局限性梭形增厚，连续性中断，呈局限性或弥漫性 $T_2WI/PDWI$ 信号增高，断端被液体信号填充，周围可见渗出改变。当跟腱完全性撕裂时，断裂的肌腱断端回缩。

【重点提醒】

X 线检查除了关注是否有骨折外，还需关注软组织情况，尤其是具有体育运动史、足被动背屈者，要考虑到跟腱损伤，应进一步行 MRI 检查以明确诊断。

【影像检查策略】

X 线检查只能显示软组织肿胀，或伴随的骨折征象；CT 检查则能较为细致地分辨骨折的类型及软组织肿胀的大概部位；MRI 检查可直观、清晰地显示跟腱损伤的情况。

（杨　程　何小溪　焦　晟）

第四章

骨坏死与骨软骨病

第一节　股骨头坏死

【典型病例】

病例一　患者，女，60岁，双侧髋关节疼痛1年，加重1个月（图4-1）。

病例二　患者，女，56岁，宫颈癌术后，盆腔放疗后1年，双侧髋关节不适（图4-2）。

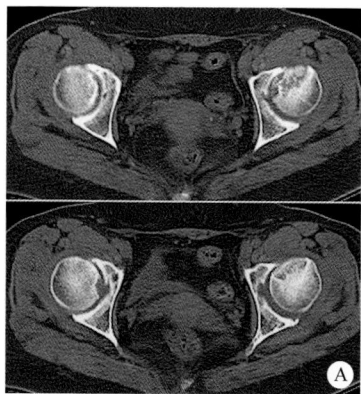

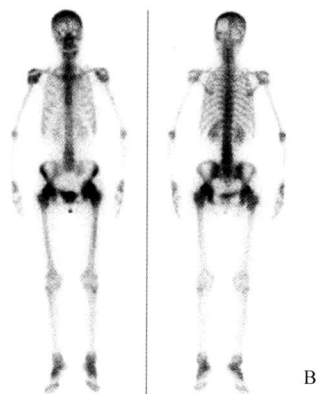

A

B

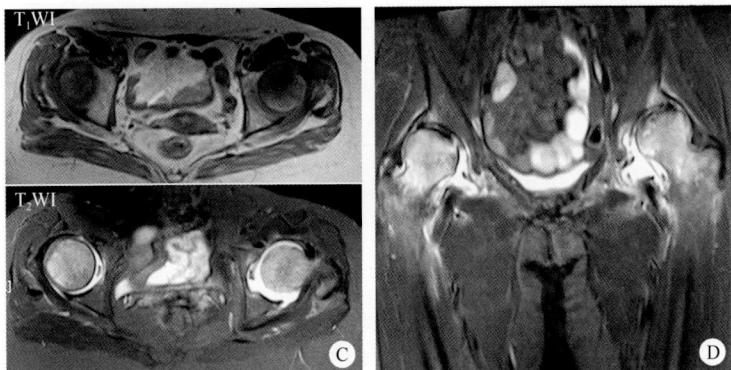

图 4-1 双侧股骨头坏死（1）

A. CT 横轴位，双侧股骨头骨小梁"星芒征"消失，呈模糊的地图样高密度区，左侧股骨关节面明显塌陷、部分碎裂；B. 骨扫描，双侧股骨头核素浓聚；C、D. MRI 横轴位、冠状位 T_2WI，双侧股骨头、股骨颈大片状 T_1WI 低信号，T_2WI 高信号，左侧股骨头关节面塌陷，双侧关节积液

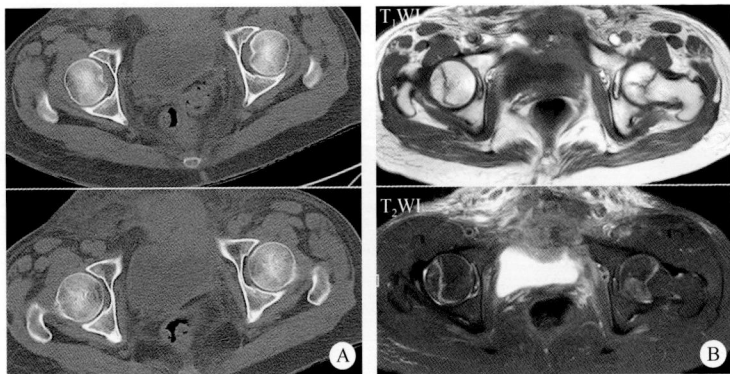

图 4-2 双侧股骨头坏死（2）

A. CT 横轴位，双侧股骨头骨小梁模糊，"星芒征"消失；B. MRI 横轴位，双侧股骨头 T_1WI 低信号、T_2WI 高信号带，T_2WI 片状高信号水肿

【临床概述】

股骨头坏死与外伤、激素应用过量、酗酒、系统性疾病、盆腔

放疗等关系密切。临床上，双侧髋关节不同程度受累多见。患病初期，患者往往会出现髋部麻木感、持续性疼痛，疾病晚期可致运动障碍。

【影像表现】

1. X 线和 CT 表现 早期表现正常。进展期股骨头下区骨小梁结构模糊，CT 检查发现骨小梁"星芒征"消失，股骨头内斑片状、地图形稍高密度区，周围伴以高密度硬化带；股骨头关节面下骨小梁微骨折引起关节面塌陷，X 线平片或 CT 冠状位可见股骨头下透亮线呈"新月征"。晚期股骨头碎裂、塌陷，关节间隙狭窄（图 4-1）。

2. MRI 表现 早期股骨头 T_1WI 信号减低，边缘模糊，进而出现裂隙样低信号；T_2WI 呈典型"双线征"（图 4-2），低信号带外侧出现高信号带；周围骨髓 T_2WI 呈高信号，提示骨髓水肿。

【鉴别诊断】

1. 退行性骨内滑膜囊肿 股骨头下可见骨质小囊变区，以关节间隙狭窄和关节面硬化为主要表现，CT 检查可见其缺少骨质碎裂和边缘地图样硬化表现，MRI 检查可见其缺少典型"双线征"。

2. 一过性骨髓水肿 股骨头内片样 T_1WI 低信号，T_2WI 高信号，呈自限性。

【重点提醒】

（1）骨坏死是一类以骨骼组织坏死为显著特征的疾病统称，按照发病部位可分为缺血性骨坏死和骨梗死，其中前者指病变累及骨骺或软骨下骨的情况，后者指病变累及干骺端和骨干的情况。

（2）MRI 是诊断股骨头坏死最敏感和特异的影像检查方法；CT 较 X 线平片更有利于观察骨质改变的细节，并进行早期诊断，CT 检查中测量的股骨头塌陷情况有助于指导临床治疗。

（3）盆腔肿瘤放疗相关的迟发性股骨头坏死情况逐渐增多，表现为骨质疏松、骨质碎裂性破坏和成骨性修复同时存在，需与骨转移瘤相鉴别。

（4）目前临床多使用 2019 版国际骨循环研究协会（ARCO）分

期（表4-1）。

表 4-1　股骨头坏死 ARCO 分期

Ⅰ期：X 线片正常，MR-T₁WI 出现低信号或骨扫描呈阳性

Ⅱ期：X 线片异常，呈现股骨头内骨硬化、局灶性骨质疏松，或囊性变，无软骨下骨骨折或股骨头变扁；MRI 出现双线征

Ⅲ期：X 线片或 CT 可见软骨下骨或坏死区骨折

　Ⅲ A 期（早期，股骨头塌陷≤ 2mm）

　Ⅲ B 期（晚期，股骨头塌陷＞ 2mm）

Ⅳ期：X 线片有骨关节炎证据，伴随关节间隙变窄、髋臼侧改变，伴 / 不伴关节破坏

【影像检查策略】

MRI 是诊断股骨头坏死最敏感和特异的影像检查方法；CT 较 X 线平片更有利于观察骨质改变的细节，并进行早期诊断，CT 检查测量的股骨头塌陷情况有助于指导临床治疗。

第二节　骨　梗　死

【典型病例】

患者，男，58 岁，外伤后偶然发现胫骨近端肿物（**图 4-3**）。

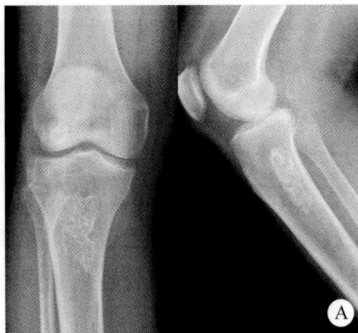

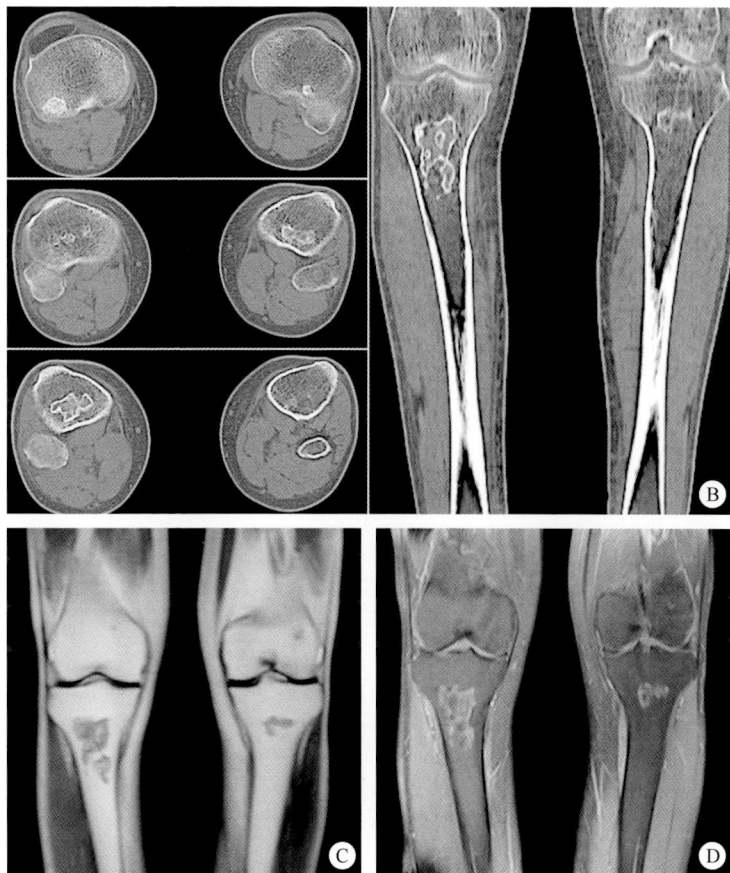

图 4-3　胫骨骨梗死

A. X 线正侧位，右侧胫骨近端骨髓腔可见骨小梁模糊，密度增高，周边环绕地图样硬化带，骨皮质、软组织正常；B. CT 横轴位、冠状位，内见局限性低密度灶，边缘硬化；C. MRI-T$_2$WI，双侧胫骨近端、股骨远端大小不等多发低信号，呈地图样形态；D. MRI-T$_1$WI 增强，膝关节骨质内异常信号不均匀强化，边缘强化较明显

【临床概述】

骨梗死多发生于股骨下段、胫骨上段和肱骨上段的骨髓腔，呈多发性和对称性，患者常以关节疼痛为主诉就诊。高凝状态、减压病为其常见原因。

【影像表现】

1. X 线和 CT 表现　早期表现正常；进展期干骺端骨小梁模糊，骨髓腔内大小不等"地图样"低密度区围绕硬化带（图 4-3）。

2. MRI 表现　骨髓内呈"地图样"低信号，其内骨髓成分 T_1WI 信号减低，脂肪抑制 T_2WI 呈高信号。

【鉴别诊断】

1. 内生软骨瘤　骨髓腔内不规则高密度灶，呈"爆米花样"。

2. 血液疾病　MRI 显示散在骨髓信号不均，T_2WI 脂肪抑制呈"花斑样"高信号，缺少"地图样"低信号带。

【重点提醒】

骨梗死具有典型的影像表现，典型部位和特殊病史对诊断有支持作用。

【影像检查策略】

X 线摄片是骨梗死首选检查方法，CT 和 MRI 可显示病变范围、提供细节信息，有利于该病与其他疾病相鉴别。

第三节　骨骺坏死

【典型病例】

病例一　患儿，男，9 岁，右髋疼痛 2 个月（图 4-4）。

病例二　患儿，男，17 岁，膝关节活动后疼痛半年（图 4-5）。

【临床特征】

骨骺坏死为一组与慢性反复创伤和应力改变有关的疾病，青少年高发，也被称为骨软骨病；多累及骨骺软骨，如股骨头骨骺缺血

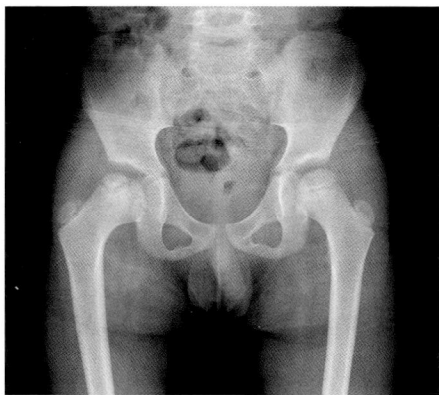

图 4-4 股骨头骨骺坏死

髋关节正位 DR，右侧股骨头骨骺变扁、碎裂，骺板模糊，干骺端密度增高

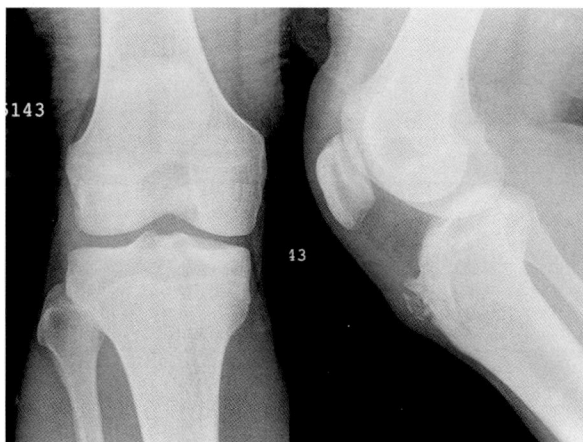

图 4-5 胫骨结节骨骺坏死

膝关节正侧位 DR，侧位显示胫骨结节骨骺不规则碎裂，局部软组织肿胀

坏死、胫骨结节骨软骨病和距骨头缺血坏死等。受累关节轻度肿胀、疼痛，活动后明显；晚期关节变形、活动受限。

【影像表现】

1. X 线和 CT 表现　早期仅见骨骺形态不规则，密度不均；进展期骨骺碎裂，关节间隙增宽，邻近骨干增粗、密度增高（图 4-4）；晚期骨骺愈合后骨端关节面变形、硬化（图 4-5），关节间隙狭窄，并发退行性骨关节病。

2. MRI 表现　对于 X 线和 CT 阴性的患者，早期发现骨骺异常，T_2WI 呈不均匀高信号水肿。

【鉴别诊断】

股骨头骨骺滑脱：股骨头骨骺移位（蛙式位更明显），骨骺板增宽，干骺端局部骨质密度减低。

【重点提醒】

（1）各部位的骨骺坏死具有典型影像表现，早期诊断，可以进行保守治疗，避免重度退行性骨关节病的发生。

（2）部分患者可于成年后出现症状而就诊，影像检查仅能提示晚期改变，需追溯病史，有助于诊断和鉴别诊断。

【影像检查策略】

X 线摄片是首选检查方法，CT 和 MRI 对于股骨头骨骺坏死病变范围显示和指导治疗更有价值。

（董　越　温　锋）

第五章

骨与关节感染性疾病

第一节 骨 髓 炎

一、急性骨髓炎

【典型病例】

患儿，女，6岁，右膝关节痛（图5-1）。

【临床特征】

急性骨髓炎（acute osteomyelitis）按发病原因可分为血源性骨髓炎和创伤性骨髓炎；血源性骨髓炎是由化脓性细菌经血液循环侵入骨组织所致，创伤性骨髓炎是由致病菌从体表的创伤处进入骨质所致。急性骨髓炎多见于小儿及机体抵抗力差的成年人，男性多于女性。本病起病较急，表现为高热、寒战，局部疼痛、红肿及活动受限等症状。长骨干骺端最常见。

【影像表现】

1. X线平片和CT表现

（1）软组织肿胀：肌间隙模糊或消失，皮下脂肪层内出现稍高密度条纹影，靠近肌肉部分呈纵行排列，靠外侧者则呈网状。

（2）骨质破坏和死骨：通常在两周左右出现，骨质密度减低、骨小梁模糊，虫蚀样骨质破坏，可迅速向周围扩散；骨皮质破坏常与骨膜下脓肿并存。

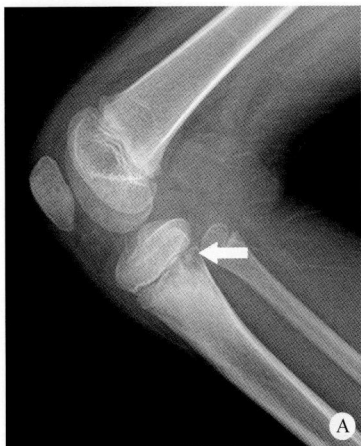

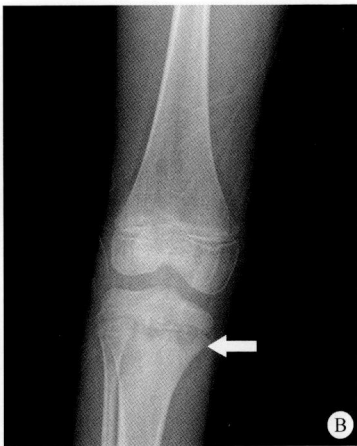

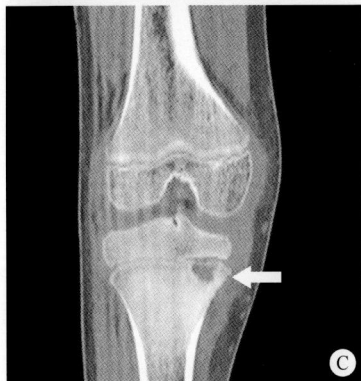

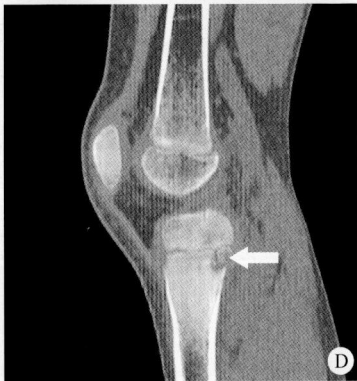

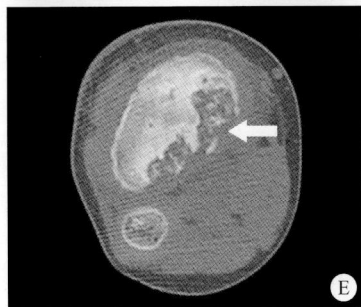

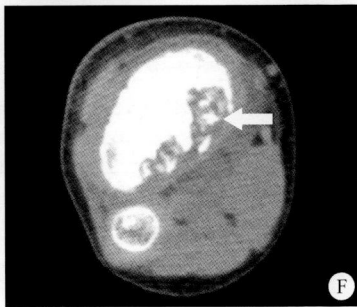

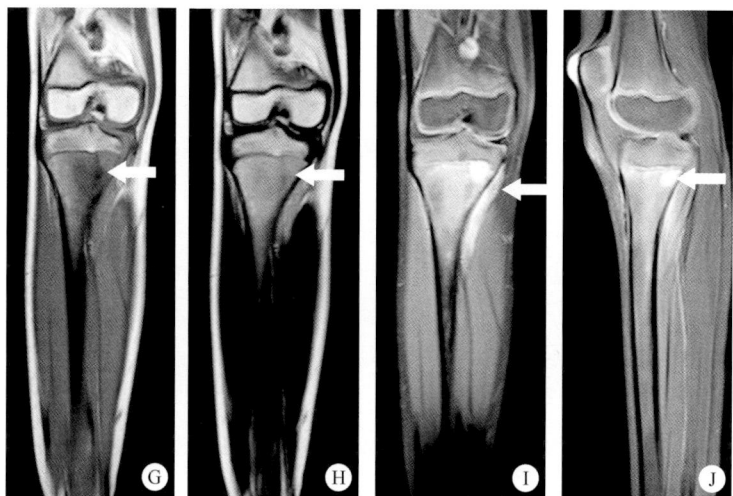

图 5-1　急性骨髓炎

A、B. X 线正侧位，右侧胫骨近干骺端不规则骨质密度减低区（箭），边缘模糊伴片状骨质硬化，未见骨膜反应；C ～ F. CT 冠状位、矢状位、轴位骨窗及软组织窗，右侧胫骨近端骨质密度不均匀减低，内见斑片状不规则高密度影，累及骨骺，周围骨质广泛硬化；G ～ J. T_1WI、T_2WI、抑脂 T_2WI 及增强，右侧髌骨及右侧胫骨近端广泛 T_1WI 低信号、T_2WI 稍低信号，抑脂序列呈高信号，见强化，边界不清，累及骺板，干骺端内侧局限性 T_2WI 高信号，局部软组织肿胀，T_2WI 高信号伴强化

（3）骨膜增生：由于骨膜下脓肿的刺激，10 天左右骨皮质周围会出现层状骨膜增生，与骨干平行；进一步进展呈"葱皮"状、"花边"状或放射状，病程越长，骨膜增生越显著，密度越高。

（4）CT 检查可以更好地显示软组织感染、骨膜下脓肿、骨膜反应，发现 X 线片不能显示的小破坏区和小的死骨。

2. MRI 表现

（1）最早表现为骨髓腔弥漫性骨髓水肿，T_1WI 低信号，T_2WI 稍低信号，与骨干长轴平行，边缘模糊，脂肪抑制 T_2WI 上充血水肿的肌肉和脓肿呈高信号，增强后脓肿壁可出现明显强化。

（2）"脂肪球征"：即软组织病变区内见散在点状及小圆形高信号，单发或多发，直径至少 2mm，脂肪抑制序列能将其信号完全抑制，"脂肪球征"是诊断急性骨髓炎的特征性 MRI 表现。"脂肪球征"的发生机制为炎症导致骨髓腔内压力升高，髓腔内大量脂肪细胞快速坏死释放出游离脂质并聚集形成脂肪球。

【鉴别诊断】

（1）骨结核：起病慢，症状轻，以骨质破坏或骨质疏松为主，多无骨硬化和骨膜反应，常伴关节肿胀和积液。

（2）尤因肉瘤：好发于骨干，以髓腔中心溶骨性破坏为主，伴局限性软组织肿块；放射状骨膜反应称为"日光现象"或"短发征"，少有反应性骨质硬化。

（3）骨肉瘤：骨质破坏区内不定型高密度肿瘤骨，伴明显软组织肿块，骨膜反应不会随病程的延长而越来越明显，无边缘骨质硬化。

【重点提醒】

（1）病变早期（7～10 天）虽然临床表现明显，但骨可无明显变化。

（2）由于抗生素的广泛应用，急性化脓性骨髓炎在临床上已罕见，并且临床表现和影像表现均趋于不典型，诊断需详细了解病史和治疗经过。

（3）"脂肪球征"虽是诊断急性骨髓炎的特征性 MRI 表现，但是需与外伤或者含脂质成分的软组织肿块，如脂肪肉瘤、皮样囊肿等相鉴别。

二、慢性骨髓炎

【典型病例】

患者，男，19 岁，左侧胫骨下段疼痛（图 5-2）。

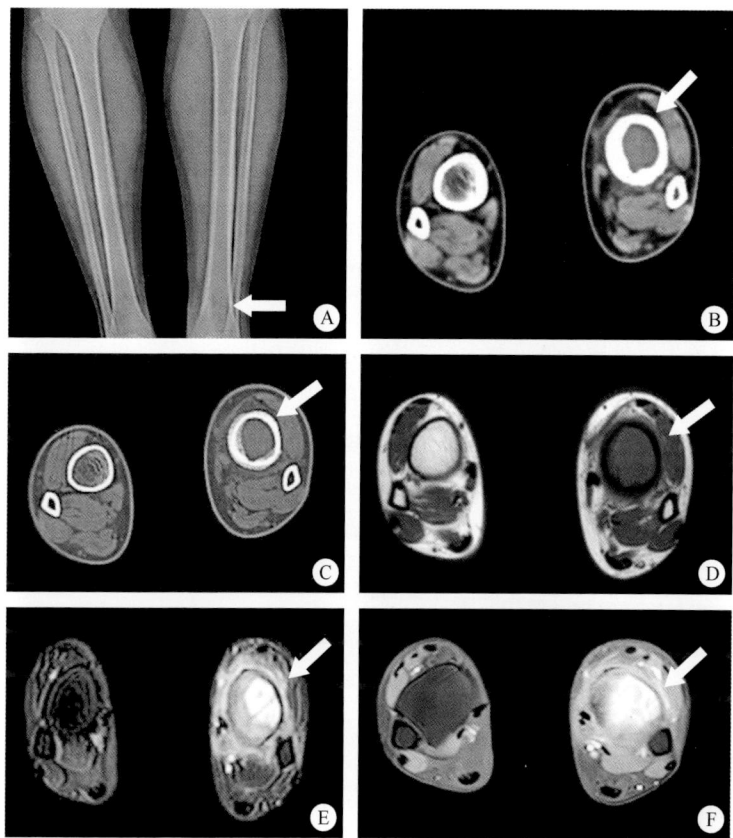

图 5-2 慢性骨髓炎

A. X 线平片，左侧胫骨下段骨质密度减低，邻近骨皮质增厚；B、C. CT 软组织窗、骨窗，左侧胫骨下段骨皮质不规则增厚，外缘层状骨膜反应，髓腔内密度增高呈软组织影；D ～ G. T_1WI、T_2WI、T_1WI 增强，胫骨远端骨髓腔内可见 T_1WI 低信号、T_2WI 高信号影，其内可见分隔，增强后病灶边缘和分隔明显强化，邻近骨质增厚，骨皮质周围层状 T_1WI 低信号、T_2WI 高信号为骨膜反应，可见强化

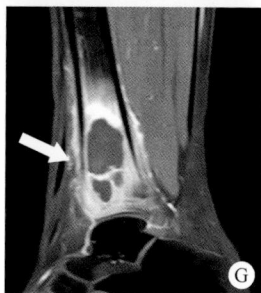

【临床概述】

慢性骨髓炎（chronic osteomyelitis）多由急性骨髓炎迁延不愈而导致，或由潜伏机体的致病菌反复感染而诱发，常见于免疫力低下或长期血糖控制不佳患者。成年人多见，多数患者有局部感染病史，如皮肤感染、外伤等，有些患者可能有非常久远的病史，需仔细询问。

【影像表现】

1. *X 线平片和 CT 表现* 局部脓肿机化，形成局限性软组织肿块。骨质局部密度减低，边缘清晰，但由于骨质破坏区周围有大范围骨质增生，骨质破坏可被大量高密度的骨质增生所掩盖。病骨远端骨质疏松。骨皮质增厚，髓腔变窄、闭塞。低密度骨质破坏区内高密度死骨形成，呈小块状或长条状，边缘清晰。骨膜呈层状或花边状，边缘清晰，密度高，部分与骨皮质融合，致使骨皮质局部增厚，可形成窦道。婴幼儿和儿童时期炎症在骨内、髓腔内广泛扩散，骨膜下脓肿广泛剥离骨膜，造成大块死骨，残存的骨膜增生就形成骨包壳，CT 增强后可见小脓肿环形强化。

2. *MRI 表现* 骨质增生、硬化在 MRI 的各个序列上表现为低信号，而骨髓内及软组织内变性渗出病变为长 T_1、T_2 信号，脓肿腔内的脓液为更长 T_1、T_2 信号。慢性化脓性骨内小脓肿同样表现为类圆形长 T_1、T_2 信号，增强扫描后壁为环形强化，死骨在 T_2WI 上表现为高信号病变内的小块状或长条状低信号。慢性化脓性骨髓炎急性发作可见软组织内肿胀并脓肿形成，T_2WI 抑脂序列及增强扫描可以明确。

【鉴别诊断】

1. *骨样骨瘤* 瘤巢骨质破坏区呈透亮低密度影，其内可有钙化或骨化影，周边围绕高密度的骨质硬化环。

2. *硬化型骨肉瘤* 大块状，棉团状高密度肿瘤骨，存在 Codman 三角。

3. *疲劳骨折* 反复外伤病史，横行骨折线伴层状骨膜反应。

【重点提醒】

（1）X线检查虽可发现骨膜反应、骨质硬化及窦道，但通常在骨质破坏后2周才能发现。X线检查对慢性骨髓炎早期敏感度较低，无法将骨折与慢性骨髓炎区分开来。

（2）增强扫描可判断死骨是否存在血供，亦可将之与有血供的残骨片段相区分。死骨并不局限于某一特定疾病，任何侵袭性的原发性骨肿瘤都可能导致死骨的形成，在纤维肉瘤、恶性纤维组织细胞瘤、淋巴瘤、促纤维增生性纤维瘤和嗜酸性肉芽肿中也会出现死骨。

【影像检查策略】

X线平片是首选检查方法，对急性进展期及慢性期的化脓性骨髓炎有重要诊断价值，并可评价疗效。而早期急性化脓性骨髓炎应首选MRI，MRI对骨髓水肿和软组织改变非常敏感。CT对发现早期骨髓内小脓肿优于X线平片。MRI对慢性骨髓炎的诊断价值高于CT和X线平片，对病变的范围界定和病变性质的鉴定有较大作用。

第二节　骨　结　核

一、脊柱结核

【典型病例】

患者，女，63岁，1年前肩背疼痛，逐渐加重，近1周瘫痪（**图5-3**）。

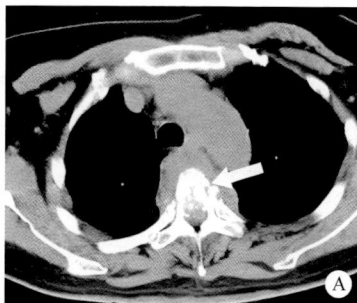

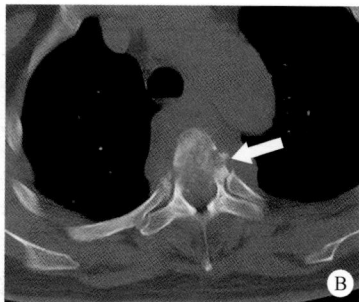

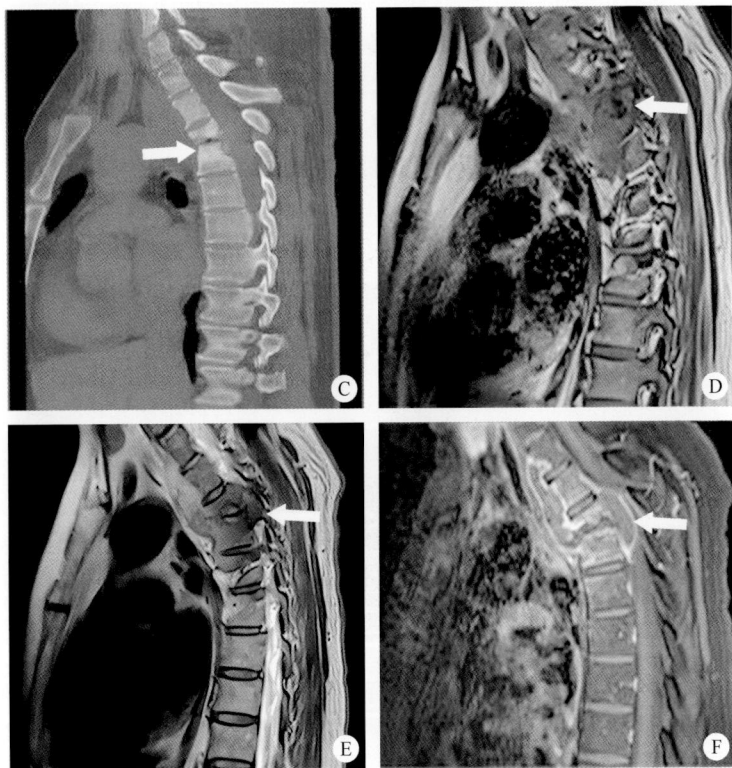

图 5-3 脊柱结核

A～C. CT 纵隔窗、骨窗及矢状位骨窗，第 3 胸椎变扁，第 3、4 胸椎骨质破坏，椎间盘破坏、椎间隙变窄，其内多发泥沙样高密度影，病变椎体周围软组织团块影；D～F. MRI 矢状位 T_1WI、T_2WI、T_1WI 增强，第 3 胸椎变扁，第 2～4 胸椎可见混杂低信号影，周围可见 T_1WI 低信号、T_2WI 稍高信号影，增强扫描后可见边缘强化，关节间隙狭窄

【临床概述】

骨结核是结核杆菌侵犯骨骼系统引起的破坏性病变，属于继发

性结核。骨结核发病隐匿，部分患者有全身结核中毒症状，如乏力、低热、盗汗等；病变部位会出现肿胀、疼痛、关节活动受限及皮肤窦道等局部症状。骨结核多发于年轻人，特别是少年儿童期多发，男性发病率略高。脊柱结核最多见，多发于腰椎、胸腰段，胸椎次之，颈椎再次之，单纯累及骶尾椎者少见。

【影像表现】

1. X 线表现

（1）椎体骨破坏、塌陷；椎间隙变窄，甚至消失；椎旁寒性脓肿表现为椎旁软组织团块。

（2）晚期相邻的病椎相互融合伴脊柱后突。

2. CT 表现

（1）中心型：椎体内溶骨性骨质破坏，伴"巢蛋样"死骨，后期椎体塌陷。

（2）边缘型：椎体上、下缘溶骨性骨质破坏，破坏椎间盘致椎间隙变窄，晚期椎体骨质硬化；椎旁脓肿为液性低密度区，其内可有钙化，增强扫描呈环形强化。

（3）韧带下型：前纵韧带下骨质凹陷性破坏，椎间盘多完整。

（4）附件型：骨质疏松、骨质破坏和骨皮质中断。

3. MRI 表现

（1）椎体破坏在 T_1WI 呈低信号，T_2WI 呈高信号并混杂中低信号。

（2）冠状位或矢状位可见椎间盘和椎体终板破坏，椎间隙变窄。

（3）椎旁脓肿常超越破坏的椎体范围，呈长 T_1 和长 T_2 信号，明显边缘强化。

【鉴别诊断】

脊柱结核的鉴别诊断要点总结见**表 5-1**。

表 5-1　脊柱结核的鉴别诊断要点

疾病	临床特点	影像学特点	实验室检查
脊柱结核	结核病史，病程缓慢，低热、乏力、盗汗等全身症状	多个椎体受累，表现为椎体破坏及塌陷，椎间盘破坏，椎间隙变窄，多发"巢洞样"破坏，伴"巢蛋样"死骨。椎旁寒性脓肿，脊柱后凸及侧弯畸形，骨性强直	红细胞沉降率（ESR）、C-反应蛋白（CRP）、结核菌素纯蛋白衍生物（PPD）试验、T细胞斑点试验（T-SPOT）、组织病理学
脊柱转移瘤	原发肿瘤病史，转移瘤多发部位，乳腺癌最常见	溶骨型最常见，骨质破坏可累及椎弓根、附件，椎间隙正常，不累及椎间盘	ESR、碱性磷酸酶、组织病理学
化脓性脊柱炎	起病急，症状重，发展快，明显发热	骨质破坏同时有明显骨质增生、硬化，出现骨赘和骨桥，可有椎体变形，少有塌陷。椎旁可有局限性热脓肿，可见"气-液平面"	ESR、CRP、血培养、组织病理学
布鲁菌脊柱炎	人畜共患病，有牧区生活史，波状热	椎体边缘呈多发性虫蚀样骨质破坏，破坏灶边缘可有硬化，新生骨内可见破坏灶，形成花边椎，一般无死骨和椎体压缩	血常规、细菌培养、免疫检验

【重点提醒】

部分脊柱结核患者可能因长时间存在病征而被误诊为椎间盘突出等其他疾病，可能在中老年时期进行影像学检查才发现，并且其影像表现可能不典型，甚至表现为破坏和修复硬化共存的情况。

二、长骨结核

【典型病例】

患者，男，53岁，右侧膝关节疼痛，无发热（图 5-4）。

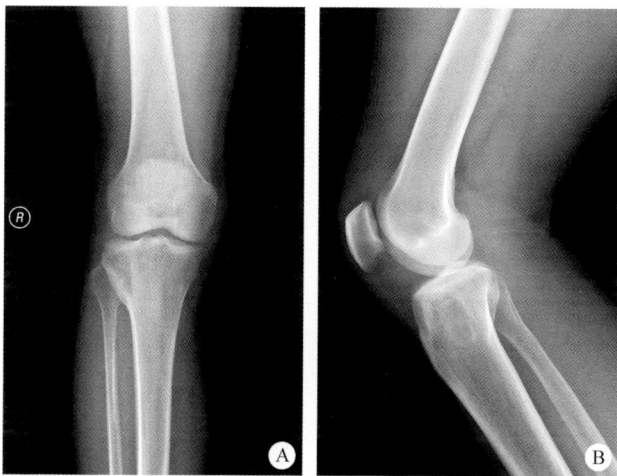

图 5-4 长骨结核

A、B. X 线正侧位，右侧胫骨近端局限性透光区影，形态不规则，边界清晰

【临床概述】

长骨结核多发于骨骺与干骺端，骨干罕见。病变多见于股骨上端、尺骨近端及桡骨远端，其次为胫骨上端、肱骨远端及股骨下端。邻近关节活动受限，酸痛不适，负重、活动后加重。局部肿胀，但热感不明显。

【影像表现】

（1）多偏于骨干一侧，呈局限性骨质吸收或点状弥散性骨质稀疏区，其长轴与骨干纵轴一致，边缘清晰，有硬化缘。

（2）累及骨皮质（膨胀变薄），可引起骨膜增生，病骨稍膨胀，呈梭形增粗，有类似短管状骨结核的"骨气鼓"改变。

（3）可伴有周围骨质疏松、软组织梭形肿胀。

【鉴别诊断】

1. 骨囊肿　近干骺端类圆骨质破坏，边界清晰，边缘薄层硬化带；MRI 可显示病灶内信号均匀的液性成分，无病灶周围骨髓水肿。

2. 软骨母细胞瘤　跨越骺板的局限性病灶边缘可以呈多弧样，界限清晰，有 1～2mm 硬化边，CT 显示大部分病变内钙化；肿瘤大部分 T_2WI 呈高低混杂信号，可以见到液平，脂肪抑制 T_2WI 病灶周围存在高信号的骨髓水肿。

三、关节结核

【典型病例】

患者，女，70 岁，右侧腹股沟肿块 2 个月（图 5-5）。

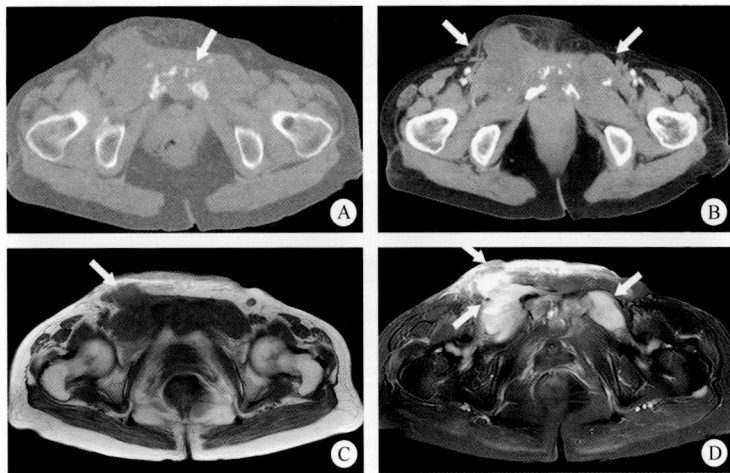

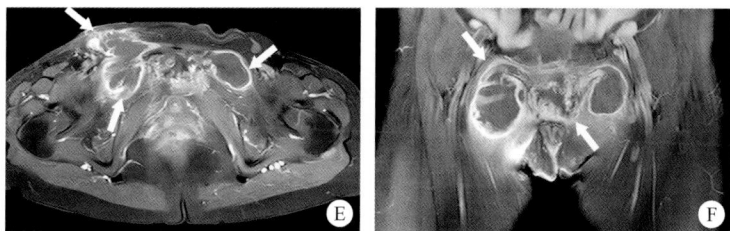

图 5-5　耻骨联合结核

A、B. CT 骨窗、增强软组织窗，双侧耻骨骨质破坏、碎裂，关节间隙消失，双侧
耻骨及右侧腹股沟区低密度团块，其内可见泥沙样钙化影；病灶边缘轻度强化。
C～F. T_1WI、脂肪抑制 T_2WI、T_1WI 增强轴位、冠状位，双侧耻骨及右侧腹股沟区混
杂 T_1 低信号、T_2 高信号，形态不规则，病灶边缘明显强化、伴有内部分隔，病变区域
骨质信号不均匀，病灶周围软组织局部可见片状及网格状长 T_2 信号

【临床概述】

关节结核是慢性进行性关节炎性疾病，分为滑膜型和骨型两
种，以滑膜型多见。结核杆菌经血行先累及滑膜者为滑膜型关节结
核；继发于骨骺、干骺端结核者为骨型关节结核。关节结核多见于
少年儿童，多发于承重的大关节，常单发，最多见于膝关节及髋关节。
起病缓慢，有局部疼痛、肿胀，关节活动受限。

【影像表现】

1. X 线和 CT 表现

（1）骨型关节结核：在骨骺与干骺端结核的基础上出现关节肿
胀、关节骨质破坏、关节间隙不对称狭窄等征象。

（2）滑膜型关节结核：早期仅表现为关节周围软组织肿胀，密
度增高；病变进展，先出现非承重骨关节面边缘虫蚀状骨质破坏，
而后关节间隙变窄，甚至半脱位。邻近骨骼骨质疏松明显，肌肉萎缩。
病变晚期可出现纤维性关节强直。

（3）CT 更容易观察关节囊增厚、关节腔及周围滑囊积液；骨性
关节面"虫蚀样"骨质缺损能早于 X 线平片显示；关节周围的寒性

脓肿表现为略低密度影，增强扫描出现边缘强化。

2. MRI 表现

（1）关节滑膜肿胀、增厚，T_1WI 呈低信号，T_2WI 呈略高信号，关节腔内积液。

（2）累及非持重关节面软骨和软骨下骨，软骨高信号带不连续，呈碎片状或大部分破坏消失；软骨下骨质破坏 T_1WI 呈低信号，T_2WI 呈高信号；关节周围寒性脓肿在 T_1WI 呈低信号，T_2WI 呈高信号。

（3）增强扫描，充血肥厚的滑膜、肉芽组织及脓肿边缘呈明显强化。

【鉴别诊断】

类风湿关节炎：骨质改变与结核具有部分相似性，包括骨质破坏首先由关节边缘开始而非承重面，且骨质疏松明显，但类风湿关节炎常以多发小关节对称性受累为特征，早期即可出现对称性关节间隙狭窄，后期骨性关节面受累。

【重点提醒】

（1）关节结核 95% 以上继发于肺结核，在诊断中需结合胸部检查。

（2）MRI 检查较 CT 更有利于显示关节面破坏、滑膜增厚及周围的软组织脓肿。

【影像检查策略】

（1）一般的长骨结核首选 X 线平片，其不仅可用于诊断，也适于做治疗追踪观察。

（2）早期关节结核宜首选 MRI 检查。

（3）早期脊椎结核宜选用 CT、MRI 检查。与 X 线平片比较，CT、MRI 可更早发现骨质破坏和椎旁软组织改变，可更清晰地显示椎旁脓肿。MRI 可较 CT 更早发现椎体终板下的骨质异常。

第三节　化脓性关节炎

【典型病例】

患者，女，65岁，右上臂、右肩及右肘疼痛5小时（图5-6）。

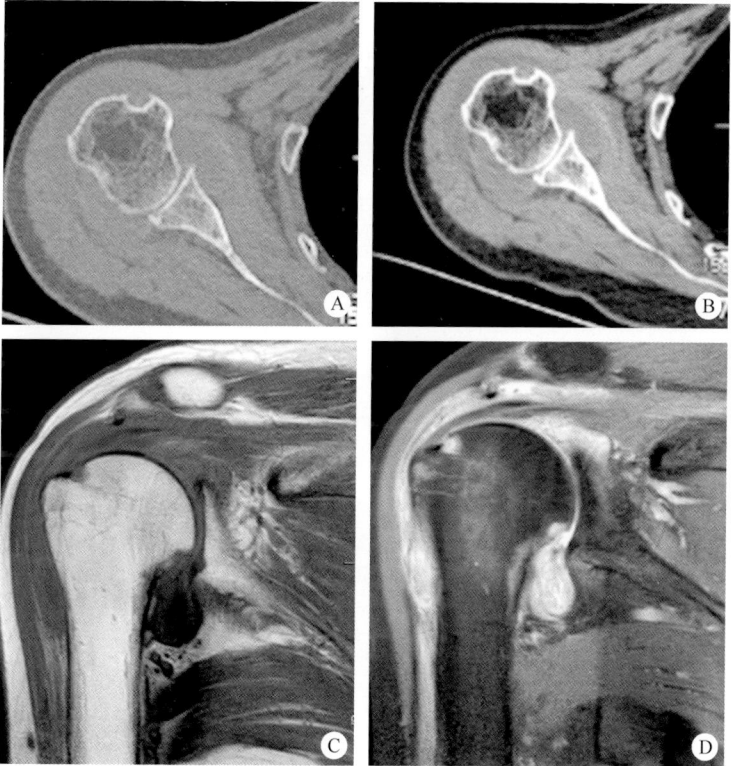

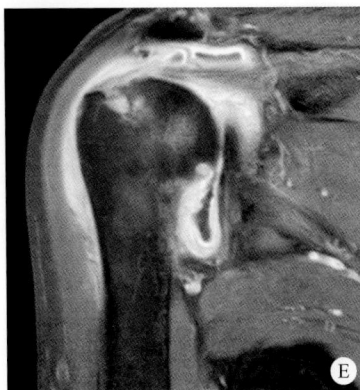

图 5-6　A、B. CT 骨窗和软组织窗显示右侧肩关节肿胀、关节积液，未见骨质破坏；C ～ E. T₁WI、脂肪抑制 T₂WI、T₁WI 增强显示右侧肩关节囊、肩峰下滑囊滑膜明显不规则增厚、强化，关节腔内 T₁WI 呈低信号、T₂WI 呈高信号，冈上肌肌腱周围片状 T₁ 低信号、T₂ 高信号影，脂肪抑制 T₂WI 右侧肱骨头可见结节样和片状高信号影

【临床概述】

化脓性关节炎起病急骤，临床多有寒战、高热，关节肿痛、活动受限，该病常见病因为细菌从身体其他部位的感染灶经血液循环播散至关节，病菌主要为金黄色葡萄球菌，婴幼儿化脓性关节炎常为溶血性链球菌引起。化脓性关节炎可发生于任何年龄，多见于儿童和免疫力低下的老人，髋、膝、踝承重关节多见。

【影像表现】

1. X 线和 CT 表现

（1）X 线可仅表现为关节周围软组织肿胀、关节间隙增宽，骨质疏松。

（2）疾病进展迅速者可见骨性关节面毛糙，并有"虫蚀样"骨质破坏，以关节负重区最明显，干骺端亦可受累，可发生病理性脱位。

（3）晚期关节间隙狭窄，关节畸形，甚至骨性强直。

（4）CT 较平片可更早地发现关节肿胀、关节积脓和关节面骨质破坏，少数病例可见骨内积气。

2. MRI 表现

（1）对于滑膜和软骨早期病变，MRI 优于 X 线和 CT；滑膜表现为不均匀增厚，内壁毛糙不整，明显强化；关节软骨破坏呈"虫蚀样"或小片状软骨缺损；伴有关节面下骨髓水肿，脂肪抑制 T_2WI 呈高信号、增强强化。

（2）关节腔积脓呈 T_1WI 稍低信号，T_2WI 高信号；脓液扩散受限，在 DWI 上表现为高信号，ADC 图为低信号；受累关节内和周围的肌腱、韧带呈模糊和片状 T_2WI 高信号。晚期关节间隙变窄甚至消失。

【重点提醒】

（1）化脓性关节炎起病急、进展快，多发于承重关节，一般先破坏关节承重面（这一点不同于关节结核），并且病情和影像表现变化快。

（2）与化脓性骨髓炎类似，由于抗生素的广泛使用，化脓性关节炎起病和影像特征均可能不典型，临床上多有外部感染的原因，应仔细询问病史。

（3）与 X 线和 CT 相比，MRI 对于软骨和软组织结构显示最佳，更有利于化脓性关节炎的诊断，并可协助判断脓肿及破溃范围。

【鉴别诊断】

化脓性关节炎的鉴别诊断要点见表 5-2。

表 5-2 化脓性关节炎的鉴别诊断要点

项目	化脓性关节炎	结核性关节炎
病原体	化脓性球菌	结核杆菌
与骨干的关系	无	可相互侵犯
关节间隙狭窄	进展快	发生迟

项目	化脓性关节炎	结核性关节炎
骨破坏	承重关节面，进展快	非承重关节面，进展慢，可伴有硬化性修复
死骨	有，大块状	很少

【鉴别诊断】

影像诊断的目的是早期诊断以指导早期治疗。X线平片现已很少用于该病诊断。MRI检查是早期诊断化脓性关节炎的重要手段。CT检查显示关节肿胀、积液较X线平片清晰，但显示关节软骨病变效果欠佳。

（李晓凡　温　锋）

第六章

结缔组织病

第一节 类风湿关节炎

【典型病例】

患者，女，43岁，双腕关节疼痛（图6-1）。

【临床概述】

类风湿关节炎（rheumatoid arthritis，RA）是一种慢性自身免疫性疾病，可累及全身多器官，最常累及关节。发病率0.5%～1%，男女比例为1∶（2～3），发病高峰年龄为40～50岁。临床症状为关节疼痛、肿胀、红疹、温热，伴晨僵。

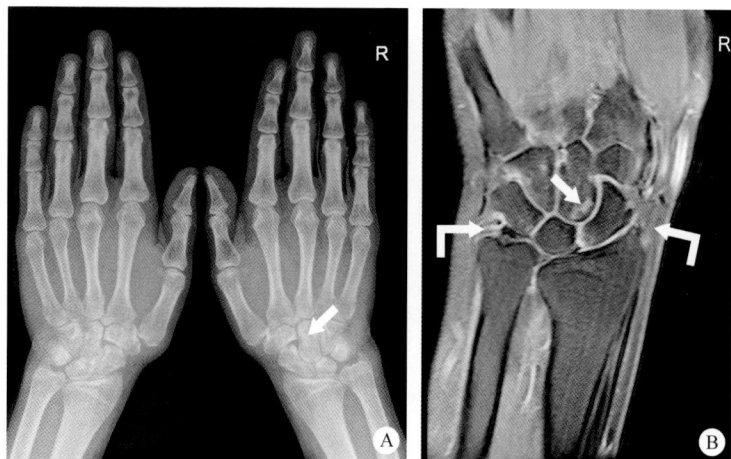

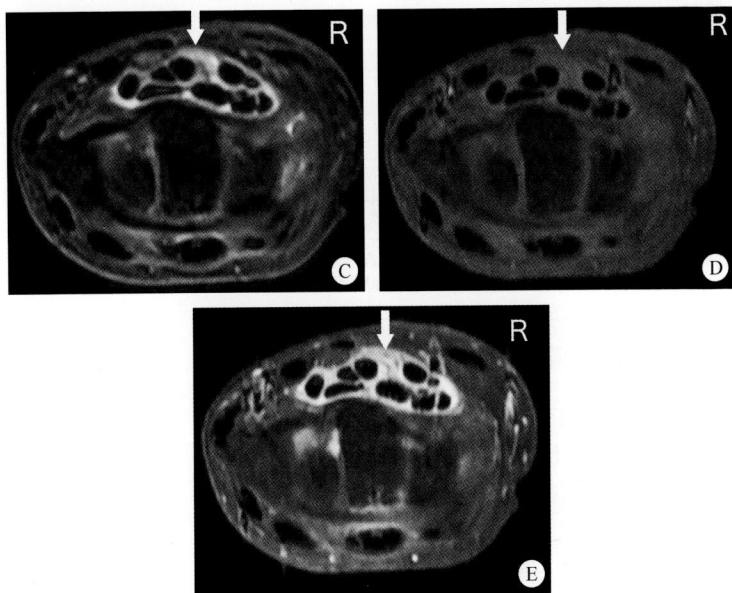

图 6-1　RA 累及双手和双腕

A. 双手正位 X 线平片，双手弥漫性关节旁骨质密度减低，多发关节旁骨质侵蚀（箭）；
B. 同一患者的右腕关节 MRI（冠状位），头状骨骨髓水肿、骨质侵蚀（箭），关节周围滑膜增厚（弯箭）；C～E. 同一患者的右腕关节 MRI（轴位、PDWI、T_1WI 抑脂及 T_1WI 抑脂增强），屈肌腱周围弥漫性滑膜增厚，PDWI 呈高信号（C，箭）、T_1WI 呈低信号（D，箭），增强扫描后明显强化（E，箭）

　　血清学标志物主要包括类风湿因子（RF）、抗环瓜氨酸肽（CCP）和抗瓜氨酸血浆抗体（ACPA）。约 85% 的 RA 患者血清 RF 阳性，但诊断特异度不高。CCP 阳性或 ACPA 阳性对于 RA 诊断的敏感度及特异度分别高达 85% 和 90%。

　　病理上 RA 主要累及滑膜组织，包括滑膜关节、肌腱及滑囊。患者的 CD4$^+$T 淋巴细胞在滑膜中活化、聚集，启动一系列炎症反应。T 淋巴细胞、B 淋巴细胞、浆细胞、巨噬细胞和破骨细胞浸润，导致滑膜水肿、增厚，形成滑膜血管翳。最初侵蚀关节无软骨覆盖的裸露区骨质，随后破坏关节软骨，最终引起纤维强直及骨性强直。

【影像表现】

RA 最常累及手和足小关节，以近端指/趾间关节、掌指关节、跖趾关节、腕骨间关节及跗骨间关节为著，且常为双侧对称发病（**图 6-2**）。大关节也可受累，约 50% 的 RA 患者有颈椎受累（以寰枢椎为著），胸腰椎受累者少见。

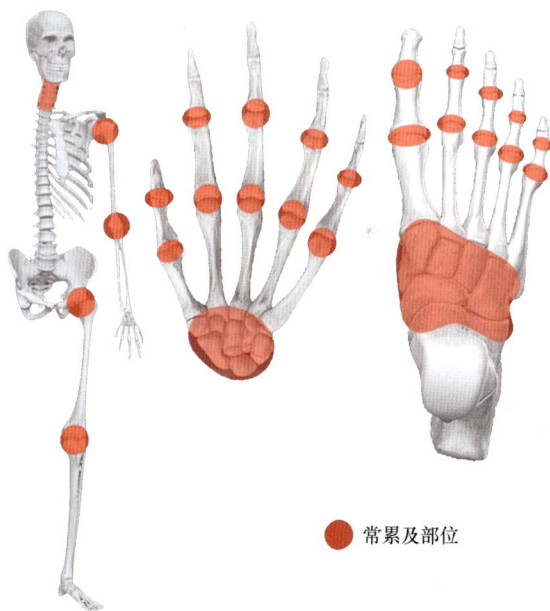

● 常累及部位

图 6-2　RA 常累及部位

1. X 线表现　根据 RA 的自然病程、病理学改变及相应的影像学表现，可按时间顺序分为下述几种病变类型。

（1）软组织肿胀：关节周围软组织梭形肿胀，病理基础为滑膜水肿、关节积液。

（2）关节旁骨量减少：关节旁骨质密度减低，骨质疏松。

（3）骨质侵蚀：从关节边缘向中心累及，病理基础为血管翳最先侵蚀裸露区域骨质。

（4）关节间隙狭窄：血管翳侵蚀关节软骨，狭窄均匀一致。

（5）软骨下骨破坏：滑膜破坏关节软骨及骨质，导致关节面下囊变及骨质侵蚀。

（6）关节半脱位或脱位：韧带松弛或断裂，形成多种畸形。

上述病变可按照先后顺序依次出现，或同时存在多种影像表现，不同部位受累往往会呈现出相似的基础影像学表现，如累及掌指关节、腕关节（**图6-3**）、寰枢关节时（**图6-4**），均可表现为骨质疏松、骨质侵蚀、关节间隙狭窄或半脱位。

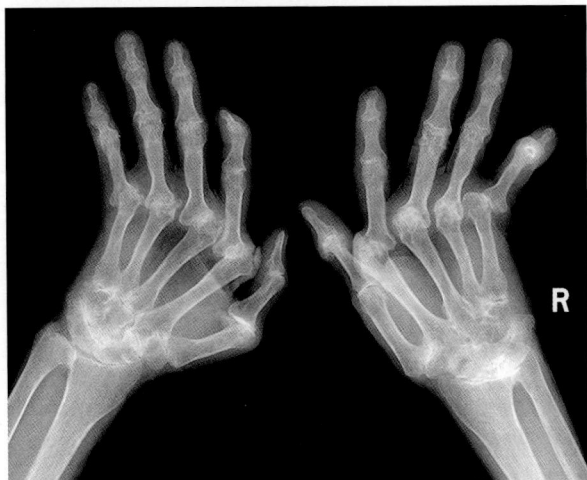

图6-3　RA累及双手

双手及腕关节X线片示诸骨弥漫性骨质密度减低，双侧桡腕关节、腕骨间关节、掌腕关节、掌指关节及指间关节可见多发关节面下骨质侵蚀、关节间隙狭窄、关节半脱位/脱位，关节周围软组织肿胀

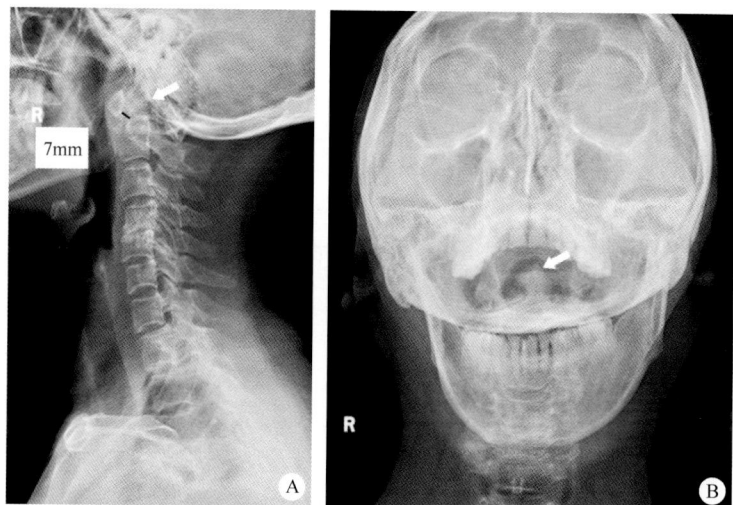

图 6-4　RA 累及颈椎

A. 寰枢关节半脱位，关节间隙增宽（箭），约为 7mm（正常值 ≤ 2mm，超过 9mm 时临床症状显著）；B. 枢椎齿突局部骨质侵蚀（箭）

2. MRI 表现

（1）关节、腱鞘、滑囊部位滑膜弥漫性增厚，炎症活动期在 T_2WI 或 PDWI 上呈高信号，增强扫描后可见明显强化，慢性期表现为滑膜 T_2WI 信号减低。

（2）滑膜炎症可侵蚀骨质，T_2WI 呈高信号，增强扫描可见强化。关节面下囊变，T_2WI 呈高信号，增强扫描后不强化。

（3）关节囊及腱鞘内可见积液，T_2WI 呈高信号。

【鉴别诊断】

1. 退行性骨关节病　主要累及近、远端指间关节和拇指腕掌关节，关节间隙狭窄程度不均匀，无骨质侵蚀及关节强直。

2. 银屑病性关节炎　通常累及手部，以指间关节为主。从关节边缘开始侵蚀，逐步累及整个关节，骨质增生，骨膜反应，典型表现为"笔套征"。

3. 痛风　痛风石通常具有硬化边，最常累及踇趾的跖趾关节。

【重点提醒】

手/足小关节受累、双侧对称性发病是 RA 的主要特征。关节周围骨质侵蚀由边缘向中心发展。韧带松弛、破裂表现为关节半脱位、脱位。约 50% 的 RA 患者颈椎受累，主要累及寰枢椎，严重者进展至寰枢关节半脱位/颅底凹陷。

【影像检查策略】

超声和 MRI 对于 RA 早期滑膜炎、腱鞘炎、滑囊炎等的显示明显优于 X 线平片。然而，对于已经出现骨质和关节病变的 RA 患者而言，常规 X 线平片作为最简单、有效、经济的影像学方法，仍被推荐作为 RA 诊断及疗效评估的首选检查。

第二节　强直性脊柱炎

【典型病例】

患者，男，35 岁，下背部疼痛伴晨僵 6 月余（图 6-5）。

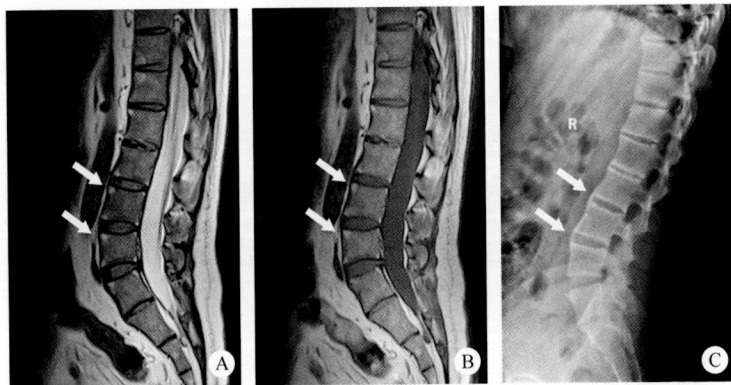

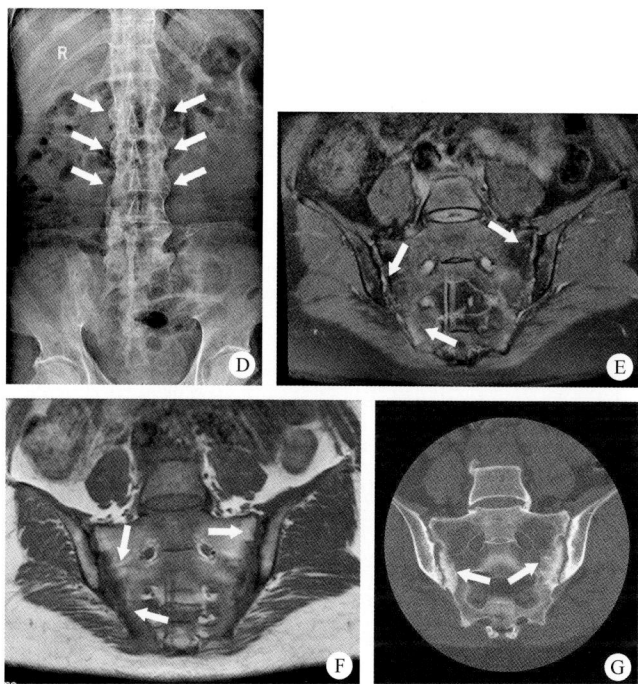

图6-5 A、B.腰椎MRI矢状位(T₂WI、T₁WI)示椎角炎,炎症水肿消退后脂肪沉积,T₂WI呈高信号(A,箭),T₁WI呈高信号(B,箭);C、D.腰椎X线(侧位、正位),前纵韧带骨化,呈弥漫性细线状高密度影(C,箭),边缘韧带骨赘呈"竹节椎"外观(D,箭);E～G.骶髂关节MRI(斜冠状位、T₂WI抑脂、T₁WI)及CT(斜冠状位),双侧骶髂关节对称受累,关节面下骨髓水肿(E、F,箭)、脂肪沉积(E、F,弯箭)及骨质硬化(G,箭)

【临床概述】

强直性脊柱炎(ankylosing spondylitis,AS)最常发生于年轻男性,男女比例为3∶1。血清学标志物HLA-B27阳性率约90%。临床表现主要为腰背部疼痛、颈部疼痛、晨僵及骶髂关节炎引起的臀部疼痛。AS 是血清阴性脊柱关节病（seronegative spondyloanthro-pathy）中最常见的类型。

血清阴性脊柱关节病是一组具有共同临床和病因学特征的炎性风湿性疾病，通常类风湿因子为阴性，但该类疾病与人白细胞抗原 -B27（human leukocyte antigen-B27，HLA-B27）表位的存在密切相关。该类疾病包括强直性脊柱炎、银屑病关节炎、炎症性肠病相关关节炎和反应性关节炎。

【影像表现】

1. 脊柱病变

（1）X 线表现：炎症引起椎间盘纤维环及前纵韧带深层骨化，形成平行于脊柱的韧带骨赘，使脊柱呈"竹节状"外观。棘间韧带骨化，在正位片上呈"匕首"样，或脊柱中央的线性骨化。

（2）MRI 表现

1）Romanus 病灶：前、后纵韧带起止点炎，发生于椎体前后缘上下角。急性期水肿，表现为 T_2WI 抑脂序列上三角形高信号。慢性期出现脂肪沉积及骨质硬化，T_1WI 及 T_2WI 呈高信号，脂肪抑制后呈低信号。

2）Anderson 病灶：发生于椎间盘中心的非特异性炎症，活动期椎间盘内存在水肿信号，T_2WI 抑脂序列呈高信号，邻近终板下椎体内出现骨髓水肿，终板骨质受到侵蚀。慢性期骨髓水肿消失，新骨形成，代之以脂肪沉积，T_1WI 及 T_2WI 呈高信号，脂肪抑制后呈低信号。

3）椎小关节及椎肋关节炎：关节周围渗出、关节囊增厚、关节软骨下骨髓水肿。

2. 骶髂关节炎 AS 患者的骶髂关节炎通常为双侧对称受累，且以髂骨面为著。按疾病发展顺序，依次表现为滑囊炎、滑膜炎、附着点炎、骨炎、骨质侵蚀、骨质硬化、骨桥形成及关节强直。滑囊炎、滑膜炎、附着点炎及骨炎为疾病初期病变，在 X 线上无结构改变，

MRI 可显示病变部位的水肿信号。X 线平片及 CT 可以更好地显示骨质侵蚀、骨质硬化、骨桥形成及关节强直。

【鉴别诊断】

1. 骶髂关节致密性骨炎　骨质硬化区多呈三角形、边界清晰，其多位于腹侧、骶髂关节下部、髂骨面。

2. 银屑病关节炎　详见下节。

【重点提醒】

（1）AS 是血清阴性脊柱关节病最常见的类型，HLA-B27 阳性率约 90%。

（2）AS 患者的骶髂关节炎通常为双侧对称受累，且以髂骨面为著，主要病变为骨炎、骨质硬化、关节强直。

（3）AS 患者的脊柱病变主要包括 Romanus 病灶、Anderson 病灶、边缘韧带骨赘、椎旁韧带骨化、椎小关节炎、肋椎关节炎和肋横突关节炎。

【影像检查策略】

对于 AS 早期病变（如脊柱 Romanus 病灶、Anderson 病灶、椎小关节炎、骶髂关节滑囊炎、附着点炎、骨炎等）的显示，MRI 明显优于 X 线平片和 CT，应作为首选。但是，对于进展期及晚期 AS 病变（脊柱的"亮角征"、椎间盘骨化、边缘韧带骨赘、椎旁韧带骨化及骶髂关节骨质侵蚀、骨质硬化及骨桥形成等）X 线平片和 CT 可满足诊断要求，且由于检查时间短、方便快捷等特征，可作为优先选择的检查手段。

第三节　银屑病关节炎

【典型病例】

患者，女，41 岁，确诊银屑病 3 年余，全身多关节疼痛 1 年（图 6-6）。

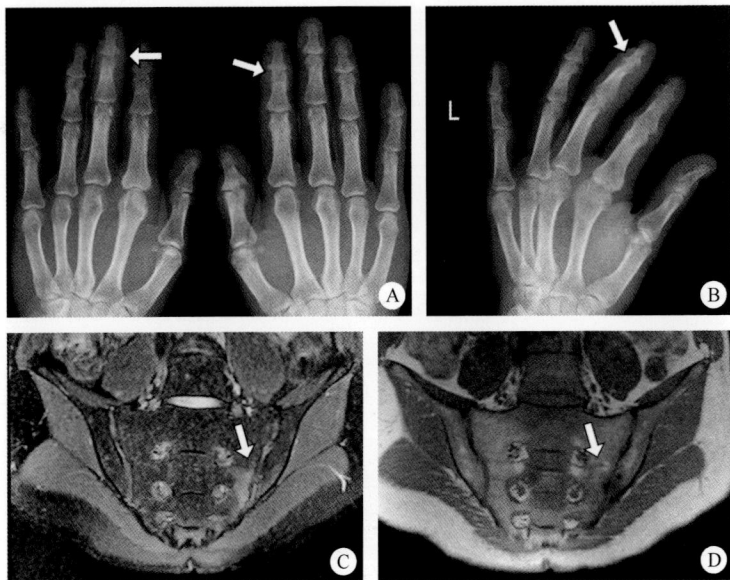

图 6-6 A. 双手正位 X 线片示多发远端指间关节附着点处骨质破坏伴骨质增生，关节间隙狭窄（箭）；B. 左手斜位 X 线片示左手第三指远端指间关节间隙狭窄，中节指骨以骨质破坏为主，远端指骨以骨质增生为主，共同形成"笔帽征"（箭）；C、D. 骶髂关节 MRI（斜冠状位、T_2WI 抑脂、T_1WI），双侧骶髂关节不对称受累，关节面下骨髓水肿，T_2WI 抑脂像呈高信号（C，箭），T_1WI 呈低信号（D，箭）

【临床概述】

银屑病关节炎（psoriatic arthritis，PsA）是一种与银屑病相关的炎性关节病变，具有银屑病皮疹及指甲损害。PsA 多累及外周关节（外周型 PsA），关节周围肌腱及韧带附着点非特异性炎症可引起邻近骨炎及骨质破坏、骨质修复及新生骨形成，表现为关节和周围软组织疼痛、肿胀、压痛、僵硬和运动障碍。部分患者可有骶髂关节炎或脊柱炎（中轴型 PsA），表现为腰背痛或双髋关节疼痛、活动受限等；病程迁延反复，晚期可出现关节强直。

约 75% 的患者皮疹出现于关节炎之前，约 10% 的患者出现于关节炎之后，同时出现者约占 15%。该病可发生于任何年龄，发病高峰年龄为 30～50 岁，无性别差异，但中轴型 PsA 以男性居多。

【影像表现】

1. 外周关节

（1）X 线表现：多关节或单关节受累，手、足小关节，尤其是远端指间关节最常见。病变早期 X 线表现常为阴性。随着疾病的进展，出现骨质破坏及新生骨形成。近端指骨以骨质破坏为主，远端指骨以新生骨形成、骨质增生为主，关节间隙狭窄，形成“笔帽征”，为 PsA 的典型影像学表现。

（2）MRI 表现：MRI 表现为肌腱及韧带附着点处增粗，T_2WI 上信号增高，邻近骨质内见骨髓水肿信号。关节周围骨膜炎、滑膜炎，蔓延至关节周围软组织。

2. 脊柱病变　各部位椎体均可受累，颈椎常见，椎旁韧带骨化，骨桥形成，呈跳跃性、不对称分布。寰枢关节可发生半脱位或齿突骨化。MRI 上可显示椎角炎、椎小关节炎。

3. 骶髂关节　PsA 的骶髂关节炎通常为单侧受累，病理改变依次为滑囊炎、滑膜炎、附着点炎、骨炎、骨质侵蚀、骨质硬化、骨桥形成及关节强直。MRI 可显示疾病早期病变部位的水肿信号，X 线平片及 CT 可以更好地显示疾病进展期及晚期的骨质侵蚀、骨质硬化、骨桥形成及关节强直。

【鉴别诊断】

1. 强直性脊柱炎　患者 HLA-B27 阳性，椎间盘纤维环及前纵韧带骨化，使脊柱呈“竹节状”外观，骶髂关节炎为对称性受累。

2. 类风湿关节炎　患者类风湿因子阳性，累及外周关节时，以近端指间关节、掌指关节及腕关节为主，病变表现以骨质侵蚀和骨质疏松为主，骨质增生、硬化少见。

【重点提醒】

（1）PsA 是一种与银屑病相关的炎症性关节病变，包括外周型 PsA 和中轴型 PsA，以附着点炎为主。

（2）外周型 PsA 最常累及手、足小关节，以手部远端指间关节为著，典型征象为"笔帽征"。

（3）中轴型 PsA 最常累及颈椎，不对称的、粗大的非边缘性骨赘为 PsA 脊柱病变的特征性表现，累及骶髂关节时常为单侧。

【影像检查策略】

MRI 软组织分辨率高，能很好地显示骨髓水肿、附着点炎、腱鞘炎及滑膜炎等炎症表现，优于 X 线和 CT，对 PsA 的早期诊断及疾病活动度的评估有重要作用。超声可快捷地检查多个关节，具有较高的敏感度及特异度，性价比高，可用于 PsA 的早期筛查。X 线检查操作简单、价格低廉，可作为 PsA 初筛的检查方法。CT 显示骨破坏的敏感度和特异度均较高，可作为 X 线检查的重要补充手段。

第四节　反应性关节炎

【典型病例】

患者，女，35 岁，肺炎、发热，同期出现多关节疼痛（肘关节、膝关节、双手），以左肘关节为著（图 6-7）。

【临床概述】

反应性关节炎（reactive arthritis，ReA）是一类在关节外某些特定部位（如肠道、泌尿生殖道或呼吸道黏膜），发生感染后 4 周内随即出现的关节炎病症。因其与 HLA-B27 的相关性（在 ReA 患者中 HLA-B27 的阳性率为 50% ～ 80%）、关节受累的模式（非对称性、非游走性，以下肢受累为主的少关节炎，受累关节 ≤ 4 个，最常累及下肢大关节、足跟部）及可能累及脊柱，因此被归于血清阴性脊柱关节病的范畴。关节症状主要包括皮肤红斑、关节肿胀和关节

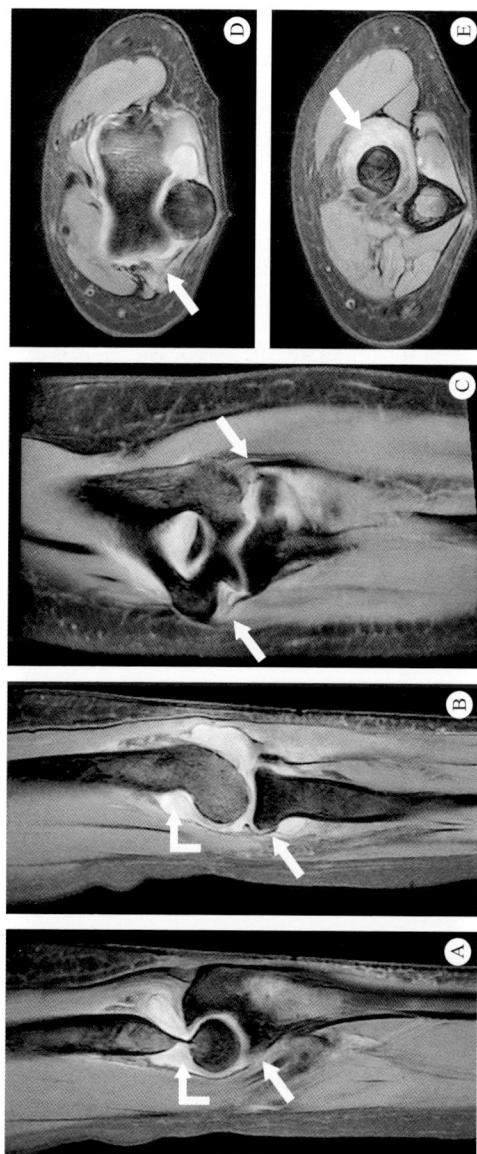

图 6-7 左肘关节 MRI 矢状位（A、B，PDWI），冠状位（C，PDWI）及轴位（D、E，PDWI）图像，关节周围肌腱及韧带附着点非特异性炎症（A～D，箭），关节腔积液（A、B，弯箭），邻近软组织肿胀（E，箭）

腔积液。关节外症状主要包括尿道炎和结膜炎，发病率约为30%。这种由感染后发生的关节炎、结膜炎和尿道炎组成的经典三联征被称为赖特（Reiter）综合征。该病临床症状缺乏特异性，容易漏诊误诊，主要为排他性诊断。

ReA的发病率存在很大差异，0～21%不等，发展中国家ReA发病率可能更高，目前国内尚无相关流行病学数据报道。本病多见于中青年男性。ReA为自限性疾病，持续时间为3～5个月。

【影像表现】

1. 附着点炎　为ReA中最常见的一种表现，最常受累部位是跟腱和足底腱膜在跟骨后部的附着处。对于ReA中的外周关节附着点炎，MRI为首选检查方法，表现为肌腱增粗、T_2WI上信号增高、邻近骨质内骨髓水肿，伴滑囊积液。

2. 周围关节炎　当ReA累及外周关节时，最常受累的部位为前足部小关节，以第1跖趾关节为著。按疾病发展过程依次表现为关节周围肌腱及韧带附着点非特异性炎症、边缘骨质侵蚀、增生性骨质形成及关节间隙狭窄，当炎症蔓延至关节周围软组织时呈典型的"香肠指（趾）"。伸肌腱滑膜炎累及邻近软组织，亦可蔓延至相应掌（跖）滑囊，表现为软组织肿胀及腱鞘积液。

3. 脊柱炎　ReA累及脊柱，表现为不对称的、粗大的非边缘性韧带骨赘。

4. 骶髂关节炎　ReA累及骶髂关节，表现为单侧受累的骶髂关节炎，早期从滑膜部开始。

【鉴别诊断】

在影像学表现方面，ReA的所有特征均难以与PA相鉴别，两者唯一的区别是ReA倾向于累及下肢，而PsA倾向于累及上肢。高达15%的ReA会进展成AS，可以观察到AS的影像学特征。

【重点提醒】

（1）ReA是一类在关节外某些特定部位（如肠道、泌尿生殖道或呼吸道黏膜），发生感染后 4 周内随即出现的关节炎病症，与 HLA-B27 具有强相关性。

（2）该病临床症状缺乏特异性，容易漏诊误诊，主要为排他性诊断。

（3）ReA 的影像学表现与 PsA 相似，但外周关节病变主要累及下肢。

【影像检查策略】

X 线平片可用于评估 ReA 患者脊柱、骶髂关节及外周关节受累的疾病进展程度。对于脊柱和骶髂关节的早期病变，MRI 更具优势，应作为首选检查。对于外周关节的早期病变，MRI 和超声均可作为首选检查。

第五节　幼年特发性关节炎

【典型病例】

患儿，男，11 岁，间断关节肿痛 2 个月（**图 6-8**）。

【临床概述】

幼年特发性关节炎（juvenile idiopathic arthritis，JIA）是儿童时期常见的风湿性疾病。2001 年国际风湿病学会联盟（ILAR）将 JIA 分为全身型 JIA、类风湿因子（RF）阳性多关节型 JIA、RF 阴性多关节型 JIA、少关节型 JIA、附着点炎相关关节炎（ERA）、银屑病关节炎（PsA）和未分化关节炎 7 个亚型。2019 年国际儿童风湿病试验组织（PRINTO）提出了 JIA 新的分型标准，将 JIA 的年龄划分标准 16 岁改为 18 岁，删去 2001 年 ILAR 提出的少关节型 JIA、RF 阳性多关节型 JIA、RF 阴性多关节型 JIA 和 PsA，新增 RF 阳性 JIA、早发性 ANA 阳性 JIA。

JIA 是一种较严重的儿童炎症性疾病，主要表现为慢性关节炎及滑膜炎，且持续期较长，早期可能发生巨噬细胞活化综合征等严重并发症，远期可能发生骨质侵蚀及关节软骨损伤，从而导致生长障碍、关节畸形及功能受限等问题。

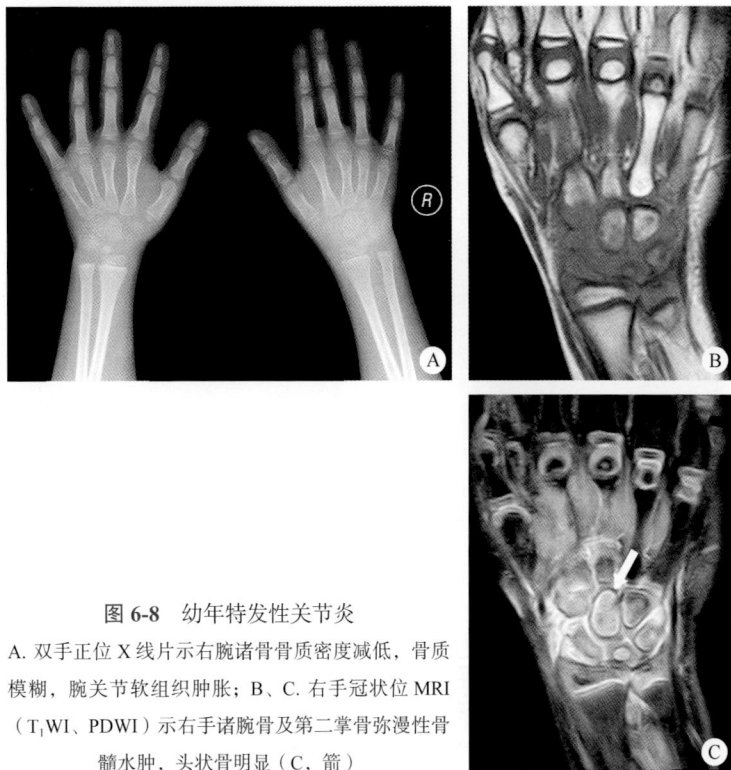

图 6-8 幼年特发性关节炎

A. 双手正位 X 线片示右腕诸骨骨质密度减低，骨质模糊，腕关节软组织肿胀；B、C. 右手冠状位 MRI（T_1WI、PDWI）示右手诸腕骨及第二掌骨弥漫性骨髓水肿，头状骨明显（C，箭）

【影像表现】

1. **外周关节** 病变初期关节周围血管翳形成，导致关节滑膜炎，MRI 表现为关节腔和邻近腱鞘滑膜增厚伴强化、关节腔及滑膜囊积液、关节周围软组织肿胀。关节周围血管翳的形成进一步导致干骺端增宽及骨骺过度生长，加速长管状骨的纵向生长和手腕骨、足跗骨的正常骨化模式。随着疾病的进展，可有软骨缺失、骨侵蚀及纤维软骨结构和韧带的变薄及萎缩，最终导致关节间隙狭窄、关节半脱位。JIA 最常累及腕关节和指间关节，双侧受累但不对称，与 RA 不同的是，JIA 患者晚期腕关节半脱位多向桡侧偏斜。

2. 中轴骨　主要表现为椎体方形变、椎间盘变扁、椎间盘近关节面处硬化及椎小关节强直。当枢椎齿突及其周边韧带同时受累时，导致枢椎齿突与寰椎前弓之间的距离＞ 5mm，且过伸过屈位该距离不等，即寰枢关节半脱位。累及骶髂关节时，表现为单侧或双侧不对称的骶髂关节炎。

【鉴别诊断】

1. 血友病性关节病　限于男性，最常累及膝、踝、肘关节，慢性关节内出血导致骨质侵蚀、破坏，含铁血黄素沉积于滑膜内，在 MRI 上呈低信号。

2. 感染性关节炎　急性或慢性感染可导致关节软骨的迅速破坏，表现为关节间隙狭窄，但通常伴有显著的软组织肿胀和骨侵蚀，骨质破坏长期充血可导致骨骺过度生长。关节腔穿刺培养可鉴别。

【重点提醒】

（1）JIA 是一种较严重的儿童炎症性疾病，共分为 7 个亚型。

（2）X 线表现为骨质疏松、骨膜炎、骨侵蚀，伴有关节间隙狭窄、关节积液、关节强直或半脱位等征象；生长发育异常，呈现身材矮小、长骨细长，同时可见骨骺过度生长现象。

（3）MRI 表现为滑膜肥厚，关节积液，可见米粒体形成，骨质和软骨侵蚀，活动性滑膜炎增强扫描后出现强化。

【影像检查策略】

X 线平片可作为外周关节病变的基本影像检查手段，用于排除其他病因引起的关节疾病。MRI 和超声在发现外周关节的早期炎症病变及中轴骨的各种病变方面均具有优势。

（徐文睿　郭　铁）

第七章

内分泌与代谢性骨疾病

第一节　佝　偻　病

【典型病例】

患儿，男，18个月，发育迟缓（图7-1）。

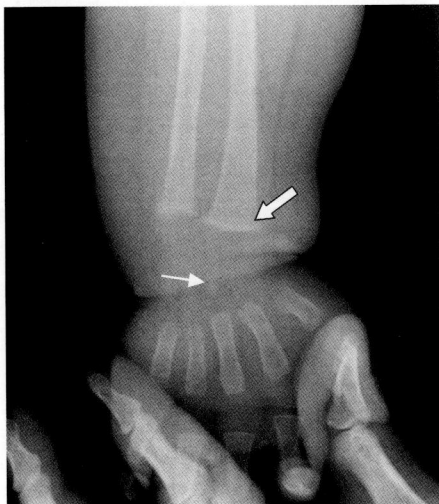

图7-1　佝偻病

X线平片示骨骺骨化延迟，形态较小，边缘模糊（细箭），骺板增宽，展开呈杯口状，先期钙化带模糊变薄，边缘毛刷状（粗箭）

【临床概述】

佝偻病（rickets）是指婴幼儿期由于维生素 D 缺乏引起体内钙、磷代谢紊乱，而使骨骼钙化不良的一种疾病，其病理基础是骨质软化。

临床表现为患儿易醒、易闹，肌张力低。随着疾病发展，可相继累及不同骨骼，出现方颅、串珠肋、鸡胸、手镯和足镯畸形等，还可出现长骨弯曲畸形、椎体终板凹陷、脊柱后突、三叶草形骨盆等。血钙、血磷、尿钙减低，碱性磷酸酶升高。

【影像表现】

X 线表现

（1）全身骨骼普遍密度减低，骨小梁粗糙模糊、皮质变薄。

（2）长骨骨骺骨化延迟，形态较小，密度低且不规则，边缘模糊。骺板增宽膨出。先期钙化带模糊变薄。干骺端骨小梁紊乱、稀疏，干骺端加宽，展开呈杯口状，边缘呈毛刷状。长骨常弯曲畸形，凹面骨皮质增厚。经治疗后，骨骺骨化中心相继出现，干骺端边界清晰并恢复规则形态，先期钙化带增厚。

（3）胸廓呈鸡胸状，肋骨前端与肋软骨交界处膨大如串珠状。

（4）颅骨囟门闭合延迟，呈方形。

【鉴别诊断】

典型临床病史、影像表现结合血清 25-（OH）D_3 和 1, 25-（OH）$_2D_3$ 水平容易诊断。患儿一般无须进行 CT 或 MRI 检查。

【影像检查策略】

最佳检查方法为 X 线平片。患儿一般无须进行 CT 或 MRI 检查。

第二节　糖尿病足

【典型病例】

患者，女，60 岁，糖尿病 14 年，血糖控制不住，有外伤史（图 7-2）。

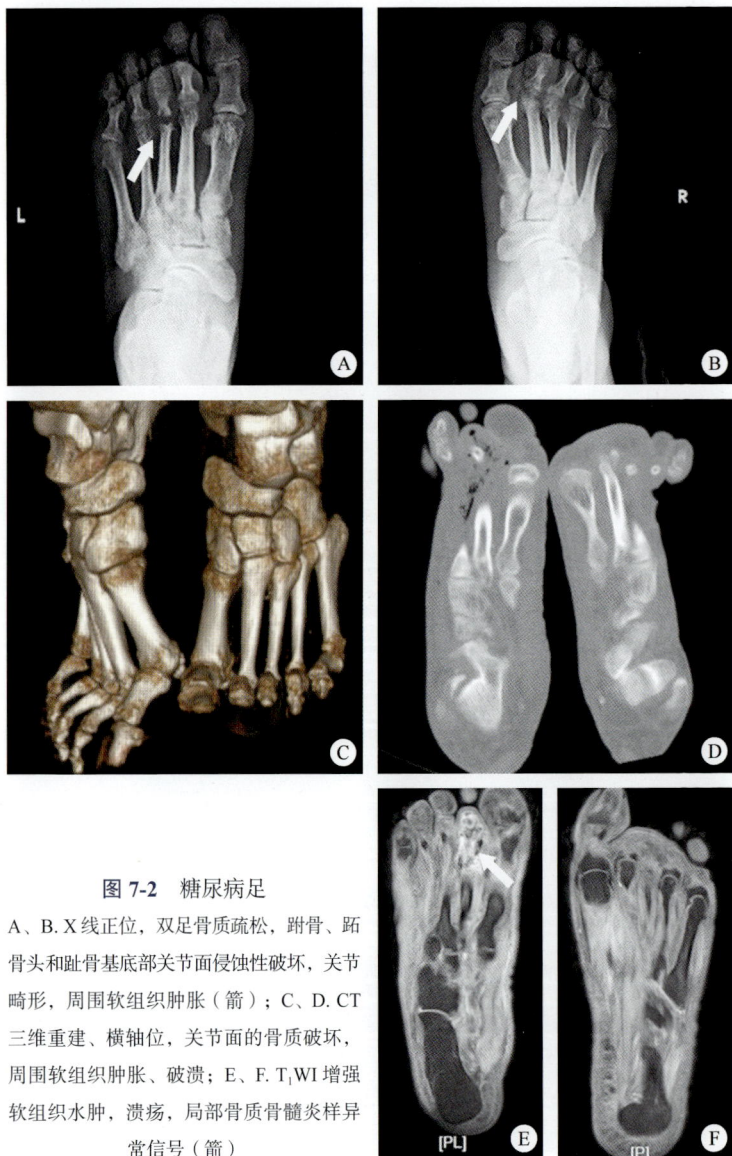

图 7-2　糖尿病足

A、B. X 线正位，双足骨质疏松，跖骨、跖骨头和趾骨基底部关节面侵蚀性破坏，关节畸形，周围软组织肿胀（箭）；C、D. CT 三维重建、横轴位，关节面的骨质破坏，周围软组织肿胀、破溃；E、F. T₁WI 增强软组织水肿，溃疡，局部骨质骨髓炎样异常信号（箭）

【临床概述】

糖尿病患者小腿和足部由于神经病变致下肢保护功能减退，大血管和微血管病变致动脉灌注不足，从而发生微循环障碍，导致下肢发生感染、溃疡和坏疽。病变主要见于小腿和足部，所以常被称为糖尿病足。糖尿病足早期表现为"袜套样"改变，后期可出现溃疡、感觉减退或丧失及关节脱位等，合并感染和骨髓炎时可有相应的炎症表现。

【影像表现】

1. X 线表现　软组织肿胀，骨质普遍密度减低，局限骨小梁稀疏，关节间隙变窄、模糊，晚期关节变形。

2. CT 表现　早期主要表现为骨质疏松；病变进展期表现为跗骨、跖骨头和趾骨基底部关节面侵蚀性破坏，骨质可呈"笔尖样"改变，同时伴有骨质硬化和关节周围骨碎片形成，晚期骨关节畸形。关节周围软组织肿胀及血管壁不规则钙化，利用 CTA 可以同时了解下肢远端小血管病变情况。

3. MRI 表现　皮肤软组织溃疡，关节周围软组织水肿；骨髓炎；关节脱位，同时 MRI 可清晰显示糖尿病足病理变化。

【鉴别诊断】

本病需与其他原因所致神经性关节病相鉴别，应密切结合病史。

【重点提醒】

（1）临床病史是诊断该病的要点。

（2）骨质改变的程度与糖尿病病程及其严重程度并非完全呈正相关，部分患者会在合并外伤和局部皮肤感染的基础上发生。

【影像检查策略】

影像学是目前最方便且有效的早期诊断方法，可直观准确地呈现糖尿病足周围血管病变、周围神经病变、软组织并发症、肌肉肌腱病变、骨并发症，并对病变的范围做出准确判断。其中，CT 对骨质病变最为敏感，超声、CTA 和 MRA 对血管病变更有价值，而MRI 对软组织病变最为敏感。

第三节 痛 风

【典型病例】

病例一 患者，男，53 岁，双足痛 2 年，血尿酸升高（图 7-3A ～ D）。

病例二 患者，男，30 岁，双足、双膝关节痛 3 年，血尿酸升高（图 7-3E ～ L）。

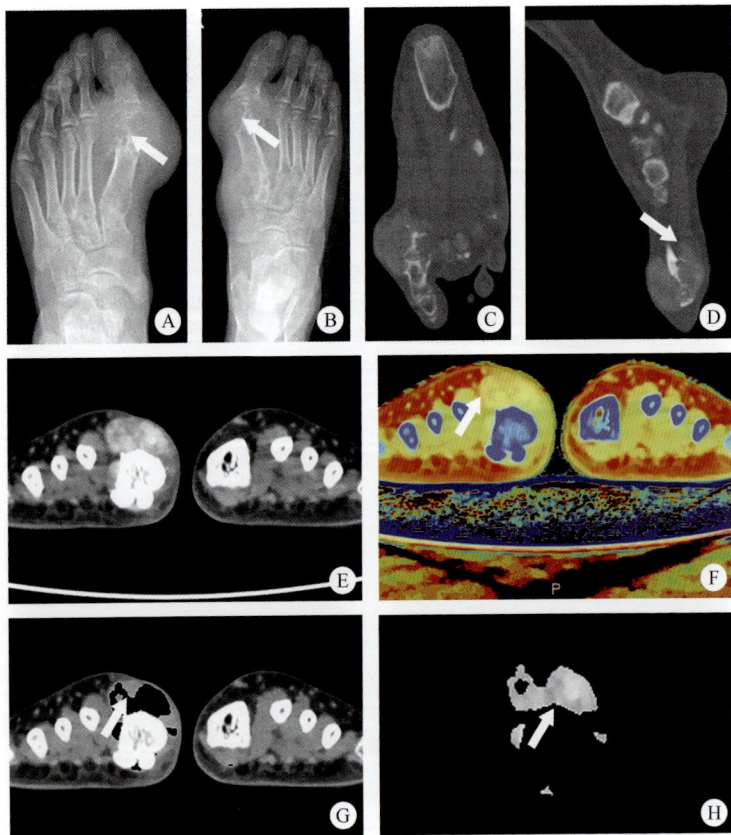

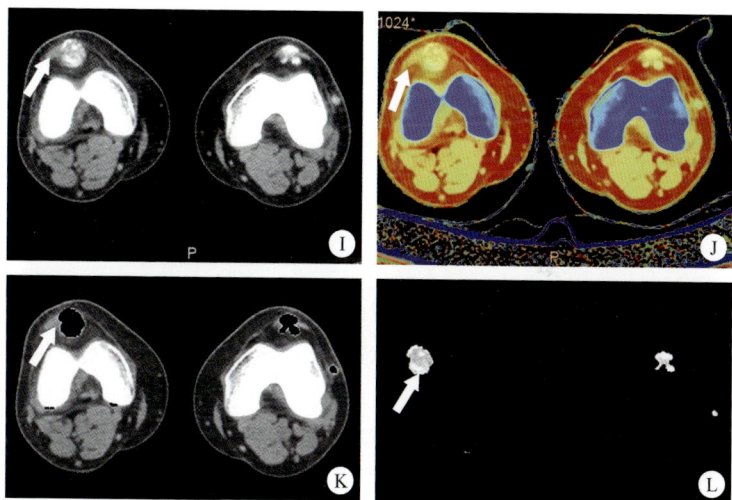

图 7-3 痛风

A ～ D. 双足 DR 正位、CT 重建示第一跖趾关节可见穿凿样骨质缺损，骨质边缘出现硬化及多处波浪状凹陷，关节面变窄、受累，关节周围肿胀，其内可见椭圆形软组织密度增高影（箭）；E ～ H. 双足光谱 CT 图像、原子序数图、祛尿酸图、尿酸图示第一跖趾关节周围痛风石（箭）；I ～ L. 示双膝关节痛风石（箭）

【临床概述】

痛风（gout）属于嘌呤代谢紊乱性疾病，以体液、血液中尿酸增加及尿酸盐沉着于各种间叶组织内引起炎症反应为特征。尿酸盐结晶沉积于关节软骨、软骨下骨质和关节周围结构，可引起局灶性坏死，发生炎症，形成肉芽组织。尿酸盐沉积及其周围纤维化即痛风结节。足部第一跖趾关节最易受累，其次是踝、腕、膝和肘等关节，还可累及髋关节和脊柱。急性痛风性关节炎的发病高峰年龄为40 ～ 60 岁，男性高发，多以单一关节剧痛起病，呈间歇性，间歇期时长因人而异，并且随发病频率的增加，趋向于多关节受累；晚期关节畸形。

【影像表现】

1. X 线表现　早期发病关节轻微软组织肿胀，骨关节边缘轻度增生，局限性或普遍性骨质稀疏；中期骨质可呈穿凿样缺损，常呈偏心性，关节周围肿胀，其内可见椭圆形软组织密度增高影；晚期软组织肿胀更为明显，其内可见痛风结节；骨缺损边缘可出现硬化边，关节间隙变窄。

2. CT 表现　早期表现为软组织肿胀，多位于第一跖趾关节。随病情进展，骨皮质出现硬化或多处波浪状凹陷，或小花边状骨膜反应；关节面不规则或穿凿状破坏，边缘锐利，周围无硬化，严重的多个破坏区相互融合，呈蜂窝状。关节周围软组织出现高密度结节。能量 CT 物质成像通过尿酸和钙配对，可以更早地发现这些高密度结节内的尿酸盐沉积，有助于与钙盐沉积进行区分，明确诊断。

3. MRI 表现　尿酸盐沉积引起的慢性痛风，可表现为周围软组织肿胀，边缘清晰的骨质破坏，周边硬化带及滑膜增厚；典型痛风石在 T_1WI 上呈低信号，T_2WI 信号可多样化，信号高低与其内的尿酸盐含量有关。

【鉴别诊断】

1. 假（性）痛风　其足趾剧痛等临床症状与痛风极为相似，大关节受累相对多见，骨质破坏相对轻微，关节周围无尿酸结晶沉积，但可有钙化，实验室检查无尿酸升高。

2. 类风湿关节炎　见本书相关章节。

【重点提醒】

（1）痛风的诊断需密切结合临床症状和实验室检查指标，并注意与假痛风相区别。

（2）痛风分为原发性和继发性，继发性可由细胞内核酸大量分解而致血尿酸升高，可见于白血病和肿瘤化疗，在临床诊断中须结合临床病史。

【影像检查策略】

能谱 CT 物质分离技术可以实现尿酸和钙质的分离，对外周关节的尿酸盐结晶进行检测；基物质图像可以检测出关节周围痛风石及定量测量痛风石内的基物质浓度，为临床定量监测痛风石提供依据。

（刘佳妮　温　锋）

第八章

脊柱疾病

第一节　脊柱创伤

【典型病例】

患者，男，47岁，摔伤后腰背部疼痛（图8-1）。

【临床概述】

脊柱创伤在骨肌系统损伤中占很大比例。脊柱创伤的主要病因常为车祸伤或跌落伤，可累及椎体及其附件、椎间盘、韧带和脊髓。

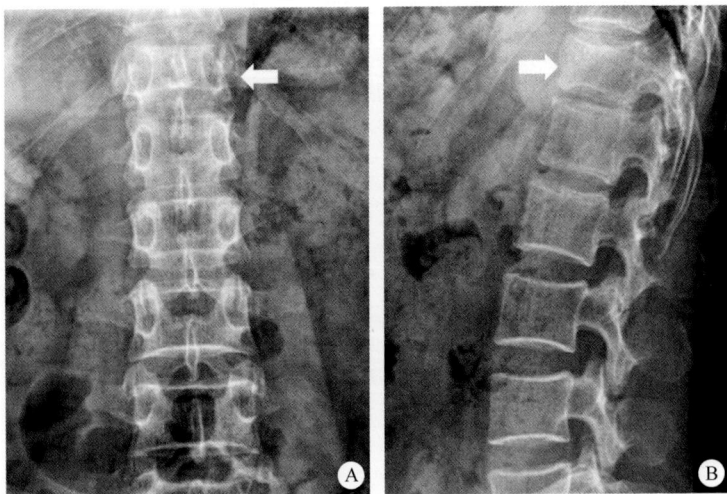

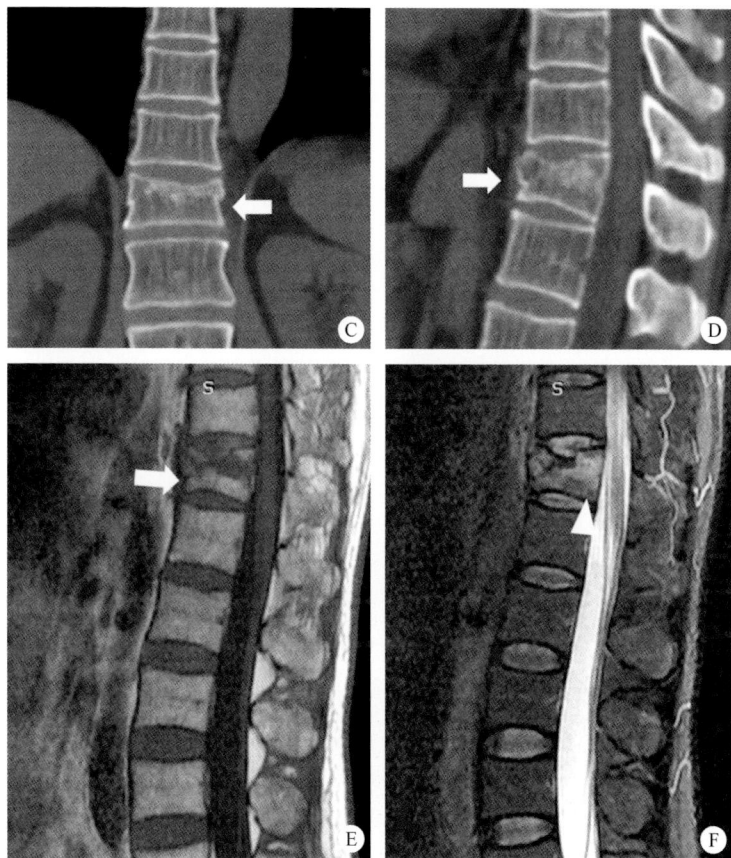

图 8-1 胸椎压缩骨折

A、B. 脊柱 X 线正位、侧位片，T_{12} 椎体高度减低，上下缘略凹陷，前缘骨皮质不规则，上部骨小梁密度略增高（箭）；C、D. 脊柱 CT 冠状位及矢状位重建图像，T_{12} 椎体压缩变扁呈楔形，椎体前上部骨皮质连续性中断，骨小梁嵌插（箭）；E、F. 脊柱 MRI 矢状位 T_1WI 及 T_2WI 抑脂像，T_{12} 椎体前上部骨皮质连续性中断，骨折线呈 T_1WI 低信号（箭），T_2WI 抑脂像可见片状高信号骨髓水肿（三角箭）

大多数颈椎骨折发生于颈椎的上端或下端，即 C_1、C_2 椎体和 C_6、C_7 椎体。胸腰椎骨折常发生于 $T_{11} \sim L_2$ 椎体，多表现为压缩骨折，严重过伸伴垂直受力则引起爆裂骨折。上中段胸椎由于活动范围小且有肋骨支持和保护，因此较少发生骨折。脊柱创伤常根据受伤部位及受力机制进行分类，受力机制包括过度屈曲、过度伸展、过度旋转、垂直压缩、侧向屈曲及多种运动复合受力等。不稳定的脊柱创伤常会引起脊髓的损伤。

【影像表现】

1. X 线表现　椎体高度降低及骨皮质中断，不论是否合并移位，均可作为脊柱骨折的特征。前后位上椎弓根间距增宽，高度提示椎体骨折。

2. CT 表现　压缩骨折时矢状位重建可显示椎体高度减小，同时显示骨松质密度增加，骨小梁变形和椎体前部不规则。爆裂骨折常表现为椎体垂直粉碎性骨折和压缩骨折；一侧或两侧附件骨折，椎板骨折位于棘突附近，椎弓根间距增宽；骨碎片可使椎管狭窄。当出现棘突间隙增宽、小关节分离表现时，应怀疑韧带损伤。

3. MRI 表现　骨折椎体 T_1WI 信号减低，T_2WI 呈不均匀高信号。骨折线在 T_1WI 上呈低信号，在 T_2WI 上呈高信号。脊髓损伤在矢状位表现为局限性脊髓肿胀、水肿，T_1WI 呈等或低信号，T_2WI 表现为梭形高信号，自损伤部位向头足方向延伸。脊髓内出血的表现与脑出血信号相似，急性期 T_1WI 呈等信号，T_2WI 呈低信号；亚急性期 T_1WI 呈高信号，T_2WI 呈低或高信号。脊髓外伤晚期可出现脊髓软化及萎缩，呈接近于脑脊液的 T_1WI 低信号、T_2WI 高信号。

爆裂骨折在胸腰椎更为常见（图 8-2）。椎体受到轴向压缩力可导压缩损伤，同时椎体骨折片向各个方向移位，后部骨折片可进入椎管，可能导致脊髓受压损伤。X 线正位片可以显示垂直骨折线，侧位片可以显示椎体粉碎性骨折及骨折片的后移，正常椎体后线消失。CT 上这些表现显示得更为清晰。

【重点提醒】

新鲜骨折通常与以下一种或多种影像特征有关，包括骨小梁嵌塞（X线平片）、骨髓水肿（MRI）、椎前和椎旁出血（MRI或CT）、硬膜外出血（MRI或CT）和脊髓水肿（MRI）。脂肪抑制MRI上的骨髓水肿是反映近期骨折的良好指标，骨髓水肿会随着时间的推移逐渐减少。

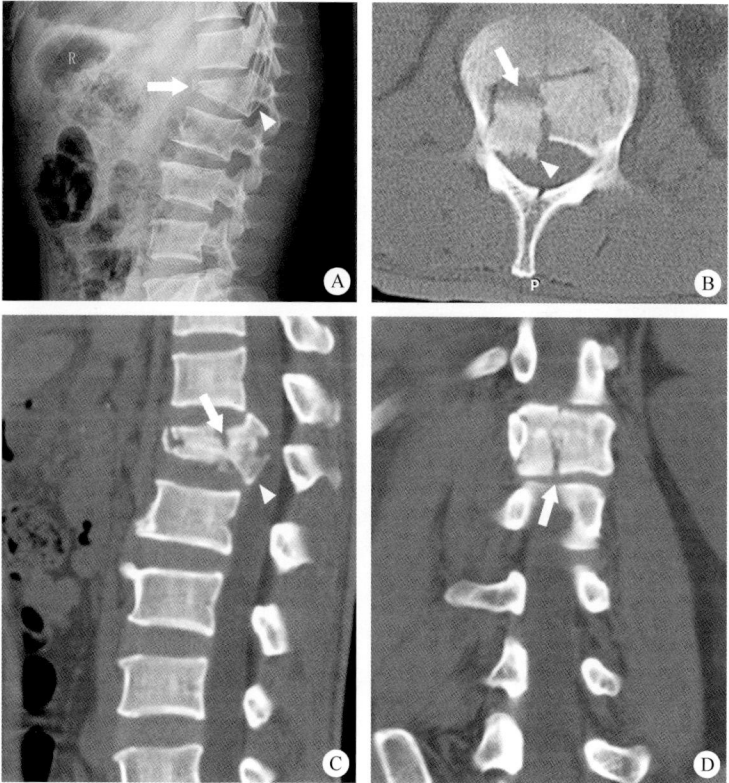

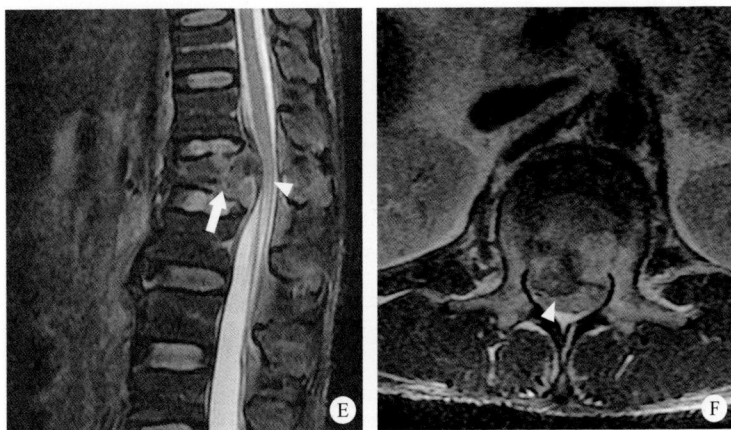

图 8-2　腰椎爆裂骨折

A. 脊柱 X 线侧位片，L_1 椎体压缩变扁呈楔形改变，椎体前缘见碎骨片（箭），椎体后缘向后移位至椎管区域（箭头）；B ～ D. 脊柱 CT 轴位、矢状位及冠状位重建图像，L_1 椎体明显压缩变扁，各边缘骨皮质连续性中断，可见多条横行及纵行骨折线（箭），椎体后缘骨折片向后突入椎管内（箭头）；E、F. 脊柱 MRI 矢状位及轴位 T_2WI 抑脂像，L_1 椎体压缩变扁并见骨髓水肿（箭），椎体后缘骨折片压迫脊髓（箭头）

【影像检查策略】

X 线平片有助于骨折的筛查，是评价脊柱骨折的首选影像学检查。CT 检查为 X 线检查的补充，不仅可以准确显示创伤患者椎管结构，还可以显示周围软组织异常，如外伤性椎间盘突出、明显的硬膜外出血等。MRI 是显示软组织及神经损伤的首选技术。在脊髓损伤患者中，MRI 能够显示病变的位置和严重程度，同时提示脊髓受压的原因。任何疑似脊髓损伤的患者都应尽快接受MRI 检查。

第二节　脊柱退行性变

【典型病例】

患者，女，66 岁，腰腿疼痛（图 8-3）。

【临床概述】

脊柱退行性疾病包含广泛的退行性异常，可累及椎间盘、椎体、韧带及椎小关节，表现为椎间盘退变及骨质增生，压迫椎管和椎间孔，是影响脊柱的最常见疾病。脊柱退行性变是一个自然过程，常被认为是过度使用造成的后果。在多数情况下，轴向负重的分布导致

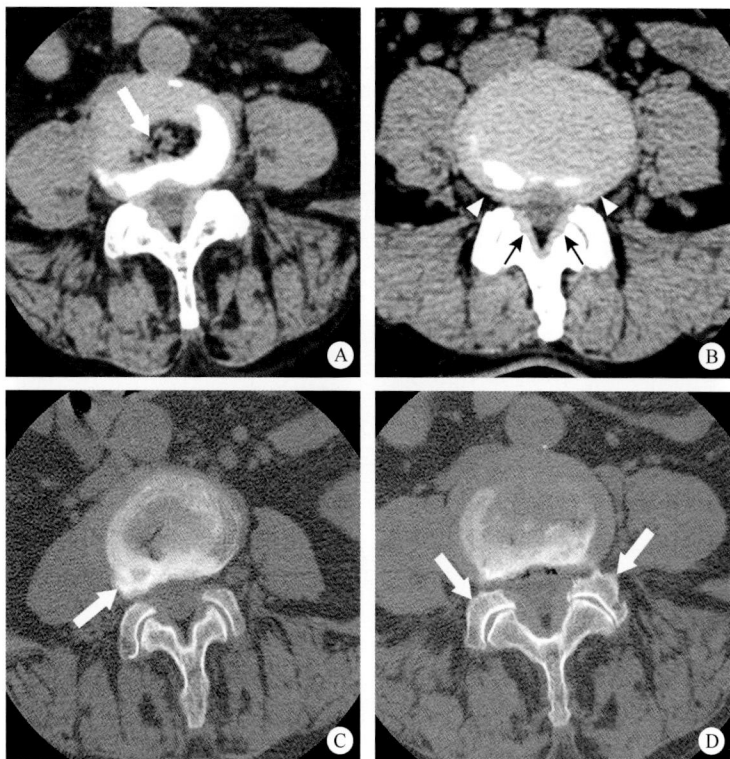

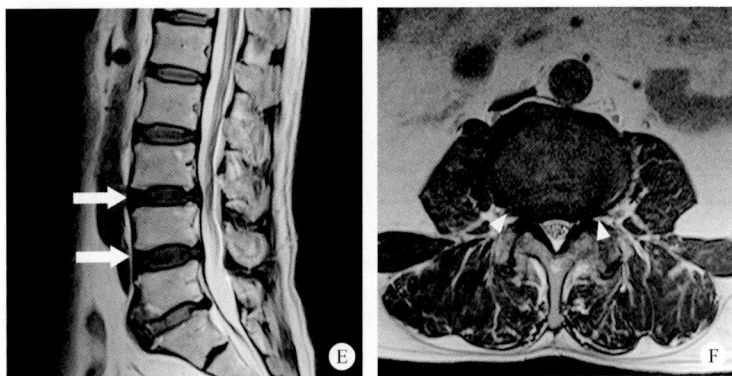

图 8-3 脊柱退行性变

A、B. 脊柱 CT 轴位软组织窗图像，椎间盘内气体影（箭），椎间盘膨出（箭头），黄韧带增厚（细箭）；C、D. CT 轴位骨窗图像，椎体后缘及椎小关节骨质增生（箭）；E、F. 脊柱 MRI 矢状位及轴位 T_2WI 上椎间盘信号减低（箭），轴位示椎间盘膨出（箭头）

脊柱退行性变具有典型的位置。在颈椎中，多数病变会累及 $C_5 \sim C_6$ 和 $C_6 \sim C_7$ 椎体；由于胸椎活动度较低且较少参与动态负重，因此胸椎的脊柱退变较为少见；在腰骶椎中，最常见的退行性病变发生于 $L_4 \sim L_5$ 和 $L_5 \sim S_1$ 椎体，因为它们是动态和静态负重最大的部位。

椎间盘退变始于髓核水分的逐渐丢失，随着退变的进展，髓核逐渐变性、弹性减低，纤维环出现纤维碎裂及黏液变性，从而导致椎体边缘的纤维环松弛或局部撕裂，髓核内容物可以向周缘膨出或通过不完整的纤维环向外突出，从而压迫脊髓及神经根；常表现为由脊柱结构异常引起的骨样疼痛，以及由椎管神经根受压引起的皮区疼痛。颈椎病变常表现为肩颈痛，而腰椎病变常表现为腰痛及一侧坐骨神经痛。

【影像表现】

1. 椎间盘退行性变

（1）X 线表现：椎间盘退变时，脊柱 X 线平片表现为椎间隙变窄，椎体上下缘骨质增生、骨赘形成。同时，椎间隙内可出现真空征，即椎间盘内的游离气体影，表现为椎间隙内横行的低密度影。

（2）CT 表现：CT 可更清晰地显示椎间盘内的游离气体影，其 CT 值常 < –500HU，同时可显示椎间盘退变所致边缘钙化、韧带骨化及椎体边缘增生。

（3）MRI 表现：正常椎间盘在 T_2WI 呈中央高信号的髓核及周边低信号的纤维环。椎间盘退变时，髓核水分会逐渐减少，在 T_2WI 上表现为椎间盘内正常高信号降低。椎间盘内的气体可在 T_1WI 及 T_2WI 均呈低信号。T_2WI 髓核信号强度的降低是椎间盘退变的早期标志。

2. 椎间盘突出　　好发于 $L_4 \sim L_5$ 及 $L_5 \sim S_1$ 椎间盘，其次为下颈椎各椎间盘，按照形态学可分为膨出、突出、脱出及游离。膨出为变性的纤维环松弛但完整，椎间盘向椎体周缘突出、超出椎体边缘（图 8-4）。突出是指纤维环部分撕裂，髓核局限性突出并超出椎体边缘，且突出部分的基底部宽度大于突出部分的长度（图 8-5）。

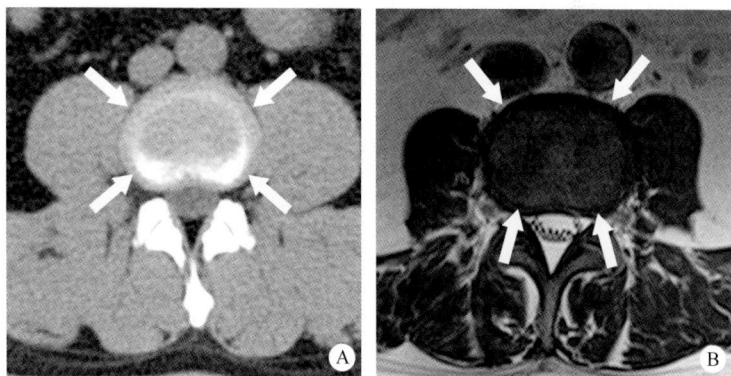

图 8-4　椎间盘膨出

A. 脊柱 CT 轴位图像，腰椎间盘向椎体周缘均匀膨出（箭）；B. 脊柱 MRI 轴位 T_2WI，膨出的椎间盘呈 T_2WI 低信号（箭）

脱出是指纤维环外层局灶性撕裂，髓核局限性突出并超出椎体边缘，突出部分的基底部宽度小于突出部分的长度，且突出的髓核与原髓核保持相连（图 8-6）。游离则是指脱出的髓核与原髓核及外纤维环分离，游离于椎管内（图 8-7）。

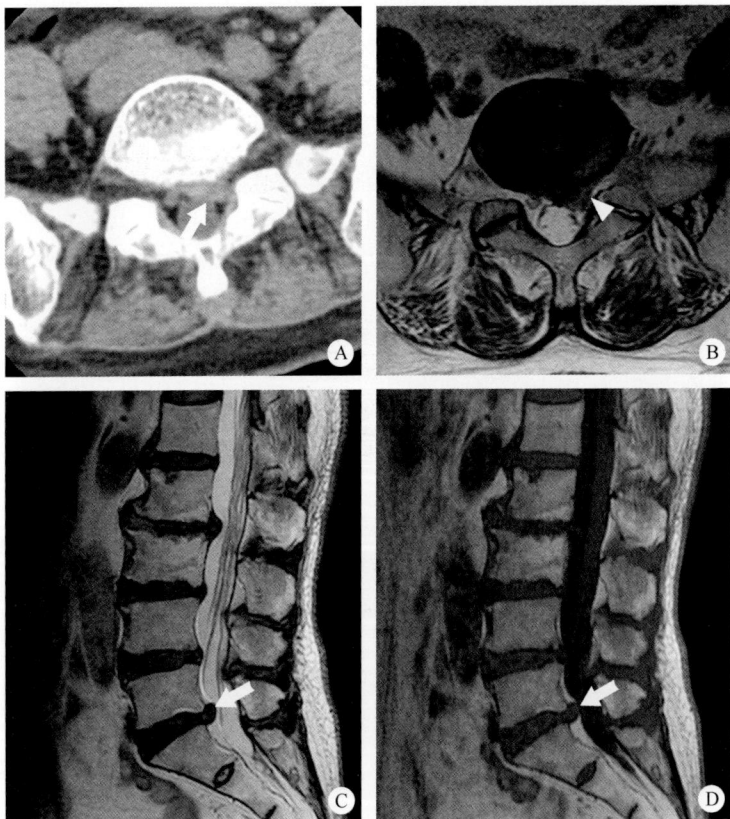

图 8-5　椎间盘突出

A. 脊柱 CT 轴位图像，$L_5 \sim S_1$ 椎间盘向左后方突出（箭），椎间孔狭窄；B ～ D. 脊柱 MRI 轴位 T_2WI、矢状位 T_2WI 及 T_1WI，$L_5 \sim S_1$ 椎间盘在 T_2WI 上信号减低，椎间盘向左后方突出，硬膜囊前缘受压（箭），神经根受压移位（箭头）

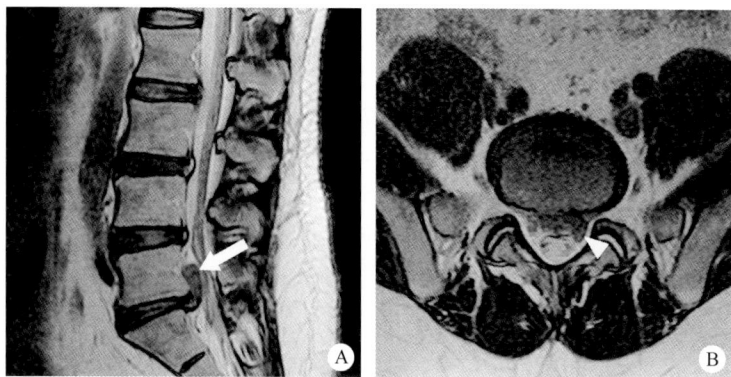

图 8-6 椎间盘脱出

A、B. 脊柱 MRI 矢状位及轴位 T_2WI：$L_5 \sim S_1$ 椎间盘在 T_2WI 上信号减低，椎间盘向后上方脱出（箭），脱出的髓核与椎间盘主体相连，在 T_2WI 上与椎间盘主体信号相近，硬膜囊前缘受压，左侧神经根受压（箭头）

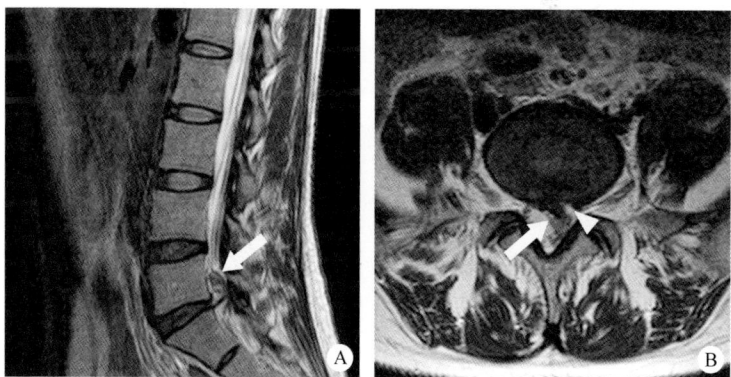

图 8-7 椎间盘游离

A、B. 脊柱 MRI 矢状位及轴位 T_2WI，$L_5 \sim S_1$ 椎间盘后缘纤维环断裂（箭头），髓核游离至纤维环外，游离的髓核（箭）与椎间盘主体分离，与椎间盘主体相比，T_2WI 呈稍高信号

（1）CT 表现：椎间盘膨出在各个方向上均超出相邻的椎体终板；椎间盘突出或脱出表现为向椎间盘后方或侧后方局限性外凸的软组织密度影；椎间盘游离时可见游离的髓核位于椎管内、硬膜外，密度高于硬膜囊；另外硬膜外脂肪间隙变窄，硬膜囊受压变形，硬膜囊前缘或侧方及神经根受压。

（2）MRI 表现：MRI 上椎间盘形态的改变与 CT 表现相似，在 T_2WI 上可见髓核信号降低。椎间盘突出或脱出的髓核与椎间盘主体呈宽基底或"窄颈"相连，后者常于 T_2WI 矢状位图像上清晰显示。突出或脱出的髓核在 T_1WI 上呈等信号，T_2WI 依髓核变性的程度可呈高、等、低或混杂信号。椎间盘游离时可见游离的髓核位于低信号的纤维环及后纵韧带以外的硬膜外间隙，与椎间盘主体分离，常向头侧或足侧移位。

【重点提醒】

椎间盘高信号区（high-intensity zone，HIZ）是指在椎间盘后部纤维环处的 T_2WI 高信号，代表后纤维环的裂隙。纤维环裂隙在纤维带中呈同心圆状，也可呈横向或放射状，累及一层或多层纤维环。MRI 能够显示一部分纤维环裂隙，典型表现为 T_2WI 上正常低信号的纤维环内出现局灶性高信号区（图 8-8）。

【影像检查策略】

X 线平片可以良好地显示脊柱的骨性结构，斜位片还可评估颈椎椎间孔骨性狭窄的情况，但 X 线平片无法直接显示椎间盘、硬膜囊及韧带。CT 可以直接显示骨、椎间盘、硬膜囊、韧带和椎小关节的改变，还可以准确诊断椎间盘突出与膨出，但不能识别髓核。MRI 能够鉴别椎间盘膨出及突出，同时对于纤维环断裂、脊髓及神经根的受压等均具有良好的显示，是最佳影像检查方法。

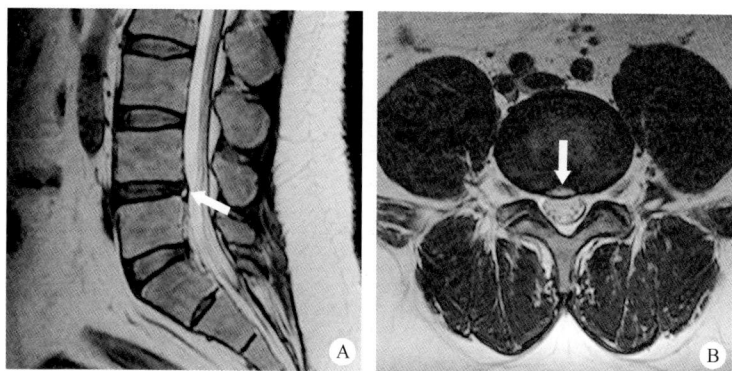

图 8-8 椎间盘 HIZ

A、B. 脊柱 MRI 矢状位及轴位 T_2WI，$L_4 \sim L_5$ 椎间盘后缘见条形 T_2WI 高信号（箭）纤维环裂隙

第三节 脊 椎 滑 脱

【典型病例】

患者，男，29 岁，腰背痛（图 8-9）。

【临床概述】

脊椎滑脱（spondylolysis）是指一个椎体相对于下方椎体的移位，滑脱的方向可向前或向后，取决于椎体的应力方向。椎体滑脱的常见病因包括先天性及获得性。根据病因将脊椎滑脱分为五类：发育不良性、峡部性、退行性、创伤性及病理性。脊椎滑脱常见于第 4～5 腰椎，颈胸椎少见，根据不同的病因椎弓可断裂或完整。椎弓断裂可为先天性，也可继发于创伤或疲劳骨折，多见于上下关节突之间的峡部，也可见于关节突与椎弓根之间，当两侧都被累及时椎体向前滑脱。退行性脊椎滑脱主要是由椎小关节及椎间盘的退变导致，此时椎弓保持完整，椎体椎弓一并向前或向后移动。退行性脊椎滑脱会引起下背部和腿部疼痛，可能与椎间盘退行性变、椎小关节的

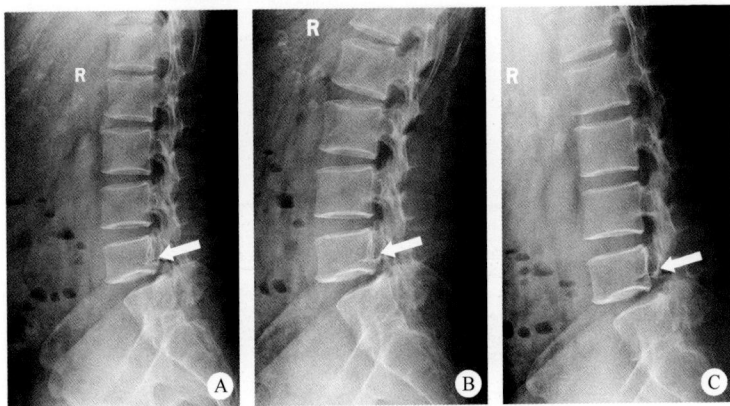

图 8-9 腰椎滑脱

A.脊柱 X 线侧位片，L$_5$ 椎体 I 度向前滑脱（L$_5$ 椎体相对 S$_1$ 椎体移位程度＜25%）（箭）；

B、C.脊柱 X 线过伸过屈位片，L$_5$ 椎体相对 S$_1$ 椎体移位程度未见明显变化（箭）

骨关节炎及椎管狭窄引起的神经根性疼痛有关。并非所有脊椎滑脱都有症状，这主要取决于周围结构的代偿能力及继发病变的严重程度，如椎小关节增生、椎管狭窄、马尾及神经根的受压程度等。

【影像表现】

1. X 线表现　脊椎滑脱在 X 线侧位片上表现为椎体的前、后缘相对其下方椎体同时向前或向后移位，当伴有椎弓断裂时能够显示椎体关节间部的皮质缺损，位于上下关节突之间，边缘可见硬化。在 X 线斜位片上，椎体附件的影像形如"苏格兰犬"，当椎弓峡部断裂时，断裂发生在"犬颈"部（图 8-10A）。

2. CT 表现　CT 矢状位重建图像能够显示滑脱的程度，轴位及矢状位重建均能够清晰显示滑脱的原因（如单侧、双侧或不完全的峡部裂）（图 8-10B、C）。除此以外，CT 还能显示并发的椎间盘膨出或突出，滑脱导致的椎管及侧隐窝的狭窄，椎小关节增生肥大及黄韧带增厚骨化等导致的椎管、椎间孔及侧隐窝狭窄等。

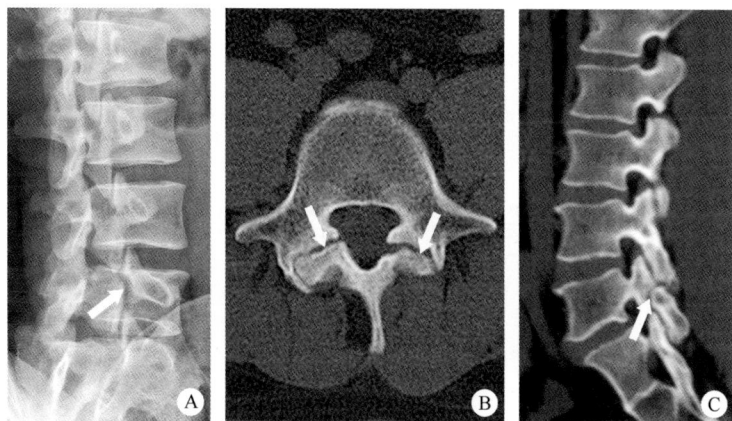

图 8-10　脊柱椎弓峡部裂

A. 脊柱 X 线斜位片，L$_5$ 椎体左侧椎弓峡部裂，椎体附件的影像形如"苏格兰犬"，L$_5$ 椎弓峡部断裂形如"犬戴项圈"（箭）；B、C. 脊柱 CT 轴位及矢状位重建图像，L$_5$ 椎体双侧椎弓峡部断裂（箭）

3. MRI 表现　MRI 矢状位图像可显示椎体滑脱程度、椎管狭窄程度及硬膜囊和脊髓受压情况。MRI 能够良好地显示椎体滑脱，椎间盘膨出或突出，椎小关节增生、硬化及黄韧带增厚等原因导致的椎管狭窄，同时结合 MRI 矢状位及轴位图像上可显示椎间孔狭窄及神经根受压情况。

【重点提醒】

Meyerding 分级法：在 X 线侧位片上将滑脱下方椎体上表面的前后直径平均四等分，并根据滑脱椎体相对于下方椎体的移位程度，将脊椎滑脱分为 Ⅰ～Ⅴ度：Ⅰ度，移位 0～25%；Ⅱ度，移位 25%～50%；Ⅲ度，移位 50%～75%；Ⅳ度，移位 75%～100%（Ⅳ）；Ⅴ度，移位超过 100%。

【影像检查策略】

X 线平片是首选的初步影像学检查手段，侧位片能够显示椎体的滑脱并评估其程度，斜位片则对椎弓峡部裂的显示更为敏感。CT对椎弓峡部病变的诊断率较高，可以明确椎体滑脱程度、椎间孔变化、椎间盘及椎小关节的异常。MRI常作为一种有效的辅助检查手段，其不仅能够显示椎间盘退变情况及椎管狭窄程度，还能够显示神经根受压情况。

第四节　椎管狭窄

【典型病例】

患者，女，48岁，腰腿痛（图8-11）。

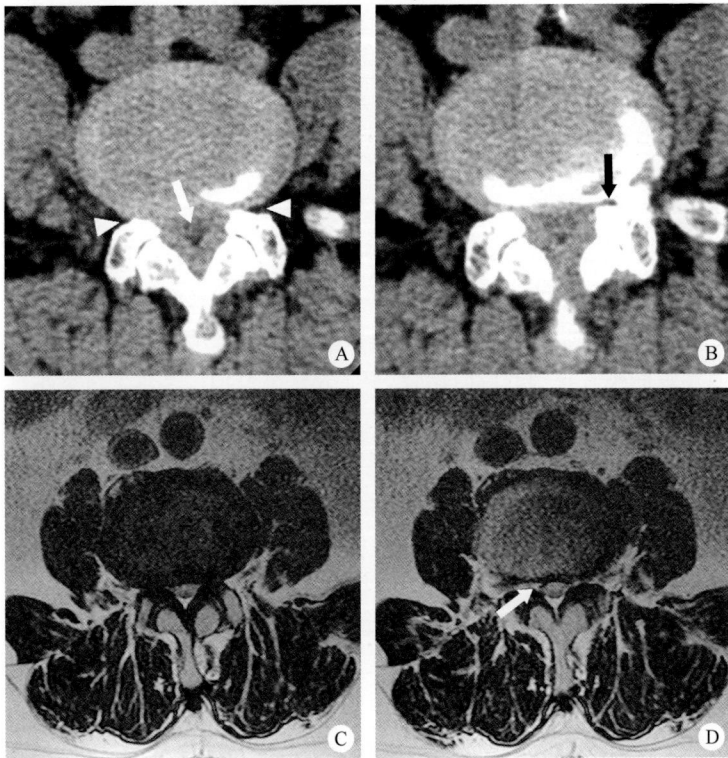

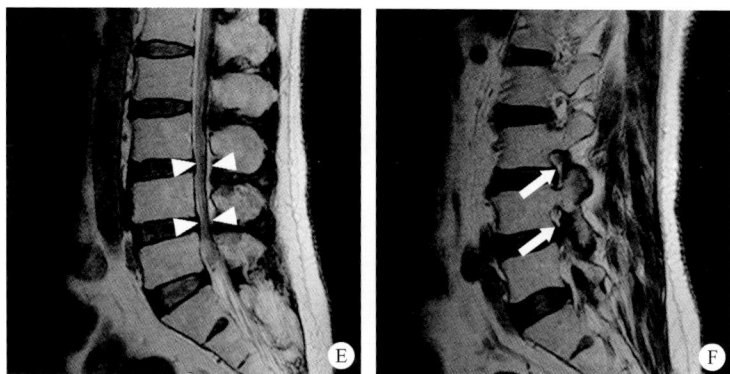

图 8-11 椎管狭窄

A、B. CT轴位图像，椎间盘膨出、椎小关节增生及黄韧带增厚，致椎管（箭）、椎间孔（箭头）及侧隐窝（黑箭）狭窄；C、D. MRI轴位 T_2WI，椎间盘膨出及黄韧带增厚，T_2WI 呈低信号，两侧椎小关节增生，硬膜囊受压变窄局部呈三叶草形（箭）；E、F. MRI 矢状位 T_2WI，腰椎间盘水平硬膜囊前后径变窄（箭头），$L_3 \sim L_5$ 水平椎间孔变窄（箭），神经根周围脂肪减少、消失

【临床概述】

椎管狭窄是指椎管的容积变小，导致椎管内脊髓、神经及血管等受压，常见于颈椎及腰椎，包括中央型椎管狭窄及侧方型椎管狭窄（侧隐窝及椎间孔狭窄）。椎管狭窄分为发育性和后天性。发育性椎管狭窄是在脊柱的生长形成中，椎弓根发育短小，造成椎管发育的先天性狭窄，通常成年后发病，发病年龄（40～50岁）早于后天性椎管狭窄。后天性椎管狭窄中，最常见的是退行性椎管狭窄，其他还包括脊柱炎性病变、肿瘤、外伤等原因。退行性椎管狭窄常由于椎间盘退变、椎间盘膨出或突出、椎体后缘骨赘等原因导致；此外，椎间盘高度变扁导致椎间孔变窄，小关节退变并增生肥大，侧隐窝及椎间孔受压变窄；椎体滑脱同样会导致椎管狭窄。腰椎管狭窄常表现为腰腿痛、神经性间歇跛行、肢体无力及排尿障碍等。颈椎椎管狭窄伴脊髓受压时，表

现为痉挛性四肢麻痹、感觉丧失、节段性运动障碍等；颈椎神经根受压常表现为枕部及后颈部、肩部或上肢的放射状症状。

【影像表现】

1. X 线表现　在颈椎中，X 线侧位片上椎体后缘与棘突椎板线之间的距离为椎管前后径的宽度，当该宽度 < 10mm 时提示椎管狭窄。在腰椎 X 线侧位片上，从椎体的后方至关节突上下端连线间测量椎管的前后径，在第 4 腰椎椎体水平，正常平均值为 13mm（范围为 10 ～ 16mm）。发育性椎管狭窄表现为椎弓根短缩，常出现于 L_3 椎体水平。X 线侧位片上发现的腰椎后滑脱常提示存在椎管狭窄。过伸及过屈位 X 线侧位片上椎体移动范围 > 2mm 提示脊柱不稳定，可能导致椎管狭窄。

2. CT 表现　中央型椎管狭窄常用的诊断标准为骨性椎管的前后径 < 10mm 或硬膜囊面积 < 100mm^2。CT 上可见椎间盘膨出或突出、椎体和椎小关节增生、骨赘形成，黄韧带肥厚，椎体滑脱。侧方型椎管狭窄表现为椎小关节突增生、肥大、向上占据椎弓根或椎体后方空间，导致神经根管和椎管变窄。椎体滑脱存在峡部裂时，椎弓可无移位，椎管变窄不明显；椎体滑脱不合并峡部裂时，滑脱椎体带动椎弓前移，椎管变窄。此外，后纵韧带骨化是造成椎管狭窄的原因之一，特别是颈椎，呈椎体后方薄厚不一的条形致密影，跨越椎间隙，可达多个椎体水平。

3. MRI 表现　在磁共振 T_2WI 矢状位图像上，椎管中央层面硬膜囊前后径 < 10mm 时可诊断为椎管绝对狭窄，前后径 < 13mm 时可诊断为相对狭窄；侧隐窝前后径 < 2 ～ 3mm 时可诊断为侧隐窝狭窄；椎间孔直径 < 2 ～ 3mm 时提示椎间孔狭窄。在椎管中央性狭窄时，硬膜囊在椎间盘水平处被前方膨出或突出的椎间盘和后外侧增生的椎小关节及增厚的黄韧带所压迫呈三叶草形。此时在轴位或矢状位图像上可见侧隐窝及椎间孔的狭窄，其内的神经根受压，周围脑脊液信号或硬膜外脂肪消失。脊髓受压时可能会导致脊髓水肿及坏死

软化等改变。

【重点提醒】

椎管狭窄的诊断需综合临床相关表现做出。少数患者影像检查显示椎管变窄而无临床表现，因此影像检查显示椎管变窄的同时存在相应临床表现才能诊断为椎管狭窄。对于无临床表现的椎管变窄，应描述为椎管变窄，而非椎管狭窄。

【影像检查策略】

X线可以评估脊柱的骨性结构，观察范围大并可以进行动态检查，但无法显示椎间盘、韧带、硬膜囊及脊髓等结构。CT检查对椎管解剖结构显示清晰，测量骨性椎管和硬膜囊大小更准确，同时可更清晰地显示小关节退变导致的侧隐窝狭窄。MRI是评估椎管狭窄的首选影像检查方法，能够对椎间盘、硬膜囊、脊髓和神经根进行良好的显示及准确评估。

第五节　脊柱感染

一、脊柱结核

【典型病例】

患者，女，74岁，背部疼痛（图8-12）。

【临床概述】

绝大多数骨关节结核是体内其他部位的结核菌经血行播散的结果，容易侵犯血供丰富的骨松质。脊柱结核是临床最为常见的骨关节结核，约占40%。脊柱结核好发于青少年，病变进展缓慢，临床表现多较轻微，早期常表现为局部疼痛、肿胀及活动受限，晚期可有寒性脓肿及皮肤窦道形成，长期结核病变可导致脊柱变形并出现脊髓压迫等症状。全身症状包括不规则低热及乏力。脊柱结核根据其累及部位分为中心型、边缘型、韧带下型和附件型。中心型好发于儿童胸椎，病变开始于椎体中央近前侧，病变以骨质破坏为主；边缘型多见于成人腰椎，其次为胸椎，病变多累及两个相邻的椎体，附件较少受累。韧带下型少见，主要发生于前纵韧带下方，常累及多个椎体。附件型少见，多发生于成人。各型椎体结核均可发生椎旁脓肿。

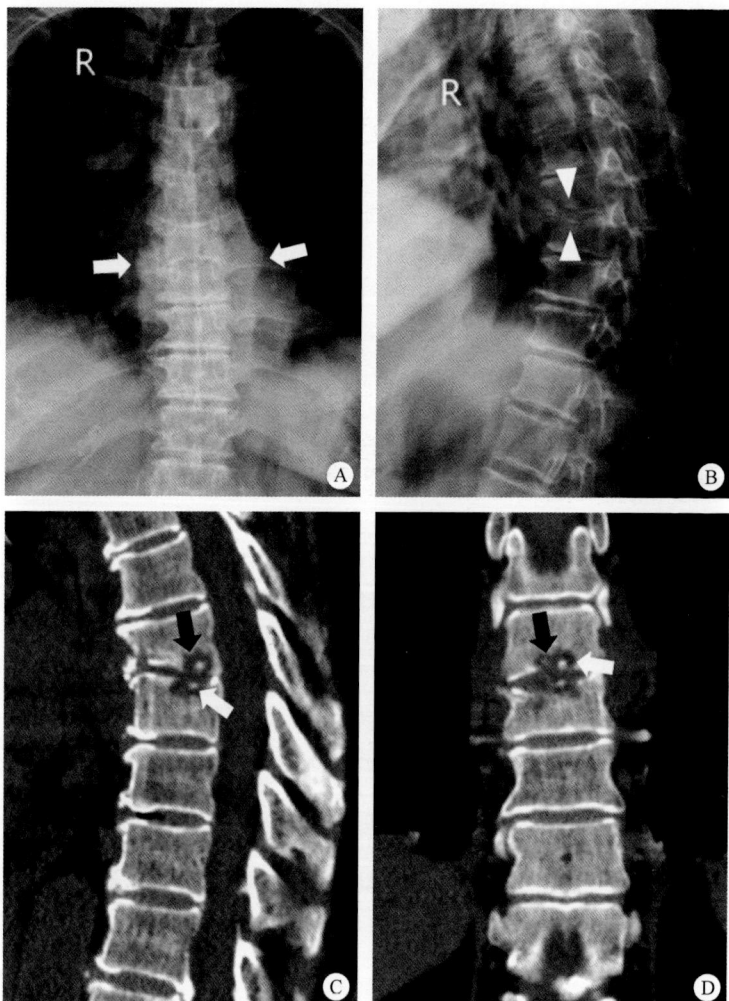

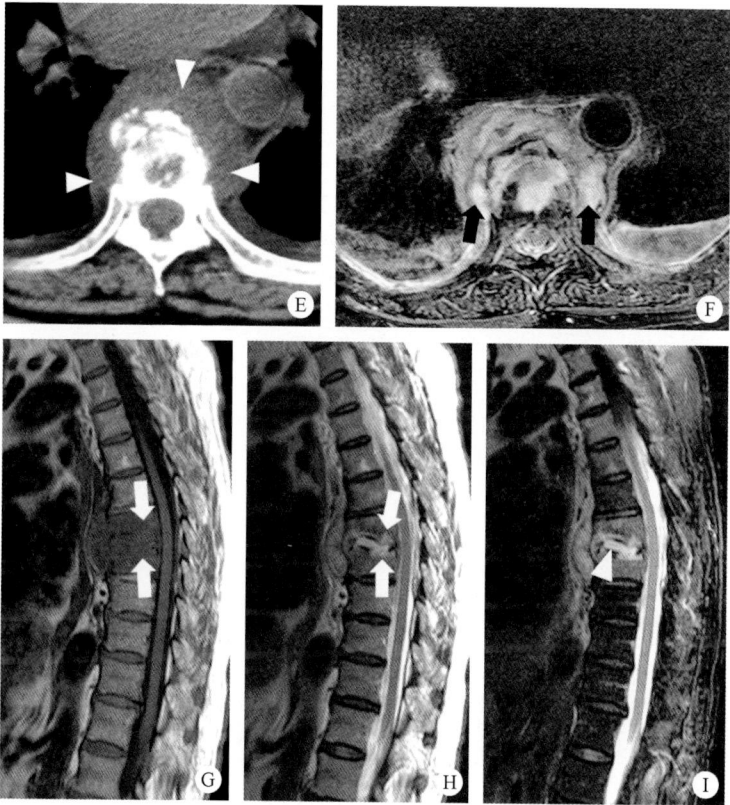

图 8-12　胸椎结核

A、B.脊柱 X 线平片正位、侧位，T_7、T_8 椎体楔形变，椎间隙变窄，椎旁软组织肿胀（箭），椎体相对缘骨质破坏（箭头）；C ～ E.脊柱 CT 矢状位、冠状位重建及轴位图像，T_7 椎体前、下缘和 T_8 椎体上缘及邻近椎体内不规则溶骨性骨质破坏（黑箭），内见小死骨（箭），椎间隙变窄，椎旁脓肿形成（箭头）；F ～ I.脊柱 MRI 轴位 T_2WI 图像及矢状位 T_1WI、T_2WI 及 T_2WI 抑脂图像，T_7 及 T_8 椎体骨质破坏呈 T_1WI 稍低信号、T_2WI 高信号（箭），椎间盘破坏呈 T_2WI 高信号（箭头），椎旁脓肿呈 T_2WI 不均匀高信号（黑箭）

【影像表现】

1. X 线表现

（1）骨质破坏：①中心型早期表现为一个或相邻两个椎体骨松质内出现溶骨性骨质破坏，内可见小死骨，病变继续发展向上、向下扩张，椎体变扁、塌陷或呈楔形，椎旁脓肿形成；病变可破坏椎间盘进而累及邻近椎体。②边缘型早期表现为椎体上、下缘局部骨质破坏，进而出现椎体及邻近椎间盘的破坏，病变有局限于两个椎体的倾向，椎旁脓肿多见。③韧带下型表现为多个椎体前缘糜烂性或凹陷性骨质破坏，早期椎间盘可保持完整，病变向后发展可累及椎体及椎间盘，椎旁脓肿多位于前纵韧带与椎体前缘之间。④附件型可累及棘突、椎板、横突及小关节，局部骨质破坏，多有椎旁脓肿形成。

（2）椎间盘受累：表现为椎间隙变窄或消失，上下椎体嵌入融合。

（3）椎旁脓肿形成：脓肿为寒性脓肿，为干酪性坏死物质流入周围软组织所致。腰椎椎旁脓肿多表现为腰大肌轮廓不清或呈弧形膨大；胸椎椎旁脓肿多表现为椎旁两侧局限性梭形阴影；颈椎椎旁脓肿则多表现为椎前咽后壁软组织增厚。

2. CT 表现 椎体骨质破坏表现为斑片或斑点状低密度区，边缘可清晰或模糊，周围可见骨质硬化，死骨表现为骨质破坏区内沙粒状或豆渣样高密度影；椎间盘破坏表现为椎间盘密度不均并间杂有邻近的骨质破坏；椎旁脓肿表现为椎前、椎旁的软组织影及腰大肌肿胀，增强扫描可见肉芽组织及脓肿壁不规则环状强化。

3. MRI 表现 椎体骨质破坏主要表现为椎体内 T_1WI 低信号和 T_2WI 不均匀高信号；椎间盘受累表现为椎体终板破坏、椎间隙变窄和间盘 T_2WI 信号增高；椎旁脓肿和肉芽肿呈 T_1WI 稍低或等信号，T_2WI 呈混杂高信号，增强扫描脓肿壁多呈不均匀环状强化。

【鉴别诊断】

脊柱结核应与椎体压缩骨折和椎体转移瘤相鉴别。椎体压缩骨折通常有明显的外伤史，椎体多呈楔形变，可有骨皮质中断，椎体前缘可见碎骨片，骨小梁可因压缩而致密，但无骨质破坏，椎间隙通常无狭窄，一般不伴有椎旁肿块形成。椎体转移瘤患者常有原发肿瘤病史，椎体可出现骨质破坏及楔形变，但椎间隙通常不变窄，偶尔可出现椎旁软组织肿块。

【重点提醒】

由于结核分枝杆菌缺乏蛋白水解酶，导致其累及椎间盘的时间通常较晚，然而随着病程进展，多数病例最后均有椎间盘受累。椎旁脓肿出现钙化是结核感染的有力证据，而在未与周围含气结构相通的情况下脓肿内出现气液平面则常可以排除结核分枝杆菌感染。

【影像检查策略】

X 线平片为明确诊断的常规检查，如要进一步了解病变范围、椎旁脓肿和椎管及脊髓改变，则须行 CT 和 MRI 检查，必要时进行增强扫描。CT 能更清晰地显示骨质破坏及死骨，同时有助于了解椎旁脓肿的部位、大小及其与大血管的关系，此外还可以显示椎管内是否受累和脊髓有无受压。MRI 是目前诊断脊柱结核最具价值的影像学检查方法，在显示早期椎体炎性水肿改变和前纵韧带下病变蔓延、椎间盘病变、脓肿的部位和形态及椎管与脊髓是否受累等方面优于 X 线和 CT，但对于死骨和骨质硬化显示不敏感。

二、脊柱化脓性感染

【典型病例】

患者，女，69 岁，背部疼痛伴双下肢无力（图 8-13）。

【临床概述】

脊柱化脓性感染是一种累及脊柱、椎间盘及椎旁软组织的细菌性感染，致病菌多为金黄色葡萄球菌或大肠杆菌。患者多伴有糖尿病、肾衰竭及肝硬化等慢性消耗性疾病或免疫抑制状态。常见的感染途径包括血行播散、外伤及手术等。化脓性脊柱炎较四肢关节化脓性感染少见，约占所有骨髓炎的 4%，可累及任意脊柱节段，腰椎相对常见。

　　化脓性脊柱炎常急性起病，病程较短，临床常见持续高热、脊柱疼痛、活动受限及胸膜或腹膜刺激症状等表现。急性化脓性脊柱炎可在椎旁形成脓肿，并可进入椎管，压迫脊髓，产生脊髓压迫症状。当感染以破坏椎间盘为主时称为化脓性椎间盘炎。由于儿童椎间盘血供丰富，因此病原菌可直接经血行播散进入椎间盘，并随即引起邻近椎体破坏。而成人椎间盘缺乏血供，因此常认为发生于成人的椎间盘炎多是由脊柱外伤或椎间盘手术等导致病原菌带入椎间盘所引起的。化脓性椎间盘炎常表现为体温升高及病变部分剧烈疼痛等症状。椎间盘发生化脓性炎症时极易进入椎管，压迫脊髓，引起脊髓压迫症状。

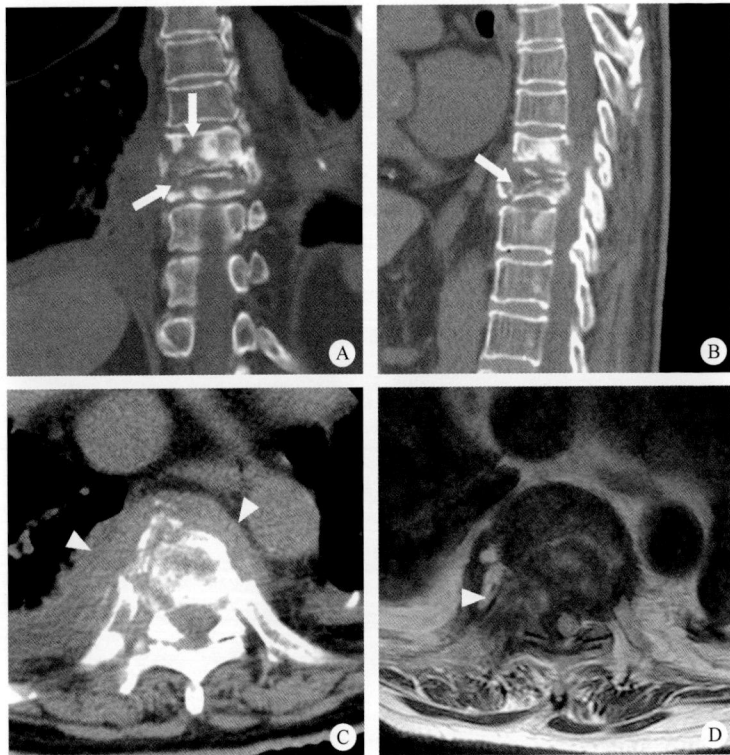

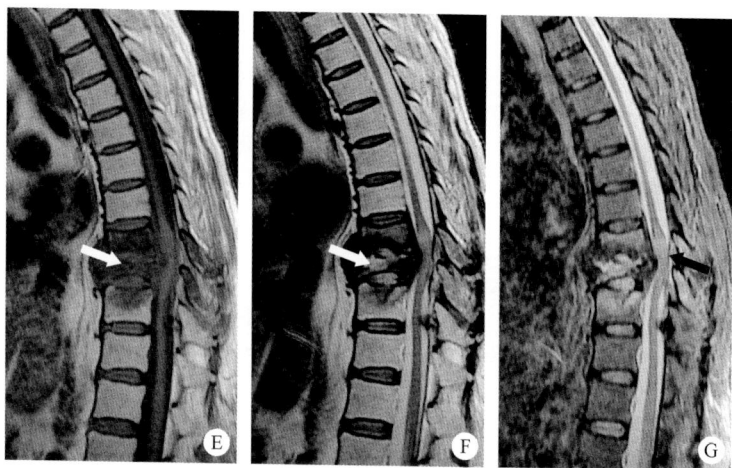

图 8-13 胸椎化脓性感染

A ～ C. 脊柱 CT 矢状位、冠状位重建及轴位图像，T_8 ～ T_9 椎体溶骨性骨质破坏（箭），椎体塌陷，累及 T_9 椎体右侧附件及邻近肋骨，椎旁脓肿形成（箭头）；D ～ G. 脊柱 MRI 轴位 T_2WI 和矢状位 T_1WI、T_2WI、T_2WI 抑脂图像，T_8 ～ T_{10} 椎体骨质破坏呈 T_1WI 低信号、T_2WI 高信号及低信号（箭），椎旁见 T_2WI 高信号小脓腔（箭头），T_8 ～ T_9 水平脊髓受压（黑箭），呈 T_2WI 稍高信号

【影像表现】

1. X 线表现　病变早期 X 线平片上常无骨质破坏表现。发病 2 周后可见椎体骨质破坏，多表现为终板及终板下骨质的虫蚀状破坏，椎体皮质旁可见骨膜新生骨；病变累及椎体附件相对少见；病变累及椎间盘时可见椎间隙变窄。病变晚期，椎体骨质破坏周围可见骨质增生、硬化，骨桥形成，可出现椎体塌陷及骨性融合。化脓性感染广泛者可出现椎旁软组织肿胀，颈椎感染时表现为咽后壁增厚，胸椎感染时可见椎旁软组织梭形增厚，腰椎感染时则表现为腰大肌肿胀。

2. CT 表现　椎体化脓性感染早期骨质破坏呈多发虫蚀状，边缘模糊；随着病变进展，骨质破坏区逐渐增大、融合，边缘逐渐清晰，周围出现骨质增生、硬化。椎间盘被破坏时表现为密度减低，相邻椎体终板骨质破坏并伴有椎间隙狭窄。椎旁软组织受累表现为椎旁软组织肿胀增厚，脂肪间隙模糊消失，椎旁脓肿常表现为厚壁小脓腔形成，CT 增强扫描可见脓肿边缘环形强化。

3. MRI 表现　病变早期椎体内即可出现骨髓水肿，在 T_2WI 抑脂像上呈弥漫性高信号。椎体骨质破坏呈斑片状 T_1WI 低信号、T_2WI 稍高信号；随着病变进展，椎体破坏加重，呈片状混杂 T_1WI 稍低信号、T_2WI 稍高信号。骨质增生、硬化 MRI 各序列均呈低信号。椎间盘受累表现为椎间盘变形、破坏，其内见点片状或团片状 T_1WI 低信号、T_2WI 高信号，椎间隙变窄。椎旁软组织肿胀表现为 T_1WI 等信号、T_2WI 混杂高信号；椎旁脓肿形成时 T_1WI 呈等信号或低信号、T_2WI 呈高信号。增强扫描时破坏的椎间盘、肿胀的椎旁软组织及椎旁脓肿壁可见强化。

【鉴别诊断】

脊柱化脓性感染常需与脊柱结核进行鉴别。脊柱化脓性感染急性起病，病情进展迅速，临床表现为持续高热及剧烈疼痛；骨质破坏及椎间盘受累出现较早，跳跃性病灶不常见；骨质硬化较结核多见；椎旁脓肿较局限，软组织钙化少见。而脊柱结核常起病隐匿，病程较长，临床常有乏力、低热、盗汗等症状；局部侵袭性较弱，但持续时间长；骨质破坏及椎间盘受累出现较晚，但范围较广，跳跃性病灶常见；常见骨质塌陷伴脊柱畸形；软组织受累及椎旁脓肿更常见，受累软组织内可见钙化。

【重点提醒】

脊柱感染最严重的并发症是硬膜外蜂窝织炎或脓肿，常伴有糖尿病或免疫抑制状态，可引起病情迅速恶化，需要紧急手术减压、排脓。MRI 能很好地显示病变范围及硬膜、脊髓受压情况。蜂窝织炎表现为模糊 T_2 高信号，而脓肿则表现为具有脓肿壁的水样信号。增强扫描后脓液不强化，脓肿壁及蜂窝织炎区域可见强化。

【影像检查策略】

X 线平片诊断早期脊柱化脓性感染的敏感度和特异度都很低，常不能显示骨质破坏。CT 检查对于诊断脊柱化脓性感染敏感，其影像学改变明显早于 X 线检查。CT 能更清晰地显示骨质破坏、椎旁脓肿、椎管大小变化，对死骨及病理性钙化的显示更优于 X 线平片，同时在辅助鉴别脊柱化脓性感染与结核时也发挥着重要作用。MRI 是目前诊断脊柱化脓性感染的首选影像学检查方法。在 MRI 上，脊柱化脓性感染病变的出现早于 X 线平片及 CT，在疾病早期即可清晰显示受累椎体、椎间盘及椎旁软组织的异常信号改变，特别是在显示感染累及软组织方面更具有优势。

第六节　脊柱常见肿瘤

一、脊柱血管瘤

【典型病例】

患者，女，49 岁，无明显症状（图 8-14）。

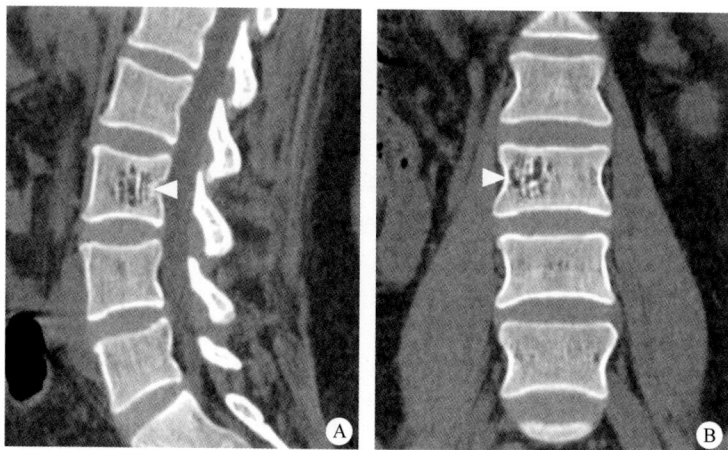

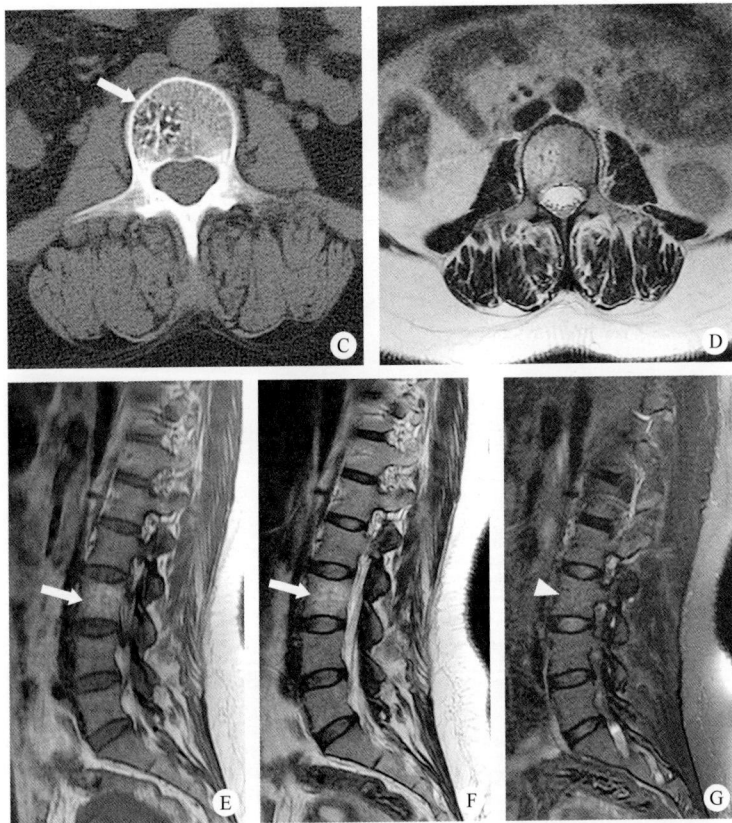

图 8-14　脊柱血管瘤

A～C. 脊柱 CT 矢状位、冠状位重建及轴位图像，L_3 椎体内低密度影，轴位示病变内粗大的点状高密度骨小梁（箭），矢状位及冠状位病变呈栅栏状改变（箭头）；D～G. 脊柱 MRI 轴位 T_2WI 及矢状位 T_1WI、T_2WI 及 T_2WI 抑脂图像，L_3 椎体内血管瘤呈 T_1WI 及 T_2WI 稍高信号（箭），其内粗大的骨小梁呈低信号，T_2WI 抑脂像病变信号减低（箭头）

【临床概述】

脊柱血管瘤是常见的脊柱良性肿瘤，占脊柱原发肿瘤的2%～3%，多见于青壮年，女性多于男性。脊柱血管瘤多见于胸椎，其次是腰椎及颈椎。病变可单发或多发，常累及椎体，累及椎体附件相对较少，1%～2%的病例可累及椎管。脊柱血管瘤组织学上主要分为海绵状血管瘤、毛细血管瘤和静脉血管瘤，其中以海绵状血管瘤最常见，它由发育成熟的血管内皮细胞构成薄壁血管，管腔宽大，血流缓慢。临床上大多数脊柱血管瘤患者无症状，多为偶然发现。少数患者可出现局部疼痛，当肿瘤向后生长突入椎管时，可引起脊髓和神经根压迫症状。

【影像表现】

1. X线表现　脊柱血管瘤X线典型表现为栅栏状改变，这是由于水平的非承重骨小梁被吸收，而垂直的骨小梁代偿增粗，纵行排列呈栅栏状。病变可位于椎体中心或偏于一侧，较大的血管瘤可累及整个椎体，甚至使椎体膨大，椎管变窄。

2. CT表现　典型表现为椎体骨松质内低密度病变，内见散在粗大的点状高密度骨小梁影，矢状位或冠状位重建图像上病变呈栅栏状改变。骨小梁减少、增粗，形成致密圆点状影或粗细网眼征象是脊椎血管瘤的特征性表现。椎体破坏严重时可出现压缩骨折。椎间盘一般保持正常。CT增强扫描病变强化轻微，与肿瘤的多血管性不相称，由对比剂弥散至血池所致。

3. MRI表现　椎体血管瘤内含有脂肪成分，因此在T_1WI呈高信号，增粗的骨小梁在T_1WI上与周围脂肪组织相比呈相对低信号；血管瘤在T_2WI上亦呈高信号。血管瘤内的脂肪含量与血管多少有关，多血管性肿瘤中脂肪较少，在T_1WI上可呈低信号。增强扫描病变可呈网格样强化。

【鉴别诊断】

1. 骨质疏松　各种原因引起的骨质疏松皆可在椎体上呈现垂直

的条纹影像。椎体骨质疏松多见于中老年女性，常弥漫发生于各个椎体，当引起椎体骨折时表现为双凹形或楔形改变，X线与CT检查无典型栅栏样改变，增强扫描椎体无强化。

2. 脊柱转移瘤　血管瘤累及椎弓根时需与转移瘤所导致的骨质破坏相鉴别。脊柱转移瘤常有原发病史，患者发病年龄较大，临床症状明显。X线及CT主要表现为溶骨性骨质破坏，边界不清，无栅栏状及网眼状表现，椎体骨皮质受侵及软组织肿块常见。

3. 骨髓瘤　椎体的单发性骨髓瘤可呈局限性溶骨性病变，并有一定程度膨大，骨髓瘤病变内虽有骨小梁残存，但无栅栏状骨小梁影像。

【重点提醒】

通常认为椎体血管瘤内脂肪组织含量与其侵袭性成反比，即脂肪组织越多，侵袭性越弱；脂肪组织越少，侵袭性越强。对于侵袭性血管瘤，MRI表现为 T_1WI 低信号、T_2WI 高信号，这对于判断血管瘤预后有一定意义。

【影像检查策略】

X线平片可显示典型椎体血管瘤的栅栏状改变，但对于范围较小的病变多不能显示。CT可以有效评价椎体内血管瘤的骨质改变，在冠状位及矢状位图像上可表现为典型的栅栏状改变，而在轴位图像上表现为典型的网眼状改变。MRI可以更好地显示较小的血管瘤，同时MRI还可以更好地评价病变的脂肪成分、椎管狭窄及脊髓受压的程度和范围。

二、骨母细胞瘤

【典型病例】

患者，女，50岁，背部疼痛伴胸闷（图8-15）。

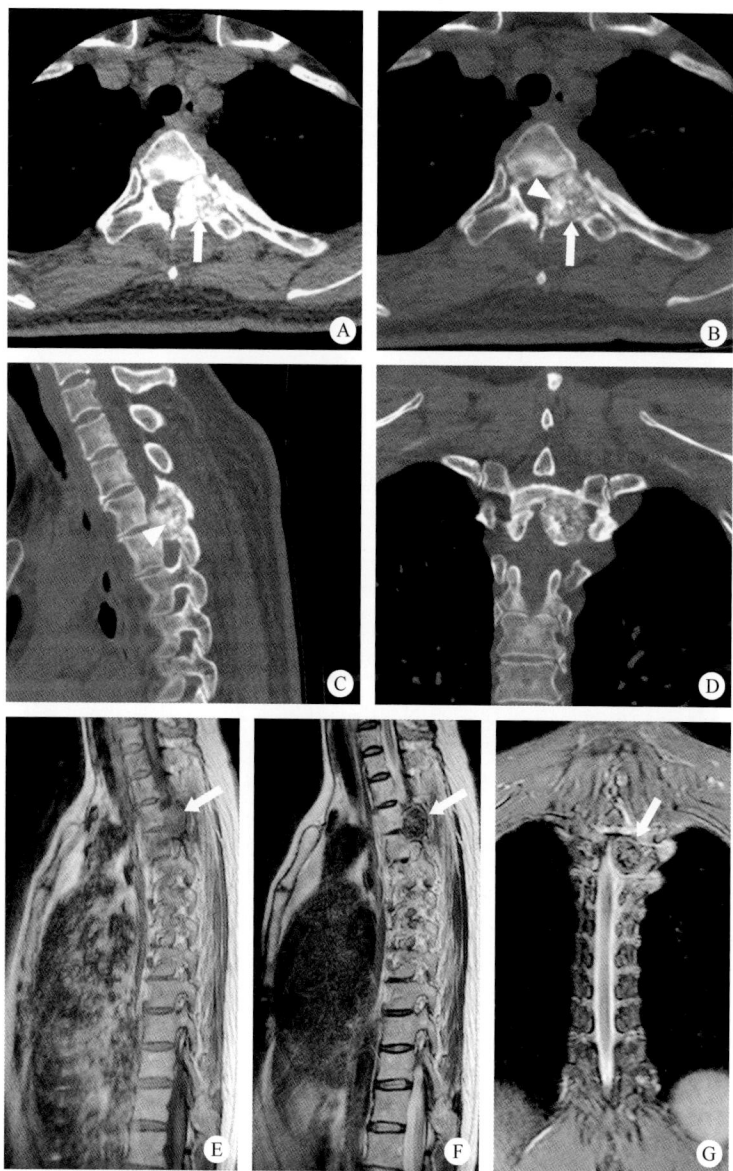

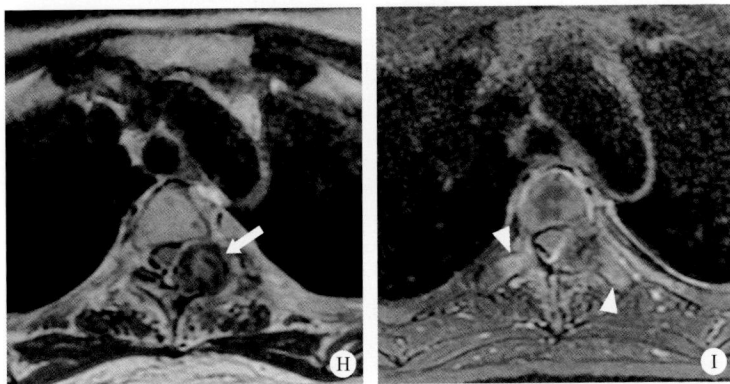

图 8-15 脊柱骨母细胞瘤

A～D. 脊柱 CT 轴位及矢状位、冠状位重建图像，T_3～T_4 椎体左侧附件肿块，膨胀性骨质破坏，边界清晰（箭），病变内见钙化及骨化（箭头）；E～I. 脊柱 MRI 矢状位 T_1WI、T_2WI，冠状位 T_2WI 抑脂图像，轴位 T_2WI、T_2WI 抑脂图像，病变呈 T_1WI 稍低信号、T_2WI 低信号（箭），T_2WI 抑脂像示邻近骨质斑片状高信号（箭头）

【临床概述】

骨母细胞瘤亦称成骨细胞瘤，约占原发性骨肿瘤的 1%，发生于脊柱者约占全部骨母细胞瘤的 40%，好发于 20～30 岁患者，男性多见。病变多发生于腰椎及胸椎，常见于椎体附件，仅累及椎体的少见，病变直径常在 1.5～2cm 甚至 2cm 以上。临床症状常表现为局部钝痛，活动时可引起放射痛，休息后缓解，夜间无加重，使用水杨酸后症状无缓解，病变严重者可出现神经压迫症状。骨母细胞瘤组织学特征与骨样骨瘤相似，主要由成骨细胞瘤巢和纤维血管基质组成，成骨细胞可产生骨样组织和编织骨，同时血管较为丰富，常有较多反应性巨细胞。组织学上分为良性及侵袭性骨母细胞瘤，侵袭性骨母细胞瘤的肿瘤细胞更为密集，成骨细胞肿胀饱满，可呈浸润式多中心生长。

【影像表现】

1. X 线表现　典型表现为椎体附件内局限性膨胀性溶骨性骨质破坏，边界清晰，骨质破坏区内可见斑点状、条片状骨化及钙化，病变边缘常见薄壳状骨质硬化缘，较有特征。

2. CT 表现　椎体附件内孤立性类圆形或不规则形骨质破坏，呈膨胀性改变，骨皮质可受累不连续，病变内部见斑点状、条片状骨化及钙化，边缘可见薄壳状骨质硬化缘，病变局部可形成软组织肿块，增强扫描时病变可出现不均匀强化。当病变骨质破坏区出现边缘模糊、病灶内钙化或骨化影减少时提示有恶变可能。

3. MRI 表现　典型表现为 T_1WI 稍低信号或等信号、T_2WI 等信号或低信号；病变内骨化及钙化表现为 T_1WI 等信号或低信号，T_2WI 低信号；病变边缘骨质硬化表现为 T_1WI 及 T_2WI 环状低信号；病变周围骨髓及软组织水肿表现为 T_2WI 高信号，称为"耀斑现象"；增强扫描可见病变及周围组织明显强化。

【鉴别诊断】

1. 骨样骨瘤　好发于长骨骨干，发生于脊柱者多见于附件。但骨样骨瘤病灶直径常 < 2cm，病变膨胀性不明显而周围骨质增生、硬化明显，临床常表现为夜间疼痛加剧，服用水杨酸后症状缓解。

2. 骨巨细胞瘤　好发于长骨骨端，亦可发生于椎体，呈溶骨性膨胀性骨质破坏。骨巨细胞瘤多以椎体为中心，病变内一般无骨化或钙化病灶，可见残存骨嵴，边缘常无骨质硬化改变。

3. 动脉瘤样骨囊肿　发生于椎体者多以附件为中心，呈溶骨性膨胀性骨质破坏。但动脉瘤样骨囊肿内无实性成分，骨化及钙化少见，可见特征性的液 - 液平面。

【重点提醒】

骨母细胞瘤在早期未成熟时由于富含结缔组织基质和类骨质，T_1WI 多呈低信号，T_2WI 呈等信号至稍高信号。当肿瘤成熟时类骨质逐渐矿化，在 T_1WI 及 T_2WI 上多呈低信号。少数病变可因骨化不够成熟或含钙量较低而在 T_1WI 上呈中等信号。部分骨母细胞瘤内可继发动脉瘤样骨囊肿样改变，在 MRI 上可见含液 - 液平面的囊腔形成。

【影像检查策略】

X 线平片可以显示病变，但病变本身为高密度，与周围骨质不易分辨，易漏诊。CT 能清楚地显示病变的破坏程度、范围及其与周围组织的毗邻关系，有利于手术方案的制订。而 MRI 在分析骨内及骨外反应性改变、周围软组织和椎管受侵程度及神经压迫方面有优势。

三、转 移 瘤

【典型病例】

患者，男，70 岁，确诊肺癌 1 年余，胸背部疼痛（图 8-16）。

【临床概述】

脊柱最常见的肿瘤是转移瘤。脊柱转移瘤多见于 40 岁以上中老年人，男性多于女性。脊柱是转移瘤的好发部位，多发生于胸腰椎，少数病例可累及颈椎。肿瘤常累及多个椎体，且主要累及椎体的后部及邻近椎弓根，少数病变仅累及椎体或附件。最常见的转移途径

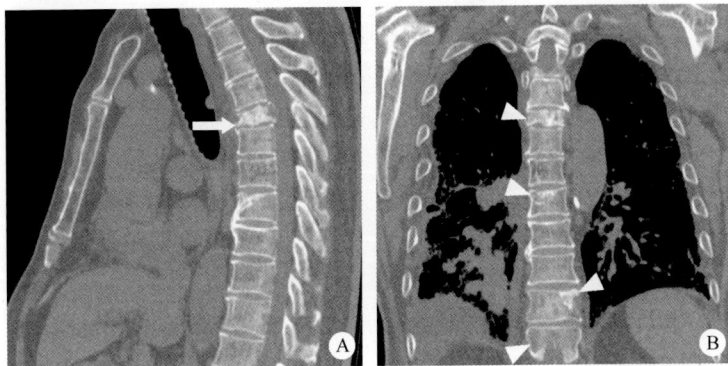

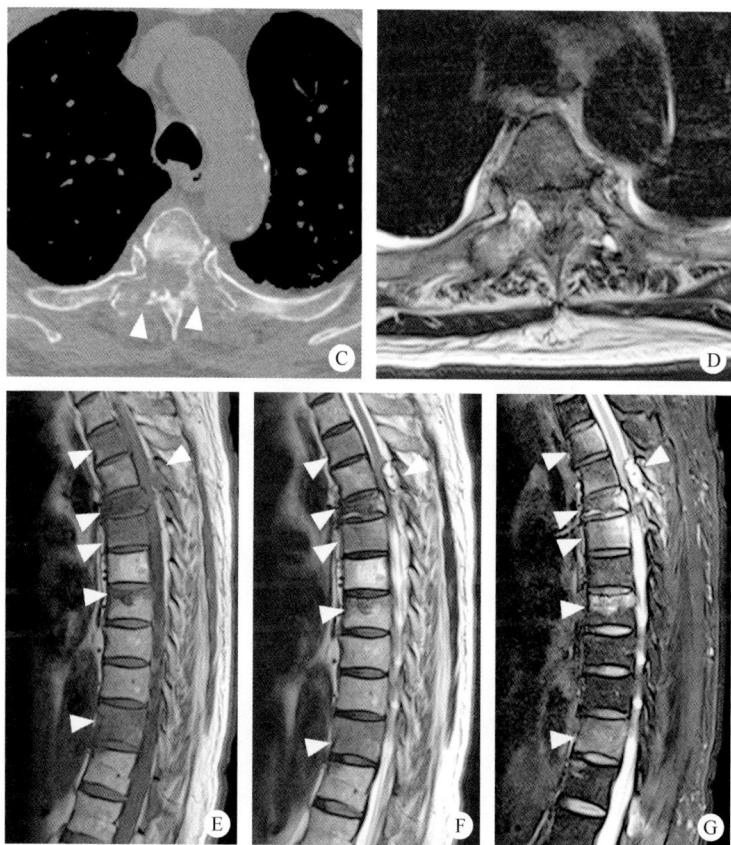

图 8-16　脊柱转移瘤

A～C.脊柱 CT 矢状位、冠状位重建及轴位图像，多个椎体及附件见不规则骨质破坏区（箭头），部分病灶密度稍高，T_5 椎体病理性骨折（箭），椎间隙不窄；D～G.脊柱 MRI 轴位 T_2WI、矢状位 T_1WI、T_2WI 及 T_2WI 抑脂图像显示椎体及附件骨质破坏（箭头），T_1WI 呈低信号、T_2WI 呈稍低信号，T_2WI 抑脂像呈不均匀高信号，椎间盘未见受累为血行转移。其原因，一方面是由于脊柱是富含红骨髓的区域，红骨髓的毛细血管网便于肿瘤栓子的生长；另一方面是由于脊椎静脉系统有广泛的静脉分支，与前列腺、乳腺、肾及甲状腺的静脉引流相通，且血流速度很慢，甚至可以停滞或逆流，肿瘤栓子易生长。原发肿瘤转移至骨内可引起成骨性或溶骨性骨质破坏。成骨性转移多见于前列腺癌及乳腺癌，溶骨性转移多见于肺癌、乳腺癌、肾癌、甲状腺癌、结肠癌等，混合性转移多见于乳腺癌、肺癌及胃肠道肿瘤等。脊柱转移瘤早期可无症状，随着肿瘤生长引起局部疼痛且逐渐加重，病变进一步进展可引起病理性骨折，脊髓及神经根受压。

【影像表现】

1. X线表现　溶骨性转移常表现为多发性单纯溶骨性骨质破坏。早期在椎体内呈虫蚀状骨质破坏，进而逐渐扩大并融合成大片状骨质破坏区，边缘不规则，周围无硬化；病变可侵犯骨皮质，但很少出现骨膜反应；病变常伴发病理性骨折，表现为椎体压缩变扁，椎间隙通常无狭窄。成骨性转移常表现为椎体内斑点状或结节状高密度影，偶尔致密如象牙质样。混合性转移则具有溶骨和成骨两种特性，可在同一椎体或不同椎体内同时出现溶骨性及成骨性病灶。

2. CT表现　溶骨性转移表现为椎体内大小不等的不规则低密度骨质破坏区，无硬化边，肿瘤可突破骨皮质向椎体外生长，病灶内可含有软组织成分，增强扫描可见不均匀强化。成骨性转移则表现为斑片状或结节状高密度区，边缘可清晰或模糊。混合性转移的骨质破坏呈高、低混合密度区。椎体转移瘤可呈跳跃式分布，易累及椎弓根，椎体可塌陷变扁，椎间盘通常不受累。

3. MRI表现　溶骨性转移时，T_1WI上骨髓组织被低信号的软组织取代，表现为大小不等的类圆形或不规则形低信号区，边缘较清晰；T_2WI上转移瘤的信号通常较周围正常骨髓组织略高，呈稍高或高信号，T_2WI抑脂像上呈高信号；增强扫描肿瘤可见强化。成骨性转移时，病变在T_1WI及T_2WI上均表现为低信号。

【鉴别诊断】

1. 脊柱结核 表现为椎体内多发斑片状或虫蚀状溶骨性骨质破坏，但脊柱结核常累及相邻两个椎体，累及附件相对少见，骨质破坏区内可见死骨，边缘常可见骨质硬化，同时脊柱结核常累及椎间盘造成椎间隙变窄或消失，并且常出现椎旁软组织肿胀及寒性脓肿。此外，脊柱结核患者在临床上多有结核病史及相应临床表现。

2. 骨髓瘤 单发或多发骨髓瘤可表现为椎体溶骨性骨质破坏，骨质破坏不累及椎间盘且可发生椎体病理性骨折。但骨髓瘤常累及椎体而附件受累相对少见，并且骨髓瘤多在骨质疏松的基础上伴穿凿样骨质破坏，破坏区边界较为清晰。此外，骨髓瘤核素骨扫描检查常呈阴性。实验室检查可见特征性的尿本周蛋白阳性。

【重点提醒】

椎体压缩骨折是椎体转移瘤的一种常见表现，仅从 X 线平片上常难以区分良恶性椎体压缩骨折，但仍有一些重要的诊断线索可提供帮助。仅发生于颈椎和上胸椎的良性压缩骨折罕见，这些部位出现压缩骨折时应考虑肿瘤的可能性。MRI 有利于鉴别良恶性压缩骨折。当压缩骨折在 T_1WI 上整个椎体脂肪信号保留且 T_2WI 上无高信号、增强扫描骨折平面可见水平带状强化区时，常提示良性骨质疏松性骨折。当压缩骨折可见硬膜外肿块、T_1WI 上整个椎体及椎弓根被低信号取代且在 T_2WI 上呈高信号、增强扫描呈不均匀强化时，常提示为恶性椎体压缩骨折。

【影像检查策略】

X 线平片能显示受累椎体的异常骨质改变，但在转移瘤早期病灶较小时，X 线平片检查常呈阴性。CT 对于病变的显示远较 X 线平片敏感，常在患者并无骨痛症状或常规检查阴性时即可发现病灶，同时 CT 在显示骨皮质破坏及成骨转移方面优于 MRI。MRI 是疑似骨转移病灶的首选检查方法，同时 MRI 对于转移病灶的检出及病变范围的评估要优于 X 线平片和 CT。核素骨扫描为全身检查，且具有较高的敏感度，可以作为首选检查方法。然而，核素骨扫描的特异度相对较低，因此对于核素骨扫描无法诊断的病变需要行 CT 及 MRI 检查鉴别。

四、多发性骨髓瘤

【典型病例】

病例一　患者，男，78 岁，腰背部疼痛，确诊多发性骨髓瘤 1 周（图 8-17A ～ D）。

病例二　患者，男，71 岁，腰背部疼痛（图 8-17E ～ G）。

【临床概述】

骨髓瘤是起源于骨髓浆细胞的一种原发性恶性肿瘤，少数发生于骨外。肿瘤可在多处骨骼发病，每一处骨骼内又可出现多个病灶，故常称为多发性骨髓瘤（multiple myeloma），少数病变可单发，称为浆细胞瘤。脊柱是多发性骨髓瘤最常见的累及部位，约半数以上

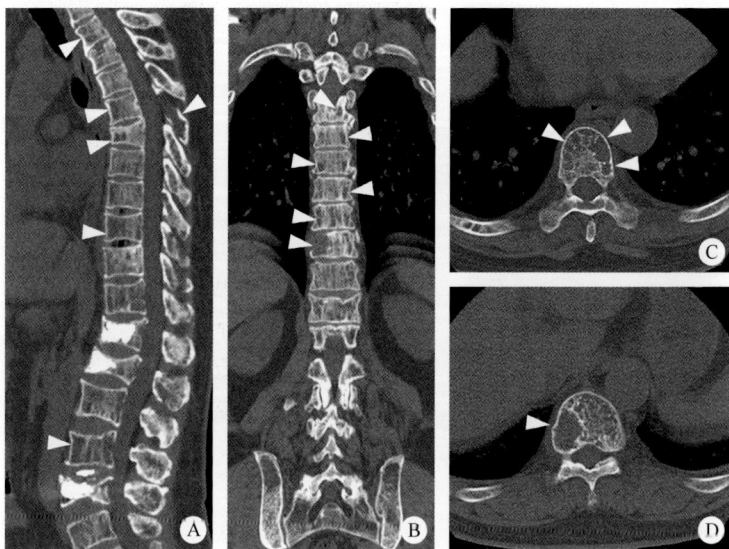

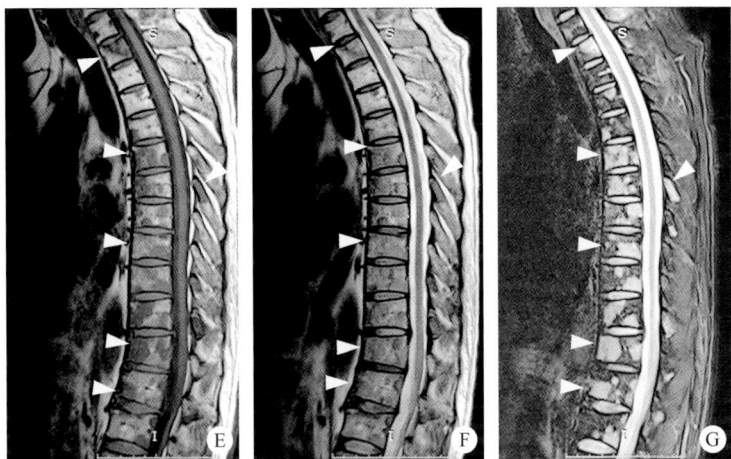

图 8-17　多发性骨髓瘤

A ～ D. 病例一，脊柱 CT 矢状位、冠状位重建及轴位图像，多个椎体内见低密度溶骨性骨质破坏区（箭头），部分病灶累及附件，边界清晰、锐利，部分椎体见病理性骨折；E ～ G. 病例二，脊柱 MRI 矢状位 T_1WI、T_2WI 及 T_2WI 抑脂图像，多个椎体及部分附件内异常信号（箭头），病灶呈 T_1WI 低信号、T_2WI 等信号或稍低信号，在 T_2WI 抑脂像上呈高信号，边界清晰

病例累及脊柱，一般为多发性。好发年龄为 40 ～ 70 岁，40 岁以下者少见，男性多见。典型的镜下病理表现为骨髓内大量浆细胞增殖浸润，骨髓瘤细胞大小不等、形态不一，成堆出现。肿瘤间质少而血管丰富，可见胞质内包涵体；部分病变中可见不同程度的骨髓纤维化。常见临床症状为骨痛，起初为轻度、间歇性疼痛，无特异性，之后发展为持续剧烈疼痛。实验室检查对诊断有一定帮助。血液检查可提示贫血，因骨质破坏可导致血钙浓度升高。骨髓检查可见骨髓增生并出现骨髓瘤细胞。50% ～ 80% 的病例尿液中含本周蛋白。

【影像表现】

1. X 线表现　多发性骨髓瘤好发于胸椎、腰椎，常多个椎体受累，典型表现为椎体内多发性穿凿样溶骨性骨质破坏区，呈斑点状至大片状，边缘清晰锐利，无硬化边，很少出现骨膜反应及新生骨形成。穿凿样病变可不断扩大、融合，形成广泛的骨质破坏，常引起椎体塌陷。病变晚期可破坏椎体后部附件，但不侵犯椎间盘。

2. CT 表现　椎体内多发性小圆形低密度溶骨性骨质破坏区，也可累及椎弓根，病灶边界清晰、锐利，很少见硬化边。病灶较大时可导致椎体呈中空改变，骨质破坏严重可发生椎体塌陷。若病变穿透骨皮质，可侵及周围软组织，并可见软组织肿块向后突入椎管、压迫脊髓。增强扫描可显示软组织肿块强化。

3. MRI 表现　多发性骨髓瘤在 T_1WI 上呈低信号，与周围高信号的骨髓形成良好对比，在 T_2WI 抑脂像上呈高信号。病变在 MRI 上可呈多种表现：当骨髓内仅有少量浆细胞散在浸润而脂肪细胞未受明显破坏时，MRI 信号无明显变化；当骨髓内脂肪细胞被肿瘤细胞浸润时，表现为椎体内局灶性或弥漫性 T_1WI 低信号、T_2WI 高信号；当肿瘤细胞聚集成颗粒状并散在分布于骨髓腔内时，在 T_1WI 上表现为弥漫性点状或颗粒状黑白相间的混杂信号，即"胡椒盐征"。增强扫描病灶可呈显著强化。

【鉴别诊断】

1. 转移瘤　常表现为多发性骨质破坏，但转移瘤的骨质破坏常同时累及附件及椎体，病变多大小不一、边缘多不规则，且病变常呈跳跃性分布。结合临床原发肿瘤病史及实验室检查有助于鉴别诊断。

2. 骨质疏松　多发性骨髓瘤在 X 线平片甚至 CT 上可仅表现为骨质疏松，并且多发性骨髓瘤与骨质疏松均可表现为骨痛。然而，骨质疏松在 T_2WI 上通常不会出现异常高信号，有助于进行鉴别。此外，骨质疏松患者实验室检查通常无贫血、血钙浓度升高及尿本周蛋白阳性等表现。

【重点提醒】

（1）多发性骨髓瘤很少出现成骨性病变，即骨破坏区周围边缘骨质硬化或呈弥漫性骨质硬化，但进行化疗、放疗后，有时可发生骨质硬化改变。

（2）多发性骨髓瘤在 X 线平片上可仅表现为骨质疏松，此时肿瘤虽占据髓腔但未累及骨质，骨质外形正常，也可引起椎体塌陷，此型病理特点为骨髓内广泛性浆细胞增生。X 线表现难以同老年性或绝经后骨质疏松相鉴别，MRI 检查有助于鉴别诊断。

（3）有些骨髓瘤在 T_1WI 上呈弥漫性均匀等信号，通常容易漏诊，T_2WI 抑脂像或 DWI 上病灶信号增高有助于诊断。

【影像检查策略】

X 线平片可以显示多发性骨髓瘤的骨质异常改变，但敏感度较低，常会出现假阴性结果。CT 检查敏感度高于 X 线平片，能够显示更多 X 线平片无法显示的小病灶，此外对肿瘤累及的范围、是否破坏骨皮质及破入软组织等方面的显示也均优于 X 线平片。MRI 对骨髓瘤病变的检出敏感，仅少数病变与骨髓呈等信号而难以发现。MRI 对骨内、外病变侵犯范围的显示也更为清晰。

五、脊　索　瘤

【典型病例】

患者，女，68 岁，骶尾部疼痛伴麻木（图 8-18）。

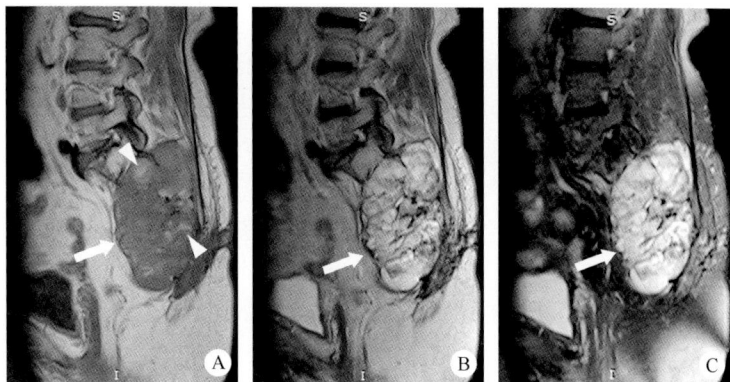

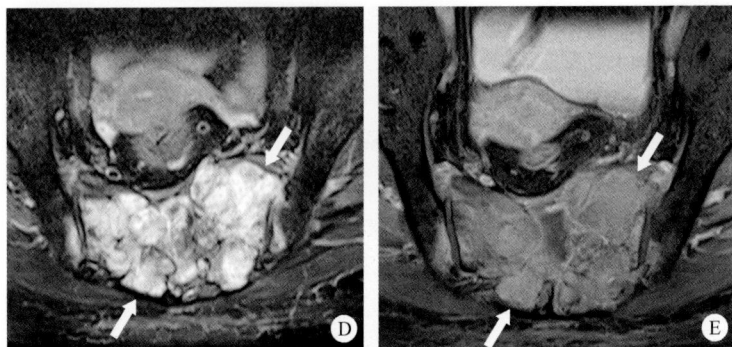

图 8-18　脊索瘤

A ～ D. 脊柱 MRI 矢状位 T_1WI、T_2WI、T_2WI 抑脂及轴位 T_2WI 抑脂图像，S_2 水平以下骶骨膨胀性骨质破坏，局部形成软组织肿块（箭），T_1WI 以低信号为主、内散在斑片状高信号（箭头），T_2WI 以不均匀高信号为主，内散在条片状低信号，病变向前突入盆腔并略压迫直肠；E. 脊柱增强 MRI 轴位图像，病变呈不均匀中度强化（箭）

【临床概述】

脊索瘤（chordoma）是一种少见的起源于残存脊索组织的低度恶性肿瘤，约占原发骨肿瘤的 2.4%。脊索瘤可发生于任何年龄，发生于骶尾部者以 50 ～ 60 岁多见，男性多于女性。脊索瘤好发于躯干中轴骨的两端，其中约 55% 发生于骶尾部（好发于下部骶椎），约 35% 发生于蝶枕部（好发于斜坡），约 10% 发生于脊柱其他椎体（C_2 椎体多见）。脊索瘤大体上呈凝胶状、质软，有或无纤维包膜，切面可见肿瘤由纤维组织分隔成小叶状，瘤内可有出血、囊变、钙化及骨组织。镜下可见特征性的细胞质内含有黏液的细胞即空泡细胞，肿瘤细胞间可见大量黏液样间质，并由纤维血管间隔分隔成多小叶状。免疫组织化学显示 S-100 蛋白、细胞角蛋白（CK）、上皮膜抗原（EMA）、波形蛋白（Vimentin）呈阳性。脊索瘤生长缓慢，其生物学行为特征为多次复发，肿瘤晚期可发生远处转移，可经血行转移至肝、肺或经淋巴转移。发生于骶尾部或椎体的患者常由于肿瘤局部膨大而引起压迫症状，肿瘤可向前压迫腹内器官，刺激直肠及膀胱等引起相应症状，亦可压迫脊髓及马尾神经产生相应症状。

【影像表现】

1. X线及CT表现 骶尾部脊索瘤多位于中线部位，表现为下部骶椎内膨胀性溶骨性骨质破坏，边缘可有轻度硬化，局部可见分叶状低密度软组织肿块，其内可见点片状高密度影，为破坏残余骨或肿瘤内钙化。肿瘤边界常较清晰，增强扫描肿瘤边缘可见部分明显强化，肿瘤中心呈轻度强化。肿瘤进一步发展可向前侵及盆腔。

2. MRI表现 肿瘤在T_1WI上呈等或低信号，伴有出血时可呈高信号，在T_2WI上呈等或高信号，肿瘤内残余骨片或钙化呈斑片状低信号。增强扫描可见肿瘤不均匀中度或明显强化，多呈"蜂窝状"，部分肿瘤内含有大量黏液样物质或出现明显坏死时，增强扫描可表现为轻度强化或无强化。

【鉴别诊断】

1. 骨巨细胞瘤 常表现为骶椎膨胀性溶骨性骨质破坏，但骨巨细胞瘤好发于上部骶椎，呈偏心性、皂泡样骨质破坏，骨质破坏区无钙化及骨化影，边缘无骨质硬化。

2. 转移瘤 溶骨性转移瘤可表现为骶椎的溶骨性骨质破坏，但脊柱转移瘤患者常有原发病史，病变常多发，呈跳跃式生长，骨质破坏多无膨胀性改变或膨胀性改变较轻，肿瘤内一般无钙化或碎骨片，周围无硬化边。

【重点提醒】

脊索瘤在MRI上多表现为混杂信号，这与肿瘤内常含有囊变、出血、残留骨质及钙化等多种成分有关。脊索瘤侵犯骶椎时，因肿瘤组织对含有钙化软骨的椎间盘组织的侵犯较晚，从而在X线或CT图像上可见肿瘤病灶内一个或数个横行的高密度影，称为"横板征"，在MRI上表现为低信号（图8-19）。

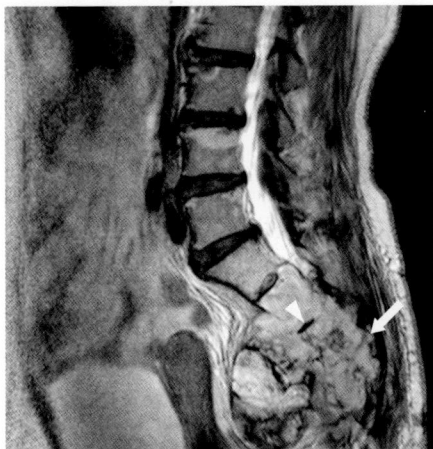

图 8-19　横板征

MRI 矢状位 T$_2$WI 图像，骶椎局部骨质破坏并软组织肿块形成（箭），病灶内见横行的
T$_2$WI 低信号（箭头），为尚未破坏的椎间盘组织，称为"横板征"

【影像检查策略】

　　CT 能够良好地显示脊索瘤的骨质破坏、瘤内钙化及残留骨片，以及骶孔增大和骨皮质变薄等改变。MRI 是诊断脊索瘤的首选影像学检查方法，可清晰显示脊索瘤的范围和生长方向，尤其对于肿瘤向椎管内及骶孔的侵犯、神经的压迫及向周围组织侵犯情况的显示更有优势。

（焦　晟　郭　锬）

第九章

骨与关节肿瘤和肿瘤样病变

第一节 概　　述

　　诊断骨肿瘤时，首先是对病变所在部位进行评估。骨骼依据形态可分为长骨、扁平骨、短管状骨及不规则骨。若病变位于长骨，还需进一步明确其是处于骨骺、干骺端还是骨干。其次借助 X 线片及 CT 观察以下征象：病灶形状、密度、成骨性 / 溶骨性改变、有无硬化边、内部分隔或钙化情况、邻近骨皮质变化、骨膜反应及相邻软组织的变化。再者利用 MRI 分析病变信号特征、邻近骨髓及软组织改变、增强扫描病变强化模式。最后结合患者的年龄、临床症状及实验室检查等综合诊断。

第二节　骨源性肿瘤

一、骨　　瘤

【典型病例】

　　病例一　患者，女，38 岁，发现颅部肿物 10 年，近 3 年自觉肿物增大（图 9-1A）。

　　病例二　患者，女，63 岁，罹患肺癌，行头部检查时偶然发现骨瘤（图 9-1B ～ D）。

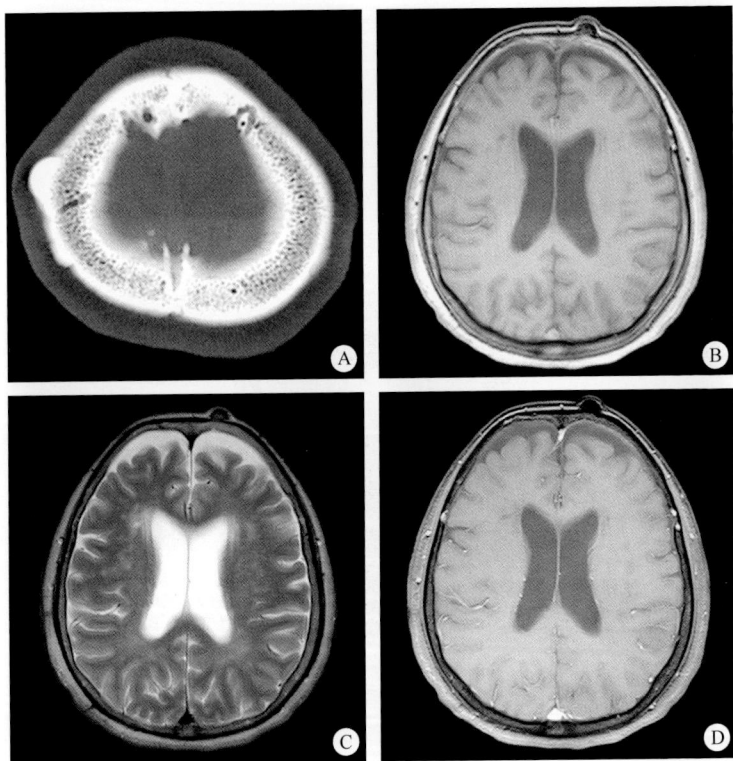

图 9-1 骨瘤

A. CT 骨窗，右侧顶骨半圆形骨性密度凸起；B ～ D. T₁WI、T₂WI、T₁WI 增强横轴位，
T₁WI、T₂WI 呈低信号，增强扫描未见明显强化

【临床概述】

骨瘤（osteoma）好发于颅面骨，额窦最多见，筛窦次之，是膜性成骨过程异常引起骨组织过度增殖所形成的一种良性肿瘤，常偶然发现，较大者可引起相应部位压迫症状。骨瘤也可发生于四肢骨和不规则骨的骨松质区，为骨内错位的骨皮质，称为骨岛或内生

骨瘤。

【影像表现】

1. X 线表现 表现为半球状、分叶状边缘光滑的高密度影。病变位于颅骨鼻窦壁或四肢骨表面，并大多凸出于骨表面；内部骨结构均匀致密，基底与颅骨外板或骨皮质相连。

2. CT 表现

（1）致密骨型：多见于扁骨，为凸出于骨表面的均匀高密度影，边缘光滑，与骨皮质密度相仿。

（2）骨松质型：周围呈高密度，中心呈磨玻璃密度，边缘光滑，基底与骨皮质相连。

（3）内生骨瘤：骨松质内高密度影，边缘见沿骨小梁走行的蟹爪样凸起。

3. MRI 表现 骨瘤 T_1WI 及 T_2WI 均呈边缘光滑的低信号，信号强度与骨皮质一致；增强扫描无强化；少部分骨瘤根据骨化程度的多少，T_2WI 也可呈混杂不均匀等或高信号；增强扫描无强化或轻度不均匀强化，邻近软组织信号正常。

【鉴别诊断】

1. 颅面骨骨化纤维瘤 需与颅面骨瘤相鉴别；前者表现为边界清晰的骨质破坏区，硬化环明显，内部见粗大骨嵴。

2. 成骨型转移瘤 需与骨岛相鉴别；前者有恶性肿瘤病史，表现为棉团样高密度结节，边界清晰，缺少蟹爪样边缘结构。

【影像检查策略】

骨瘤通常影像表现典型，CT 是诊断骨瘤最佳的影像学检查方法。

二、骨样骨瘤

【典型病例】

患者，男，17 岁，左胫骨肿物伴夜间疼痛 7 个月（**图 9-2**）。

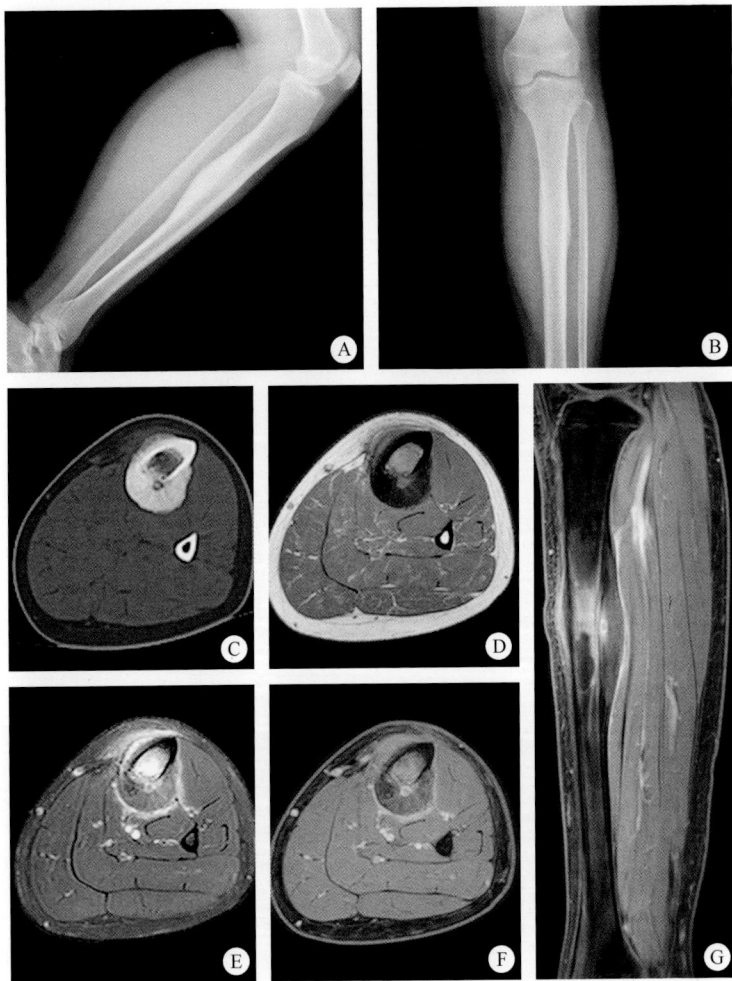

图 9-2　胫骨骨样骨瘤

A、B. X 线平片，胫骨中段骨皮质梭形增厚，髓腔狭窄；C. CT 骨窗，胫骨中段骨皮质不规则增厚，其内低密度区伴结节样钙化密度（"巢中带蛋"）。D～G. 横轴位 T_1WI、脂肪抑制 T_2WI、增强 T_1WI、矢状位增强 T_1WI，增厚的骨皮质呈 T_1WI 低信号、T_2WI 等信号，瘤巢呈 T_1WI 等信号、T_2WI 高信号，可见强化；瘤巢中钙化呈低信号；增强扫描可见骨髓腔内片状强化（骨髓水肿）和骨皮质表面线状强化（骨膜反应）

【临床概述】

骨样骨瘤（osteoid osteoma）是起源于成骨细胞的良性骨肿瘤，好发于青少年，男性多见。疼痛为其主要临床症状，以夜间疼痛为主，服用水杨酸类药物可缓解。发病部位多位于长管状骨骨干，以股骨及胫骨多见，发生于脊柱者多位于附件；根据瘤巢所在部位分为皮质型、松质型、骨膜下型、关节囊内型几种类型，其中皮质型最多见。

【影像表现】

1. X 线和 CT 表现　增厚的骨皮质内圆形或椭圆形低密度区（瘤巢），瘤巢中心出现钙化或骨化影，形成"巢中带蛋"，还可伴骨膜反应和周围软组织肿胀。CT 更易显示瘤巢和钙化，特别是对于脊柱等不规则骨内的病灶更具优势。

2. MRI 表现　瘤巢未钙化部分在 T_1WI 呈低至中等信号，T_2WI 呈高信号；钙化部分 T_1WI、T_2WI 均呈低信号；周围骨质增生、硬化表现为低信号。图像可见周围骨髓和软组织水肿。增强扫描瘤巢中央非钙化部分明显强化。

【鉴别诊断】

1. 应力性骨折　患者多有反复剧烈或长期运动史。此病好发于跖骨和胫腓骨，影像学检查中可见与骨皮质垂直或成角走行的低密度骨折线，伴有局部骨膜反应，严重时可导致皮质增厚；MRI 可以显示围绕低信号骨折线的不规则高信号骨髓水肿。

2. 硬化性骨髓炎　以骨内膜增厚、髓腔变窄或闭塞为特征，骨质破坏区一般无低密度破坏。患者多有反复感染病史，疼痛时服用水杨酸类药物无缓解。

3. 骨母细胞瘤　表现为囊状、膨胀性生长的骨质破坏区，内有钙化或骨化，周边骨质硬化明显，多无骨膜反应，可有软组织肿胀。骨样骨瘤常见于骨皮质，髓质部分膨胀性改变不明显，周围骨质增生、硬化显著，增强扫描强化程度较骨母细胞瘤低。一般将病灶长径＞ 1.5 ～ 2cm 的归为骨母细胞瘤，＜ 1.5 ～ 2cm 的归为骨样骨瘤。

【重点提醒】

（1）几乎所有骨样骨瘤患者，临床上均表现为夜间痛，且服用水杨酸类药物可缓解，如无上述症状诊断须慎重。

（2）在 MRI 上可见 T_2WI 高信号的骨髓水肿和软组织肿胀，切不可将其误诊为恶性肿瘤。

【影像检查策略】

"瘤巢"的确定是诊断骨样骨瘤的关键，薄层 CT 是目前显示瘤巢的最佳方法，尤其适用于脊柱内等解剖结构复杂的病例。MRI 在显示瘤周骨髓水肿和软组织肿胀等方面优于 X 线和 CT。

三、骨母细胞瘤

【典型病例】

患者，男，15 岁，右小腿活动后疼痛 1 个月（**图 9-3**）。

【临床概述】

骨母细胞瘤（osteoblastoma）又称成骨细胞瘤，为中间型肿瘤，部分具有侵袭性，属于较少见的原发性骨肿瘤（约占 1%），好发于 10～30 岁，男性患者稍多。病变最常见于脊柱，多数发生于脊柱附件，其次为长管状骨及手足骨。肿瘤常因压迫周围软组织、神经、血管而引起相关症状。

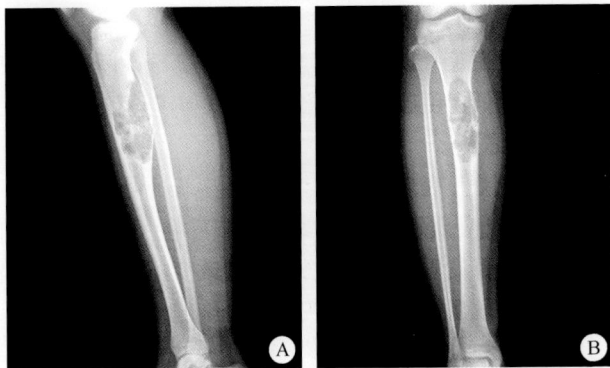

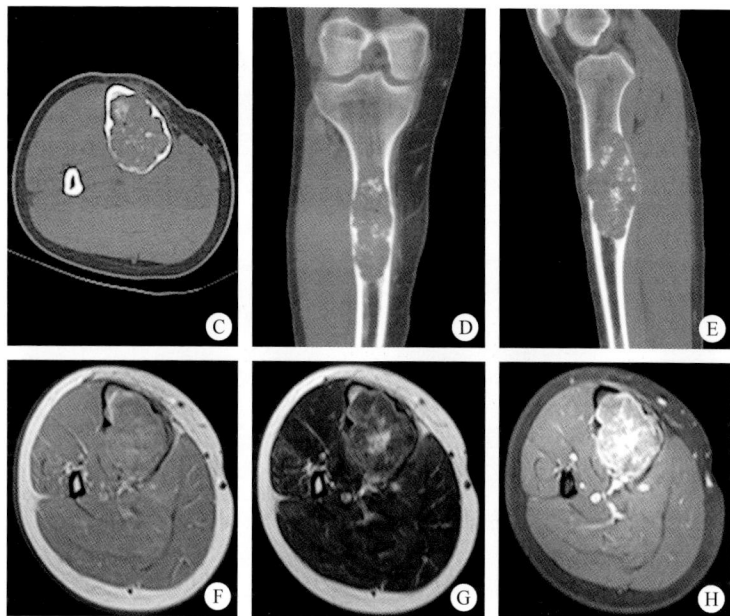

图 9-3　右胫骨骨母细胞瘤

A、B. X 线平片正位、侧位；C～E. 横轴位、冠状位、矢状位 CT，右侧胫骨可见膨胀性骨质破坏区，骨皮质变薄，病变内可见斑点状、斑片状高密度影；F～H. MRI 横轴位 T_1WI、T_2WI、T_1WI 增强，T_1WI 呈低信号、T_2WI 呈混杂稍高信号，增强扫描呈不均匀强化

【影像表现】

1. X 线表现　为局限性膨胀性骨质破坏，骨皮质变薄断裂，断裂处可有软组织肿块，病灶边缘可有厚薄不一的反应性骨质硬化；若肿瘤内可见斑点状或条索状钙化可进一步帮助诊断。

2. CT 表现　膨胀性溶骨性骨质破坏区，病变内见多发沙粒状钙化、骨化影，部分肿瘤内可见明确的软组织密度成分，部分病变边缘可见薄壳样骨质硬化。若病灶边界不清，钙化及骨化影模糊，骨皮质破坏、软组织肿块形成等提示肿瘤存在侵袭性。

3. MRI 表现 大多数病灶 T_1WI 呈低、等信号，T_2WI 根据骨化程度可呈不均匀混杂信号，增强扫描病灶呈中等程度以上的不均匀强化。钙化或骨化区在 T_2WI 上呈低信号，病变周围的硬化边在 T_1WI 及 T_2WI 上均表现为低信号环，一般骨膜反应不明显。继发动脉瘤样骨囊肿时，可形成含血囊腔（液 - 液平面）。

【鉴别诊断】

1. 软骨母细胞瘤 好发于青少年（10 ～ 20 岁），病变多位于长骨骨骺，呈圆形或卵圆形溶骨性破坏，部分肿瘤内含软骨基质成分，大多数有硬化边。

2. 骨肉瘤 侵袭性骨母细胞瘤需与骨肉瘤相鉴别。骨肉瘤发病年龄相对更低，病灶多位于干骺端，骨质破坏更明显，可见肿瘤骨及针状的骨膜反应，无硬化边，周围多有软组织肿块形成。

【重点提醒】

侵袭性骨母细胞瘤具有良性骨母细胞瘤的表现，但因其侵袭性强，病灶较良性骨母细胞瘤大，边界不清晰，常突破骨皮质（骨皮质不连续）形成软组织肿块。

【影像检查策略】

CT 检查可清晰准确地显示病变的部位、范围、大小、边界，在显示病灶内部细微结构、病灶的钙化或骨化、骨质破坏程度、有无软组织肿块及病变与周围组织的关系方面，明显优于 X 线平片。MRI 上该肿瘤的信号特征与其他骨肿瘤相比无明显特异性。

四、骨 肉 瘤

【典型病例】

患者，男，28 岁，6 个月前发现大腿远端肿物，有压痛、肿胀、局部瘙痒，近 2 个月自觉肿物明显增大（**图 9-4**）。

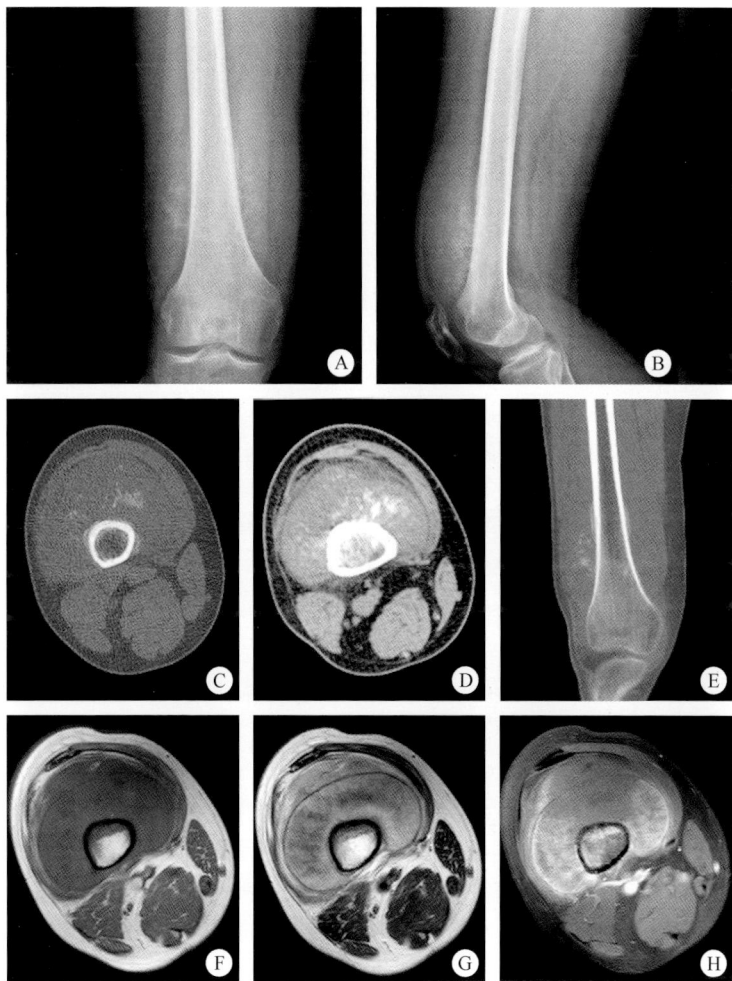

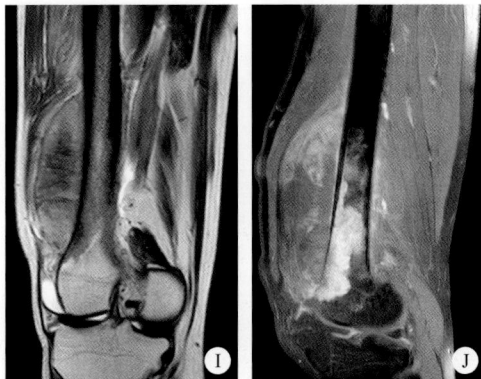

图 9-4 右股骨骨肉瘤

A～E. X 线平片、横轴位骨窗、软组织窗、冠状位骨窗 CT，股骨下段前侧骨皮质虫蚀状破坏，骨髓腔密度增高为肿瘤骨，边缘模糊，周围软组织肿块伴多发不规则高密度肿瘤骨，CT 对骨质破坏和肿瘤骨细节显示更清晰；F～J. 横轴位 T_1WI、T_2WI、T_1WI 增强、冠状位 T_2WI、矢状位 T_1WI 增强，清晰显示髓腔内肿瘤信号及周围软组织肿块，T_1WI 呈稍低信号，T_2WI 呈混杂高信号，不均匀强化，髓腔内病变范围大于 CT 所见，软组织肿块范围超越骨髓腔内异常信号范围

【临床概述】

骨肉瘤（osteosarcoma）为临床原发性恶性骨肿瘤疾病，起源于成骨性间叶组织，占原发性骨肿瘤总发病率的 11.7%。好发于青少年，男性多见，80%～90% 好发于长骨干骺端，最常见于股骨远端和胫骨近端，其次为肱骨近端。疼痛、局部肿胀和运动障碍是骨肉瘤的三大主要症状，实验室检查多有碱性磷酸酶明显升高；骨肉瘤的恶性程度高、进展快，多早期发生肺转移。

【影像表现】

1. X 线及 CT 表现

（1）骨质破坏：呈虫蚀状、不规则斑片状，疾病进展迅速，破坏区可融合扩大形成大片骨缺损，边缘模糊、无硬化边；破坏区内可见多少不等的"云絮样"高密度肿瘤骨。

（2）骨膜反应：可引起各种形态的骨膜反应，"线样""葱皮状""日光放射状"和 Codman 三角，后两者是提示恶性肿瘤的特征性征象。

（3）软组织肿块：病变突破骨皮质形成边界不清的软组织肿块，可见"云絮状""斑块状""放射状"或"象牙质状"高密度影，为骨肉瘤特征性的肿瘤骨。

（4）根据骨质破坏和肿瘤骨的多寡，骨肉瘤可分为 3 种影像类型：①成骨型，有大量肿瘤新生骨形成，明显时呈大片象牙质样改变，骨破坏一般并不显著，骨膜反应较明显；②溶骨型，以边界不清的骨质破坏为主，可有少许肿瘤骨，广泛的溶骨性破坏易引起病理性骨折；③混合型，骨质破坏和肿瘤骨并存。

2. MRI 表现

（1）大多数骨肉瘤髓腔内病变形态不规则，边界模糊，T_1WI 呈不均匀低信号，亚急性出血可呈高信号；在 T_2WI 上呈低、等、高混杂信号，肿瘤骨和骨膜反应呈低或等信号，瘤周水肿、非骨化的瘤组织及液化坏死区呈高信号；肿瘤血管斑点、条状或放射状排列的流空信号；肿瘤呈显著不均匀强化，边缘早期强化，逐渐向中心蔓延。

（2）骨髓腔内肿瘤明显侵蚀并突破骨皮质，进而穿出骨外形成软组织肿块，根据肿瘤骨多少和成熟度，T_2WI 信号呈多样性，肿块范围可以明显超出髓腔内病灶范围，强化程度较髓腔内肿瘤更明显。

（3）病变可以破坏关节软骨进而侵犯关节内结构，累及相邻骨，甚至出现孤立跳跃性转移。

【鉴别诊断】

1. 成骨型骨肉瘤

（1）成骨型转移瘤：有原发肿瘤病史，前列腺癌、乳腺癌更常见，好发于红骨髓所在部位，如骨盆、脊柱，常为多发，较少侵犯骨皮质及形成软组织肿块。

（2）中心型软骨肉瘤：发病年龄较大（20～30 岁），病灶内有大量颗粒状、环状、半环状软骨基质钙化，缺少块状、不规则形高密度肿瘤骨。

（3）尤因肉瘤：发病年龄更小，10 岁以下更多见，好发于长骨骨干；表现为髓腔内虫蚀状不规则骨质破坏区，伴有"葱皮状"或"放射状"骨膜反应，骨外明显软组织肿块。

2. 溶骨型骨肉瘤

（1）溶骨型转移瘤：有原发肿瘤病史，好发于红骨髓所在四肢骨端或干骺端；软组织肿块局限，无肿瘤骨，较少出现骨膜反应。

（2）骨纤维肉瘤：病程进展缓慢，中青年常见。从发病部位看，好发于骨干，表现为溶骨性骨质破坏，这种破坏常具有偏心性，同时伴有轻度膨胀，骨膜反应较轻。

（3）骨巨细胞瘤：发病年龄大（20～40 岁），多位于骨端，为偏心性、膨胀性骨质破坏区，边界清晰，无骨膜反应及软组织肿块。

【重点提醒】

（1）骨肉瘤有较多的组织病理学亚型，影像表现多样；有青少年和老年两个发病年龄高峰，老年患者骨肉瘤并不少见。

（2）MRI 是明确骨肉瘤侵犯范围的重要影像检查方法，特别是对于跨关节的跳跃性转移有着极高的敏感度，对于制订治疗方案至关重要。

【影像检查策略】

表现典型的骨肉瘤通过 X 线平片即可确诊，但 X 线片无法判断骨髓受侵程度，更不能检出骨髓内的跳跃性病灶，对于周围软组织侵犯范围的评估价值也有限。CT 可清晰显示骨质破坏、肿瘤骨及周围软组织肿块，为诊断提供更多依据；在此基础上，进一步结合 MRI 检查，可为临床治疗提供更为直接与准确的信息。

第三节　软骨源性肿瘤

一、骨软骨瘤

【典型病例】

患者，女，21岁，自查发现左大腿内侧肿物5个月，近期自觉肿物增大，按压疼痛（图9-5）。

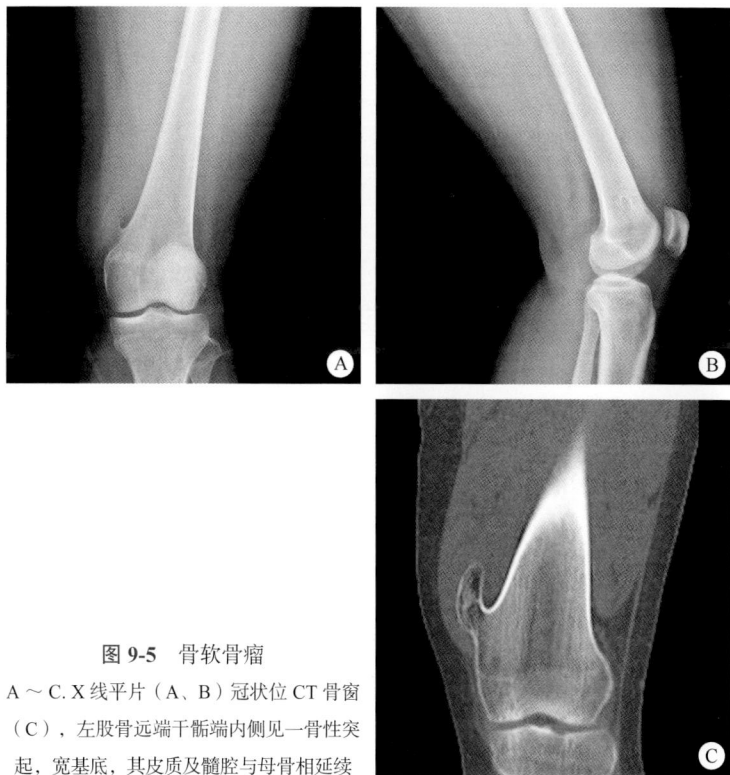

图 9-5　骨软骨瘤
A～C. X线平片（A、B）冠状位CT骨窗（C），左股骨远端干骺端内侧见一骨性突起，宽基底，其皮质及髓腔与母骨相延续

【临床概述】

骨软骨瘤（osteochondroma）是最常见的良性骨肿瘤，又称骨软骨外生性骨疣或外生骨疣，青少年多见，部分患者在成年后才被发现。骨软骨瘤主要发生于软骨化骨部位，长骨的干骺端最常见，如膝关节周围，亦可发生于扁骨，如肋骨、髂骨等。临床表现为缓慢生长的无痛性肿块，肿瘤较大时可压迫周围的神经、血管引起疼痛和活动障碍等。

【影像表现】

1. X线和CT表现　长管状骨干骺端可见背离关节面或垂直于骨干的骨性突起，可为蒂状或宽基底状，甚至是扁丘状，表面皮质与母骨相连，内部骨小梁与母骨骨松质相延续；软骨帽一般不显影，钙化时可呈点状或环状；邻近骨质可受压变形；扁骨和不规则骨骨突的软骨化骨区也可发生骨软骨瘤，具有相似的表现，CT对于复杂骨结构区域病灶的显示更具优势。

2. MRI表现　软骨帽 T_1WI 呈等、低信号，T_2WI 呈高信号，可有轻度强化；不同成熟度的骨组织和钙化在 T_1WI、T_2WI 呈低信号，或在 T_2WI 呈等、稍高信号，增强扫描无明显强化。

【鉴别诊断】

本病表现典型，一般无须鉴别，但要注意如果软骨帽突然增厚、形态不规则、信号不均匀及周围软组织肿胀，通常提示肿瘤发生恶变。

【重点提醒】

（1）多发性骨软骨瘤的X线表现与单发者相似，常合并骨骼发育异常，尤其是长管状骨的塑形障碍，可造成干骺端增粗、骨干变短和关节畸形等。

（2）部分骨软骨瘤可恶变为外生型软骨肉瘤，正确诊断和及时干预对预防恶变至关重要。

【影像检查策略】

骨软骨瘤通常借助X线片和CT检查即可明确诊断，MRI可以清晰显示软骨帽的形态、厚度及其信号特征。

二、内生软骨瘤

【典型病例】

病例一　患者，女，30岁，自觉右手小指局部肿胀（图9-6A）。

病例二　患者，男，62岁，自觉左手示指肿胀半个月（图9-6B～E）。

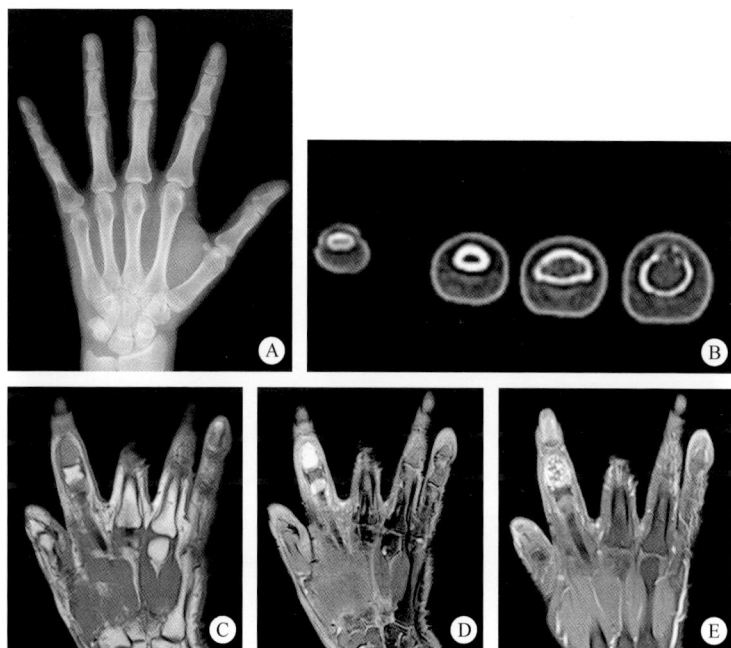

图 9-6　指骨内生软骨瘤

A. 病例一，X线平片，右小指近节指骨近端膨胀性骨质破坏区，边缘清晰，其内见模糊稍高密度影。图B～E为病例二，B. CT骨窗，类圆形膨胀性骨质破坏区，骨皮质变薄、多弧样压迹，其内见点状钙化密度影；C～E. 冠状位 T_1WI、T_2WI、T_1WI 增强，T_1WI 呈低信号、T_2WI 呈分叶状高信号，增强扫描呈显著不均匀强化

【临床概述】

内生软骨瘤（enchondroma）主要发生于骨髓腔内，以手足短管

状骨多见，其次发生于长骨、扁骨的骨松质内。该病多见于男性，临床表现为轻微疼痛和压痛，触及局部肿块，偶尔可合并病理性骨折。

【影像表现】

1. X 线和 CT 表现

（1）管状骨骨干病灶：髓腔内病灶表现为边界清晰的类圆形骨质破坏区，呈膨胀性改变，有硬化边，通常无骨膜反应，病灶内可见斑点状、环状钙化影。

（2）骨松质病灶：骨松质破坏区内"爆米花样"钙化，边界清晰、伴有多弧样硬化边，邻近骨皮质可以稍变薄、无中断，无骨膜反应和软组织肿块；骨质破坏可不明显，仅表现为堆积样的点环形或不规则钙化影。

2. MRI 表现　边缘多弧分叶状肿物，T_1WI 呈低信号，T_2WI 呈混杂高信号，钙化部分呈低信号，边界清晰，增强扫描可无强化，亦可呈环状或不规则轻度强化。

【鉴别诊断】

1. 低度恶性软骨肉瘤　好发于中老年人，疼痛明显；边缘不清晰的骨皮质破坏，软组织肿块、骨膜反应提示恶性，病灶 > 4cm 提示软骨肉瘤的可能性大。亦有研究认为，MRI 动态增强显示软骨肉瘤显著快速强化，而软骨瘤为缓慢轻度强化，是两者重要的鉴别点。

2. 骨梗死　好发于膝关节周围，以双侧对称多见，地图样硬化边缘为其典型表现；患者通常有潜水经历或处于高凝状态等特殊情况。

3. 短管状骨结核　多发于儿童，表现为膨胀性骨质破坏，边缘缺少硬化缘，周围软组织肿胀明显。

【重点提醒】

多发性内生软骨瘤病包括奥利尔（Ollier）病和马富奇（Maffucci）综合征，为少见的含有大量内生软骨瘤的先天性非遗传性疾病。奥利尔病：多发性内生软骨瘤伴不同程度的骨骼畸形。马富奇综合征：多发性内生软骨瘤伴骨骼畸形，合并多发软组织血管瘤，恶变风险高于奥利尔病。

【影像检查策略】

X线检查在该病诊断中具有重要作用，而CT的分辨率更高，能清晰显示病灶内钙化及分布情况，发现微小钙化及细微的应力骨折。此外，CT在骨皮质完整性和破坏程度评估方面也有更高的价值。

三、软骨母细胞瘤

【典型病例】

患儿，男，13岁，左膝间断性疼痛、活动受限2个月，12天前左膝关节疼痛加重（**图9-7**）。

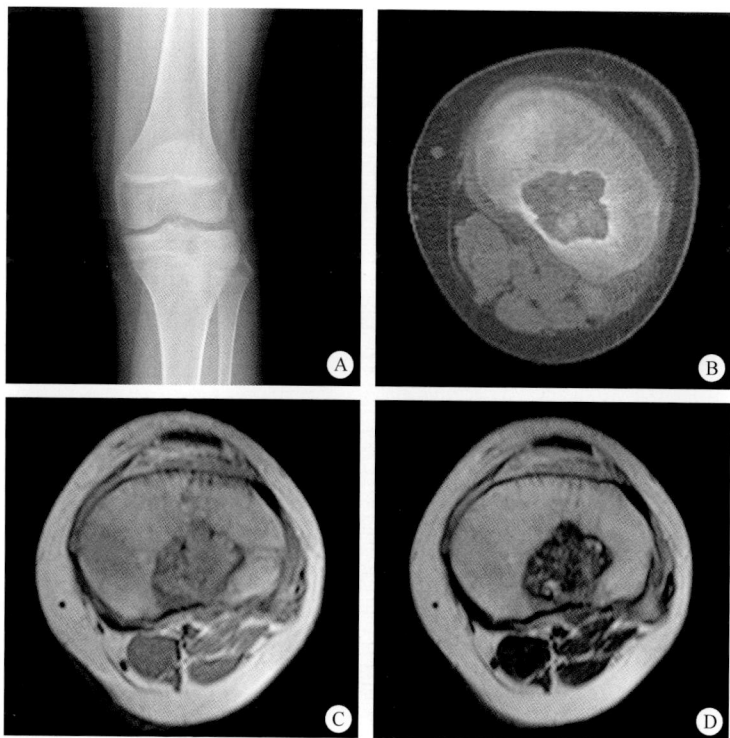

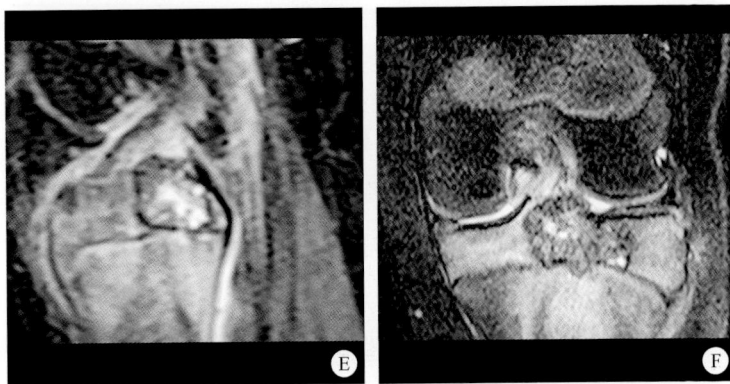

图 9-7　软骨母细胞瘤

A. X 线平片，胫骨近端骨性关节面下方局限性骨质破坏，累及骺板，边界较清晰，未
见骨膜反应；B. CT 骨窗，不规则溶骨性破坏区，边缘多弧样薄硬化环，内部密度不均，
可见点片状稍高密度影；C ～ F. 横轴位 T_1WI、T_2WI，矢状位 T_2WI，冠状位 T_2WI，病
灶主要位于骨性关节面下骨骺中心，累及骺板，T_1WI 呈等信号，T_2WI 呈混杂等、高信
号，脂肪抑制 T_2WI 可见明显结节样高信号，周边见低信号骨质硬化边，邻近骨髓及软
组织水肿呈 T_2WI 高信号

【临床概述】

　　软骨母细胞瘤（chodroblastoma）又称成软骨细胞瘤，是一种常
见的良性软骨类肿瘤，好发于青少年，病变多位于四肢长骨的骨骺区
或干骺端，以股骨、胫骨和肱骨多见。临床症状轻微，主要为局部疼
痛、肿胀及活动受限；20% ～ 25% 的肿瘤可并发动脉瘤样骨囊肿。

【影像表现】

　　1. X 线及 CT 表现　　肿瘤多位于干骺闭合前的骨骺或骺板，可突
破骨端进入关节，亦可跨越骺板向干骺端扩展；地图样溶骨性骨破
坏区，边界清晰，常有多弧样薄硬化边，骨皮质局部膨胀变薄，骨
破坏区内可见点状、沙砾状或弓环状钙化，肿瘤较大时可穿破骨皮

质形成局限性软组织肿块和层状骨膜反应。

2. MRI 表现　T_1WI 呈等或低信号，T_2WI 信号混杂，低信号为含铁血黄素、钙盐沉积，结节样高信号为透明软骨。若继发动脉瘤样骨囊肿可见液 - 液平面。病灶边缘常可见完整的低信号环，增强扫描多有明显强化。MRI 可出现 T_2WI 高信号的骨髓水肿及周围软组织水肿，邻近关节可出现滑膜炎和关节腔积液等表现。

【鉴别诊断】

1. 动脉瘤样骨囊肿　干骺端明显膨胀的骨破坏，不累及骺板和骨骺，骨皮质菲薄，病灶内多囊改变伴纤细分隔，液 - 液平面更常见。

2. 软骨黏液样纤维瘤　好发于下肢长骨干骺端，为偏心性溶骨性骨质缺损，内见粗厚的骨性分隔呈"蜂窝状"，少见钙化，髓腔面显著硬化，皮质面硬化不明显，T_2WI 呈明显高信号（黏液成分和透明软骨）。

3. 骨骺干骺端结核　骨破坏区常横跨骨骺板，病变多小而无膨胀，一般无硬化边，病灶内钙化常密度高，也可见细小的死骨，邻近骨质常有骨质疏松。

【重点提醒】

具有清晰的多弧样硬化缘、跨越骺板的特征性表现支持软骨母细胞瘤诊断，也是良性肿瘤诊断的重要依据。肿物周围骨髓组织可见大片 T_2WI 高信号水肿，甚至伴有软组织肿块，切勿诊断为恶性肿瘤。

【影像检查策略】

X 线平片对该病诊断具有一定价值；CT 克服了 X 线平片组织结构重叠的缺点，对病变的骨质破坏、钙化及周围硬化边显示更清晰；MRI 对钙化的显示不及 CT，但能更好地显示病灶成分、瘤周骨髓水肿及周围软组织情况。

四、软骨肉瘤

【典型病例】

病例一 患者，男，38 岁，2 个月前体检发现右股骨下段肿物，自述无不适症状（图 9-8A ～ I）。

病例二 患者，男，57 岁，1 年前无明显诱因出现右侧髂骨疼痛，现自觉疼痛加重（图 9-8J）。

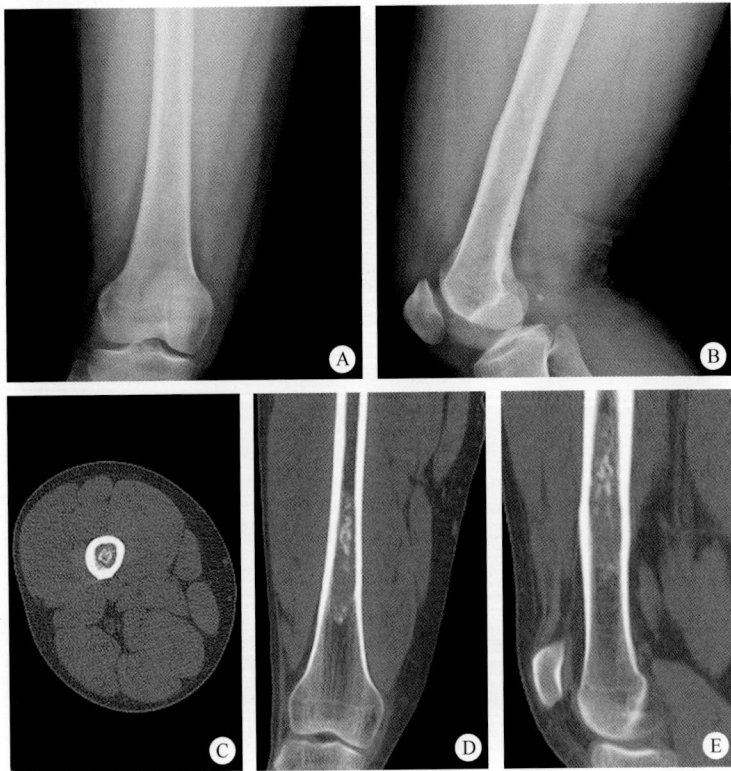

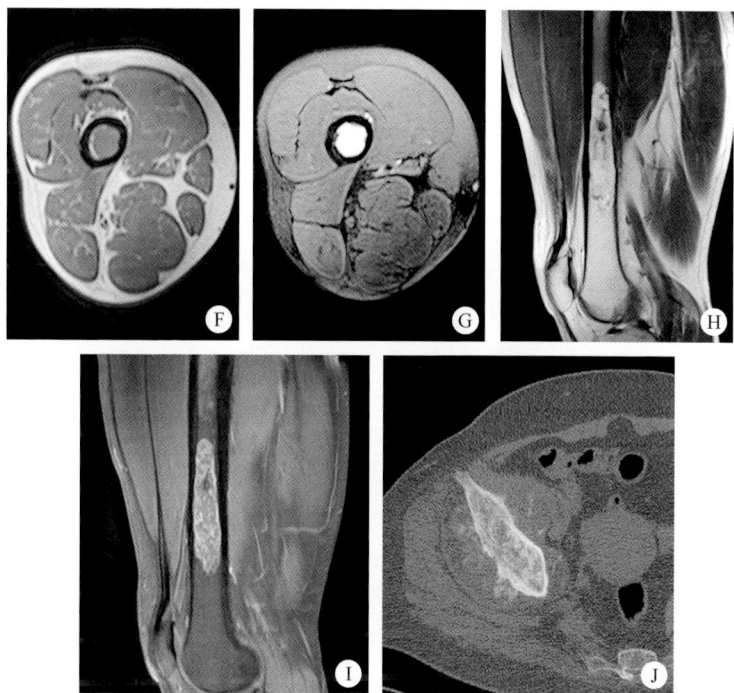

图 9-8　软骨肉瘤

A ～ I 为病例一。A、B. X线平片，骨干轻度膨胀，髓腔内稍高密度影，边缘欠清；C ～ E. 横轴位、冠状位、矢状位 CT 骨窗，溶骨性骨质破坏，髓腔内稍高密度团块，边缘欠清晰，病灶中心散在多发钙化，呈环状和不规则形；F ～ I. 横轴位 T_1WI、T_2WI，矢状位 T_2WI、T_1WI 增强，右股骨远端髓腔内分叶状肿块，T_1WI 呈低信号，T_2WI 呈混杂高信号，其内见"逗点状""弓环状"低信号，增强扫描可见明显不均匀强化，边界较清晰。J 为病例二。J. CT 骨窗，右侧髂骨膨胀性骨质破坏，边缘模糊，骨皮质不连续，围绕骨质巨大软组织肿块形成，骨内外广泛不定型钙化

【临床概述】

软骨肉瘤（chondrosarcoma）常见于中老年人，男性多见，好发于长骨干骺端或骨干近端，以股骨、胫骨和肱骨近端多见；其次为

骨盆、髋臼和肋骨。患者常以疼痛为首发症状，伴软组织肿块，可引起关节活动受限和病理性骨折；内生型软骨肉瘤中有相当一部分病例继发于软骨瘤，外生型软骨肉瘤常由骨软骨瘤恶变而来。

【影像表现】

1. X 线及 CT 表现

（1）内生型：骨髓腔内地图样骨质破坏，边缘模糊，伴云絮样或边界模糊的沙砾样钙化；邻近骨皮质呈膨胀性改变，内缘扇贝样骨质侵蚀，多达骨皮质厚度的 2/3；骨膜反应少见；早期显著不均匀强化是支持恶性的重要征象；随着肿瘤的发展，软骨肉瘤可穿透骨皮质形成周围软组织肿块，也伴有不定型钙化。

（2）外生型：骨皮质旁软组织肿块伴多发不定型钙化，显著不均匀强化，邻近骨皮质呈边界不清晰的侵蚀样破坏。

2. MRI 表现　髓腔内分叶状肿块，T_1WI 呈低或等信号，T_2WI 呈显著混杂高信号，其内弓环状低信号影为小叶间隔，高于脂肪信号的小团状高信号区域为软骨肉瘤小叶，钙化在 T_1WI 和 T_2WI 上呈极低信号；病灶与正常组织的分界面呈"扇贝状"或"花边状"小分叶形态，其病理基础与软骨肉瘤小叶边缘的推压有关；肿瘤组织突破骨皮质形成不规则软组织肿块，T_2WI 呈混杂高信号，增强扫描显著不均匀强化。

【鉴别诊断】

本病需与内生软骨瘤、骨软骨瘤和骨肉瘤相鉴别，见相关章节内容。

【影像检查策略】

X 线平片检查操作简单，在显示骨质破坏、钙化及骨膜反应方面有一定优势，但其对细微钙化及软组织侵犯显示不佳；CT 在显示骨质破坏、细微钙化及软组织改变范围方面表现更优；MRI 显示肿瘤成分、水肿、软组织侵犯效果最佳，但对钙化显示效果较差。CT 和 MRI 增强扫描还可提供肿瘤的血供信息。

第四节　纤维组织细胞性肿瘤及非肿瘤病变

一、纤维性骨皮质缺损

【典型病例】

患儿，男，14 岁，无明显诱因出现左侧小腿疼痛 2 年，夜间明显（图 9-9）。

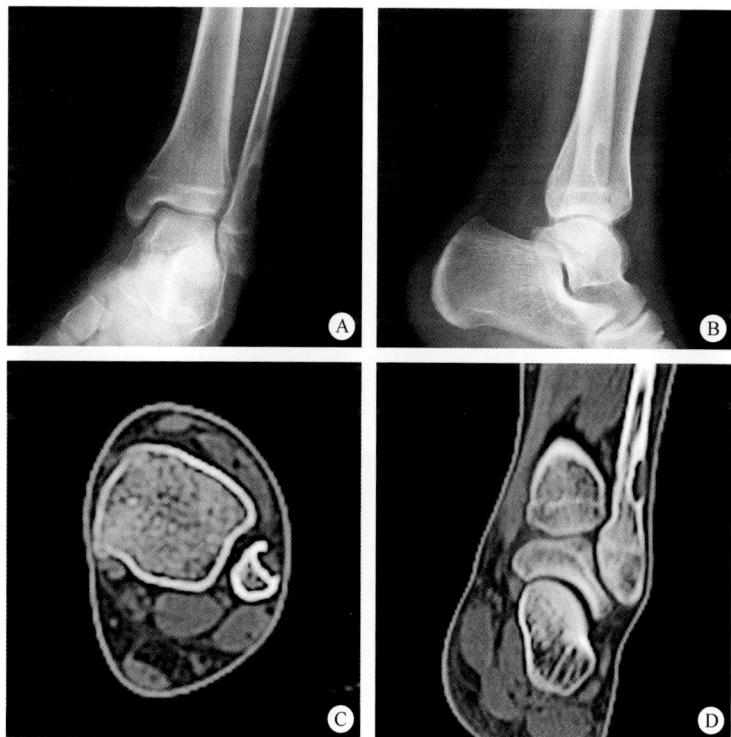

图 9-9　纤维性骨皮质缺损

A、B. X 线平片，左腓骨远端外侧椭圆形局部密度减低区，边缘清晰，病灶长轴与骨干一致；C、D. 横轴位、冠状位 CT 骨窗，左腓骨远端外侧骨皮质杯口状缺损，内缘可见硬化边，与髓腔分隔

【临床概述】

纤维性骨皮质缺损（fibrous cortical defect，FCD）又称干骺端纤维性缺损，是一种非肿瘤性纤维性病变，由局部骨化障碍、纤维组织增生或骨膜下纤维组织侵入皮质所致。本病好发于青少年，多见于 4～8 岁儿童，男性多于女性；临床一般无症状，少数患者有轻微胀痛。本病多被认为是儿童发育期的一种骨化障碍，好发于长骨干骺端的骨皮质。大多数可自发现后 2～5 年内自愈，如不消失并继续扩大、膨入髓腔，则可能发展为非骨化性纤维瘤（NOF），通常将病灶较小、无明显症状且局限于皮质内的病变称为 FCD，而将病灶较大、侵犯骨髓腔且引起临床症状的病变称为 NOF。

【影像表现】

1. X 线及 CT 表现　长骨干骺端偏侧的骨皮质缺损区，呈长椭圆形，其长轴方向与骨干一致，内缘见薄层硬化边，在显示良好的切线位片上，病灶呈杯口状或碟状骨皮质缺损。病灶位于骨皮质表层者，其缺损表面无骨壳；病灶位于骨皮质内者，其表面骨壳可完整，内缘轻度凹向髓腔，并以硬化边与髓腔分隔，缺损区内为均匀软组织密度，无钙化及骨膜反应。

2. MRI 表现　多数病灶在 T_1WI 呈低信号，T_2WI 呈以稍高信号为主的混杂信号或低信号，低信号反映了内部成熟的纤维组织；周围骨硬化表现为线样低信号改变；病灶内若存在骨性间隔，则呈不规则更低信号，增强扫描病灶边可有强化，提示有反应性充血区。

【鉴别诊断】

1. 非骨化性纤维瘤　与纤维性骨皮质缺损有相似的组织学表现及发病部位，将病变是否侵入髓腔、皮质膨胀变薄、有无凹陷缺损作为非骨化性纤维瘤与纤维性骨皮质缺损的主要鉴别点。

2. 骨囊肿　发生于干骺端或骨端的中央部，长轴方向与骨干一致，呈中心性对称性膨胀生长，可有硬化带，骨皮质变薄，易发生病理性骨折出现碎片陷落征。

【影像检查策略】

典型的纤维性骨皮质缺损依据 X 线即可诊断。CT 能明确病灶在骨内的位置，骨皮质缺损的深度、有无突入骨髓腔，在病灶的细节显示方面较平片更有价值。

二、非骨化性纤维瘤

【典型病例】

病例一 患儿，男，14 岁，10 日前足踝扭伤后于当地医院检查发现左胫骨占位性病变（图 9-10A、B）

病例二 患儿，男，14 岁，触及左胫骨远端肿物 1 个月（图 9-10C ～ H）

【临床概述】

非骨化性纤维瘤（non-ossifying fibroma，NOF）好发于 8 ～ 20 岁青少年，与 FCD 存在相似的组织病理学特征。目前认为 NOF 与 FCD 可能是同一种疾病在不同时期的症状表现。NOF 好发于长骨的干骺端或骨干，以股骨下端及胫骨上端多见，常为单发；分为皮质型（偏心型）与髓腔型（中心型）两型。

【影像表现】

1. X 线和 CT 表现 大多发生于长骨的干骺端近骨骺板处，不累及骨骺或越过骺板线；表现为骨内偏心性或中心性骨质破坏区，呈单房状或多房状，病灶长轴方向与骨干一致，有薄层硬化边；病灶内密度接近肌肉密度，灶内可见不规则残留骨嵴分隔，骨皮质轻度膨胀变薄，无骨膜反应及软组织肿块。CT 更易显示多房状病灶和残留骨嵴，偶尔合并病理性骨折。

2. MRI 表现 多数病灶在 T_1WI 及 T_2WI 均呈低信号，反映了内部成熟的纤维组织；如细胞成分明显多于胶原纤维，则可在 T_2WI 呈高信号；其硬化边为清晰的更低信号，与骨皮质一致；抑脂序列 T_2WI 大部分呈混杂高信号。增强扫描病灶不均匀强化，硬化边无强化。

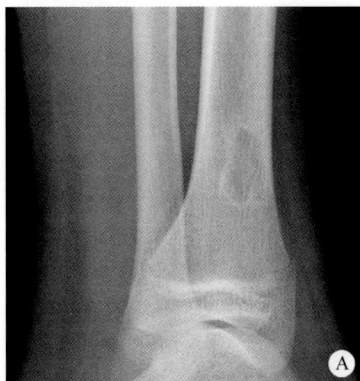
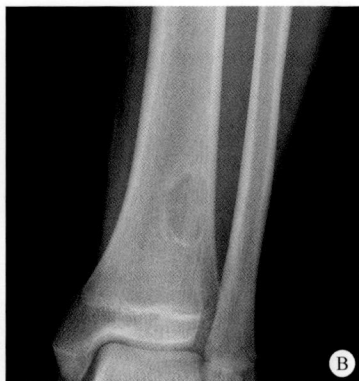
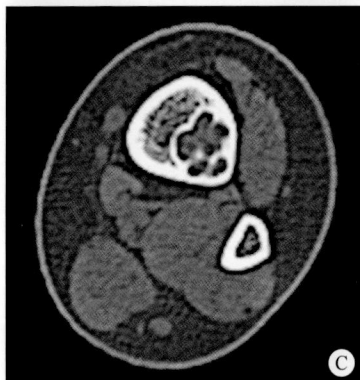
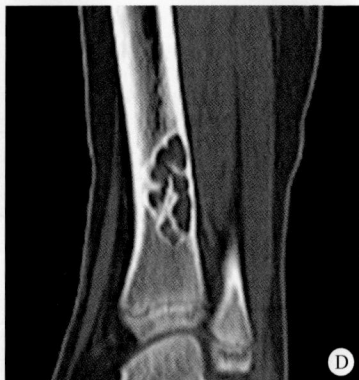
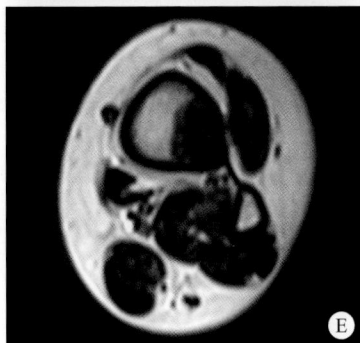
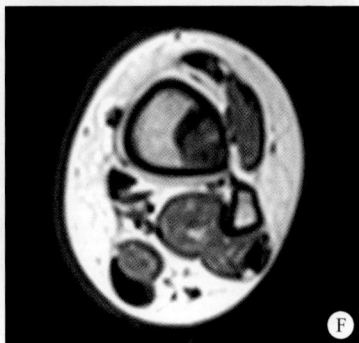

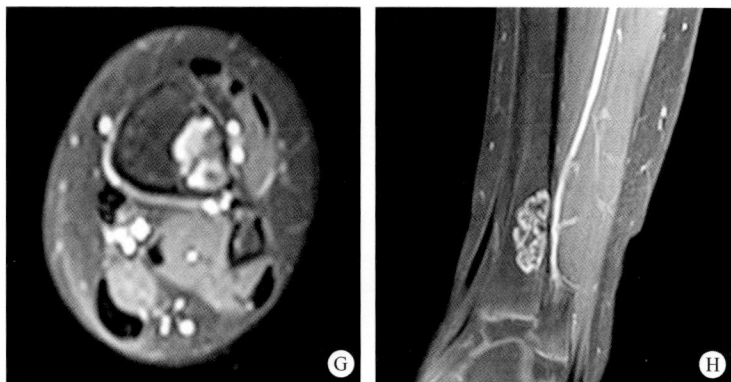

图 9-10　非骨化性纤维瘤

A、B 为病例一。A、B. X 线平片，左胫骨远端偏心性低密度区，边缘可见花边样硬化边，病变长轴与骨干平行。C～H 为病例二。C、D. 横轴位、矢状位 CT 骨窗，左胫骨远端偏心性多房状骨质破坏区，边缘硬化，呈扇样凸向髓腔内；E～H. 横轴位 T_1WI、T_2WI、T_1WI 增强，矢状位 T_1WI 增强 MRI，T_1WI 呈低信号，T_2WI 呈混杂信号，病灶边缘可见低信号影，增强扫描呈显著不均匀强化

【鉴别诊断】

1. 动脉瘤样骨囊肿　多见于 30 岁以下人群，患者常有外伤史；好发于长骨干骺端及脊柱；呈不规则状显著膨胀性、溶骨性破坏，骨皮质菲薄，多见液-液平面，显著强化。

2. 骨巨细胞瘤　好发于成人四肢长骨骨端；表现为膨胀性、溶骨性骨质破坏区，病灶长轴与骨干垂直；典型者呈皂泡状改变，少有硬化。

3. 骨纤维异常增殖症　好发于骨干，呈膨胀性骨质破坏区，边缘可硬化，破坏区内密度呈多样性，可为稍低密度，也可为条纹状、斑点状磨玻璃样密度；骨干常增粗、变形。

【影像检查策略】

X 线及 CT 有典型的影像学表现，CT 和 MRI 可以更为准确地评

估病灶向骨髓腔内的进展情况，MRI 可以清晰反映病灶的病理组织特性，为疾病的鉴别诊断提供帮助。

三、骨纤维异常增殖症

【典型病例】

患者，男，66 岁，3 个月前因外伤行膝关节检查偶然发现左胫骨占位性病变（图 9-11）。

【临床概述】

骨纤维异常增殖症又称骨纤维结构不良、纤维囊性骨炎，表现为正常骨骼被异常的纤维骨组织所替代。多发年龄为 5～50 岁，一般

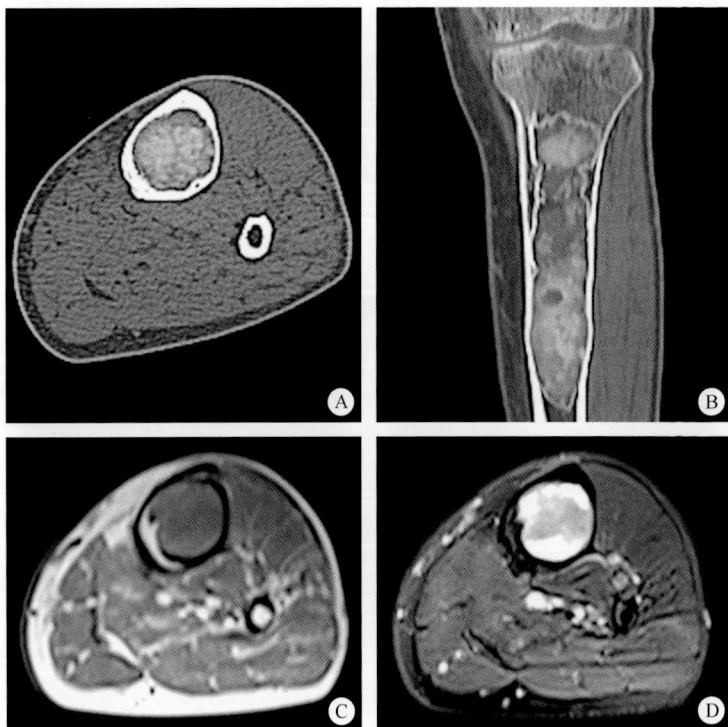

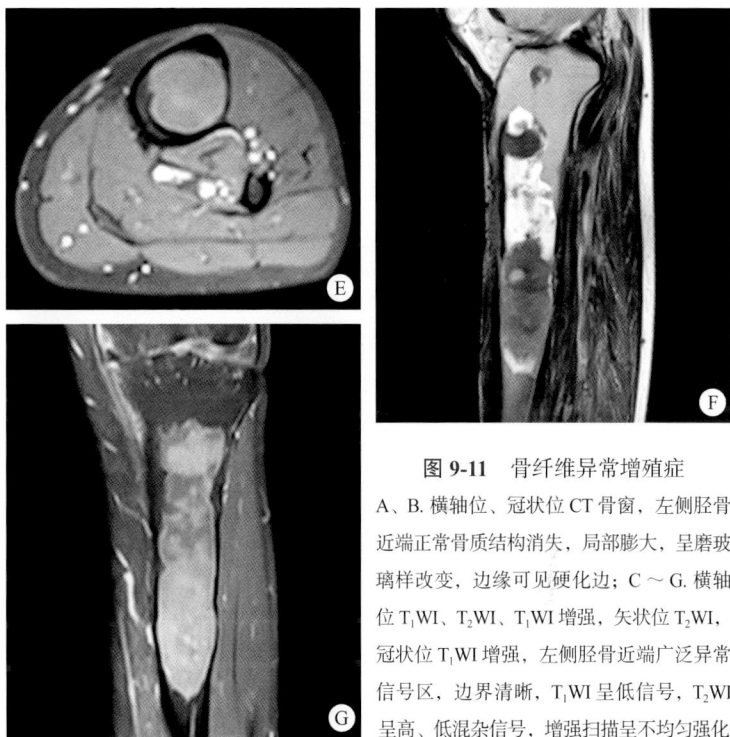

图 9-11 骨纤维异常增殖症

A、B. 横轴位、冠状位 CT 骨窗，左侧胫骨近端正常骨质结构消失，局部膨大，呈磨玻璃样改变，边缘可见硬化边；C～G. 横轴位 T_1WI、T_2WI、T_1WI 增强，矢状位 T_2WI，冠状位 T_1WI 增强，左侧胫骨近端广泛异常信号区，边界清晰，T_1WI 呈低信号，T_2WI 呈高、低混杂信号，增强扫描呈不均匀强化

在儿童期发病，进展缓慢。临床又分为单骨型（70%～80%）和多骨型（20%～30%）；单骨型多发生于长骨，常见于股骨和胫骨；多骨型多发生于颅面骨、肋骨、骨盆和长骨，多骨病变伴皮肤色素沉着、内分泌障碍（如性早熟、甲状腺功能亢进）称为纤维性骨营养不良综合征（又称麦丘恩-奥尔布赖特综合征）。主要症状为轻微的疼痛不适，病变累及负重部位可引起骨畸形、病理性骨折，若累及颅面骨会出现颅面部不对称、异常隆突、突眼等。

【影像表现】

1. X 线及 CT 表现

（1）病变多位于骨干，呈膨胀性骨质破坏区，边界清晰，向干骺端纵行延伸；病灶内可有骨性分隔，内部密度呈多样性，可以为较低密度，也可以为高于肌肉的磨玻璃样密度，或高、低混杂密度伴钙化影和斑点状骨化；典型表现为沿骨干纵轴方向走行的骨纹，呈丝瓜瓤状，骨干变形呈"牧羊杖"畸形。

（2）病变发生于扁骨和不规则骨时可呈地图样改变，边界清晰的单发或多发溶骨性破坏，其内密度高低不一。

（3）疾病晚期可呈弥漫性硬化改变，常常颅面骨多骨受累，呈骨质膨胀伴弥漫性骨性密度，与正常骨交界边缘清晰；CT 对于颅面骨、扁骨、不规则骨病灶内细节的显示更清晰。

2. MRI 表现　MRI 信号取决于病变内纤维组织、骨小梁及细胞结构成分的比例；病变在 T_1WI 呈低至中等信号，出血时则表现为高信号灶，在 T_2WI 病变信号不均匀，可以为低、中等信号或高信号，周围硬化缘在 T_1WI 和 T_2WI 均呈低信号，增强扫描病灶强化明显。

【鉴别诊断】

1. 纤维组织细胞瘤　多见于 20 ～ 40 岁青壮年，常为单发，好发于长骨干骺端或骨端，呈偏心性生长，周围伴有硬化环，无磨玻璃样密度改变，骨质硬化不明显。

2. 畸形性骨炎（PAGET 病）　发病年龄较大，好发于头颅、脊柱、股骨、胫骨及盆骨。病变发生于长骨时可见骨管增粗、密度增高，内杂有透亮区。实验室检查碱性磷酸酶活性增高。

【影像检查策略】

X 线平片是检查骨纤维异常增殖症的首选方法。CT 可以清晰显示病灶的范围、边界、密度、软组织、骨髓腔、钙化、硬化、复杂部位及恶变的情况，MRI 在此方面亦有一定优势，但对钙化和硬化显示欠佳。

第五节　骨血管瘤

【典型病例】

病例一　患者，女，61 岁，左侧耳后阵发性胀痛 6 个月，持续约 5 分钟可缓解，头晕 15 天（图 9-12A ～ C）。

病例二　患者，女，50 岁，左侧额部血管瘤术后 3 年，局部触及肿物 1 个月（图 9-12D ～ H）。

病例三　患者，女，55 岁，行胸部 CT 检查时偶然发现病变（图 9-12I）。

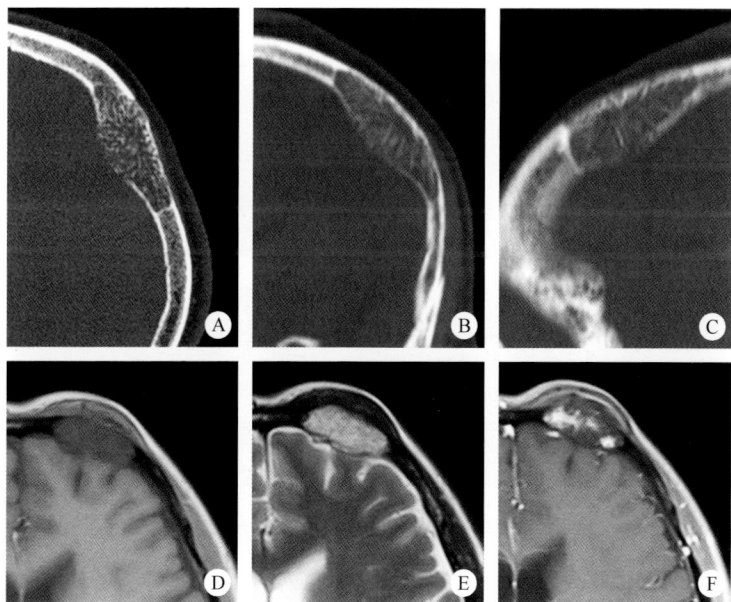

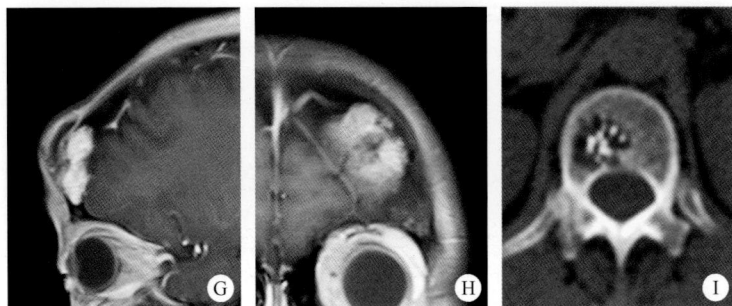

图 9-12　骨血管瘤

A～C. 病例一，CT 骨窗，左顶骨见膨胀性骨质破坏区，边界清晰，内部呈"日光放射状"改变；D～H. 病例二，横轴位 T_1WI、T_2WI、T_1WI 增强，矢状位 T_1WI 增强，冠状位 T_1WI 增强，额骨板障区肿物，轻度分叶，边界清晰，T_1WI 呈低信号，T_2WI 呈高信号，增强扫描边缘结节样强化并充填；I. 病例三，CT 骨窗，椎体片状低密度影，其内骨小梁稀疏粗大，呈"香烛头样"改变

【临床概述】

骨血管瘤（hemangioma of the bone）是一种少见的良性骨肿瘤，以中年女性多见，分为海绵状血管瘤及毛细血管瘤，前者多见于脊柱和颅骨，后者多见于长骨。骨血管瘤可单发或多发，以单发者多见，可无明显临床症状，或有局部肿胀和疼痛，多在影像检查时偶然发现。

【影像表现】

1. X 线及 CT 表现

（1）颅骨血管瘤：正面观血管瘤破坏的透光区可见自中央向四周放射的骨间隔，似"日光放射状"，侧面观阴影内的骨间隔方向与颅骨表面垂直。

（2）脊柱血管瘤：病灶边界清晰，其内骨小梁广泛吸收，部分骨小梁增生和增厚，出现垂直交叉的粗糙骨小梁，X 线片可见"栅栏状"改变，CT 横轴位可见"香烛头样"改变。

（3）长骨血管瘤表现为囊状膨胀性骨质破坏，周围骨皮质变薄，常无骨膜反应，其内见粗大骨嵴分隔，偶见血管组织的钙化。肿瘤侵犯软组织可表现为密度不均匀、边界不清的软组织肿块，软组织内出现粗大血管影和静脉石是诊断血管瘤的重要征象。

2. MRI 表现

（1）典型血管瘤 T_1WI 呈低信号、T_2WI 呈高信号，呈明显强化，较大病灶特别是伴有软组织肿块者可见从边缘向中心发展的填充样强化。

（2）部分椎体血管瘤在 T_1WI 和 T_2WI 均呈高信号，或"栅栏状"高信号，脂肪抑制序列呈低信号，这是因为粗大的小梁间隔有大量黄骨髓呈脂肪信号改变，其间的骨小梁呈"栅栏状"低信号影，增强扫描可见明显强化。

（3）长骨血管瘤呈多发囊状膨胀性骨质破坏，其囊内为大量血性液体或液化坏死区，故在各个序列表现为高、低混杂信号，不均匀强化，软组织中的粗大血管表现为流空信号。

【鉴别诊断】

（1）颅骨血管瘤需与骨纤维异常增殖症相鉴别，后者骨纤维的膨胀性骨质破坏区呈磨玻璃样高密度改变。

（2）脊柱血管瘤需与转移瘤相鉴别，转移瘤表现为边缘模糊或虫蚀样骨质破坏，可伴软组织肿块。

（3）长骨血管瘤需与其他囊样扩张性骨病变相鉴别，其他病灶缺少粗大的血管和显著强化特征。

【重点提醒】

大多数颅骨和脊柱血管瘤有典型表现，容易诊断；部分长骨血管瘤可以同时有骨质破坏和软组织肿块，T_2WI 呈高信号、周围结节样强化和填充样强化是其特征性表现，应注意与恶性肿瘤相鉴别。

【影像检查策略】

CT 能更清晰地显示瘤内软组织结构及骨壁结构，MRI 对 X 线平片或 CT 难以发现的较小血管瘤和难以鉴别的非典型血管瘤，可做出更为准确的诊断。

第六节　骨巨细胞瘤

【典型病例】

患者，女，20 岁，4 个月前行走时自觉右小腿疼痛，活动后症状加重（图 9-13）。

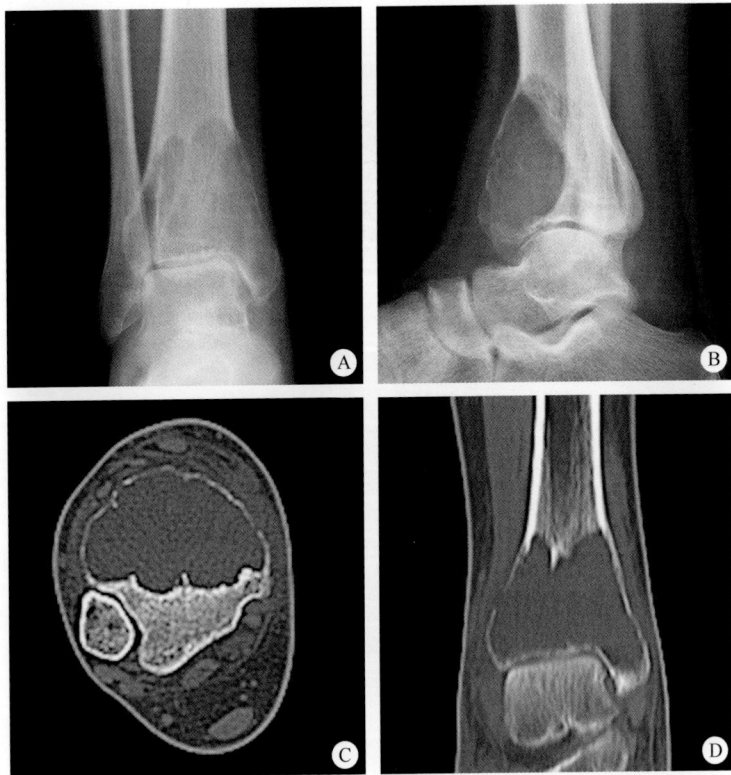

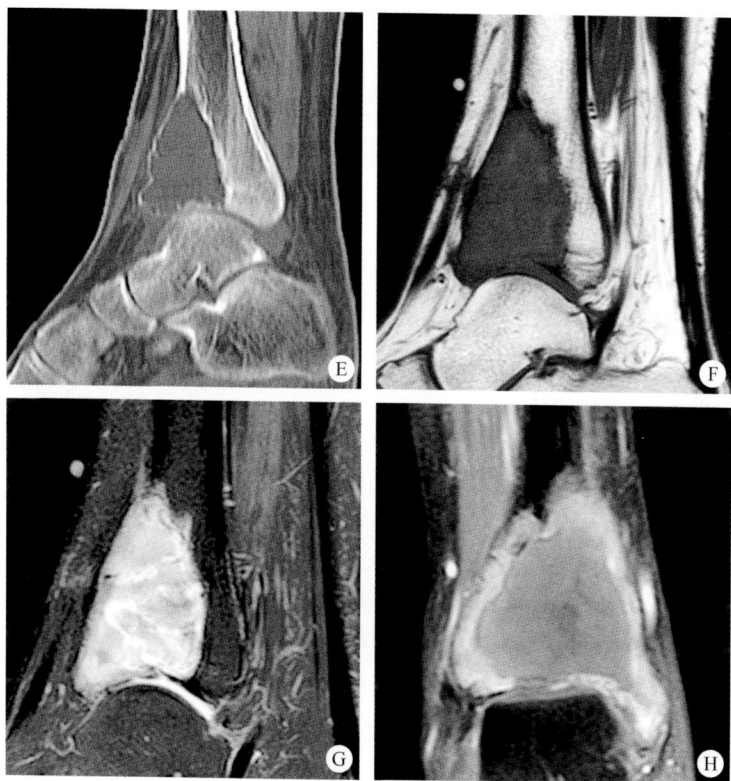

图 9-13　骨巨细胞瘤

A ～ E. X 线平片、CT 骨窗，右胫骨下端偏心性皂泡状骨质破坏区，边界清晰，骨皮质明显变薄，病灶边缘无硬化环，可见少许残存骨嵴；F ～ H. 矢状位 T_1WI、T_2WI，冠状位 T_1WI 增强图像，T_1WI 呈低信号，T_2WI 呈不均匀高信号，表现为"卵石征"，增强扫描边缘强化，未见软组织肿块

【临床概述】

骨巨细胞瘤（giant cell tumors of bone）好发于 20 ～ 40 岁中青年人，多见于四肢长骨的骨端，以及膝关节周围、桡骨远端和肱骨近端等。临床表现为患部疼痛、肿胀和压痛，可触及局部包块。

【影像表现】

1. X 线及 CT 表现 多呈膨胀性、偏心性骨质破坏，直达骨性关节面下，有横向生长倾向，其最大径线与骨干垂直；病灶相应骨皮质变薄、轮廓完整，一般无边缘骨质硬化，其内可见纤细残存骨嵴导致多房性改变和"皂泡样"改变，肿瘤内无钙化或骨化影，一般无骨膜反应。

2. MRI 表现 T_1WI 呈低或中等信号，出现高信号区提示亚急性出血；T_2WI 为混杂信号，呈低、等、高混杂信号（"卵石征"），外缘可见低信号边，厚度较为均匀；63% 的骨巨细胞瘤可出现含铁血黄素沉着（T_1WI、T_2WI 表现为结节状、带状低信号区），大量含铁血黄素沉着常提示肿瘤分化较高；约 1/3 的病例可见液 - 液平面；增强扫描明显强化，动态增强扫描呈"快进快出"模式。

【鉴别诊断】

1. 骨囊肿 青少年多见，病变位于长骨干骺端或骨干而不位于骨端；骨囊肿膨胀不如骨巨细胞瘤明显且是沿骨干长轴发展，有硬化边；CT 和 MRI 多为均匀液性密度或信号，无强化，易发生病理性骨折，骨折后碎片掉入腔内，形成典型的"碎片陷落征"。

2. 动脉瘤样骨囊肿 青少年多见，主要位于长骨干骺端，呈纵向生长，显著膨胀的骨质破坏，可以见薄硬化边；MRI 显示病灶几乎均为含液囊腔，缺少实性成分，液 - 液平面更多见；增强扫描为边缘或分隔强化。动脉瘤样骨囊肿可以与骨巨细胞瘤、软骨母细胞瘤等同时存在。

3. 恶性巨细胞瘤 病灶边缘模糊，出现虫蚀样骨质破坏或骨嵴不完整；出现骨膜反应和显著软组织肿块；肿瘤生长迅速。

【重点提醒】

组织病理学上骨巨细胞瘤是具有局部侵袭性的中间型肿瘤，复发风险较高；而恶性巨细胞瘤是一种独立存在的恶性肿瘤。需要注意的是，目前已不再使用巨细胞瘤 1 ～ 3 级的分类。

【影像检查策略】

X 线平片可以显示骨巨细胞瘤病变的全貌，CT 检查在显示病变细节及周围侵犯情况方面更具优势，两种检查技术均能显示骨巨细胞瘤内部结构。MRI 具有良好的软组织分辨率，可为诊断及鉴别诊断提供帮助。

第七节　骨髓肿瘤

一、骨　髓　瘤

【典型病例】

患者，男，75 岁，4 个月前出现腰部疼痛（图 9-14）。

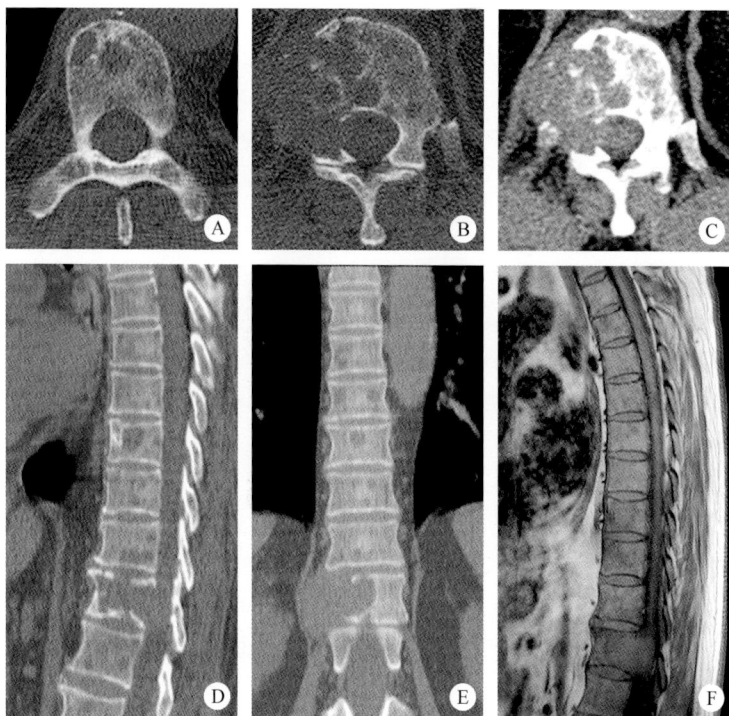

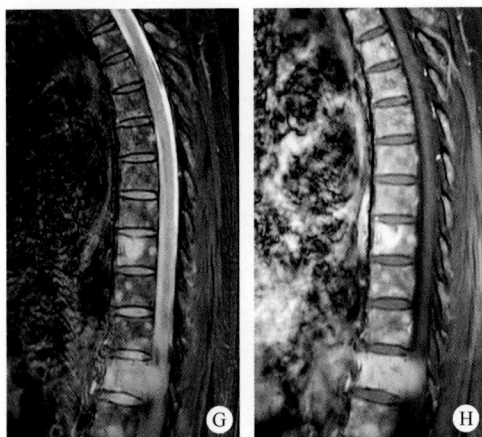

图 9-14 多发性骨髓瘤

A ~ E. CT 骨窗, 胸腰椎多发穿凿样骨质破坏区, 边缘清晰, 无明显硬化边, 局部形成软组织肿块, 凸入椎管; F ~ H. 矢状位 T_1WI、脂肪抑制 T_2WI、T_1WI 增强图像, 椎骨 T_1WI 信号弥漫性减低, T_2WI 呈弥漫多发点片状高信号, 增强扫描可见均匀强化, 局部形成肿物影突向椎管

【临床概述】

骨髓瘤 (myeloma) 是骨髓浆细胞异常增生的恶性肿瘤, 多见于中老年人, 好发于中轴骨、四肢长骨近端等富含红骨髓部位, 以中轴骨更常见。临床多表现为贫血、肾功能不全、高钙血症, 可发生病理性骨折等; 实验室检查示三系血细胞减少、红细胞沉降率增快及尿本周蛋白阳性。

【影像表现】

1. X 线表现 早期病例 X 线平片无阳性发现或仅为骨质疏松; 进展期中轴骨及四肢长骨近端干骺端出现多发性穿凿样、虫蚀样骨质破坏区, 边界较清晰, 周围无骨质硬化, 无骨膜反应; 部分病灶边缘模糊, 并可融合呈大片状, 肿瘤组织可突破骨质形成软组织肿块。部分病例可见病理性骨折。

2. CT 表现　CT 影像表现与 X 线相似，但 CT 检查可更易显示不规则骨的多发性、溶骨性骨质破坏和细微病灶，破坏区呈虫蚀状或皂泡状改变；CT 可显示椎管内脊髓及神经根有无受压，明确椎体周围有无软组织肿块等；该病症的影像表现中，骨质硬化少见，但治疗后可能出现硬化性改变。

3. MRI 表现

（1）T_1WI 呈低信号，病灶散在弥漫性分布时表现为"椒盐征"，即高信号黄骨髓中散在低信号的小灶状肿瘤病灶；T_2WI 呈中等或稍高信号，抑脂序列显示清晰；DWI 呈高信号；增强扫描呈中度或明显强化。

（2）周围软组织肿块呈"围管征"表现，即肿块包绕椎管，并填充至硬膜外间隙，同时附件形态完整性基本保存。

【鉴别诊断】

1. 骨质疏松　弥漫性骨密度减低，骨皮质变薄但完整，小梁稀疏，无局限性低密度区；颅骨一般无异常改变，血液和尿液实验室检查结果也与骨髓瘤不同。

2. 甲状旁腺功能亢进症　好发于青壮年，表现为广泛的骨质疏松，以脊柱、扁骨、掌指骨及肋骨明显；实验室检查显示血钙浓度升高、血磷浓度降低，可伴肾结石及甲状旁腺肿物。

3. 骨转移瘤　多有原发恶性肿瘤病史，受累骨局限性、溶骨性骨质破坏，周围骨质正常、缺少弥漫性骨质疏松的特征；脊柱转移瘤呈多发、连续或跳跃性分布，椎内病灶相对局限，而骨髓瘤一般呈弥漫性连续分布，几乎所有椎体和附件受累；接受过原发肿瘤治疗的患者，其骨转移瘤可引起骨质破坏和骨质硬化并存的改变。

【影像检查策略】

X 线平片仍然是多发性骨髓瘤最基本的影像学检查方法，约 80% 的骨髓瘤患者可通过 X 线平片检出骨质破坏。CT 对骨质改变敏感度更高，可发现 X 线平片难以显示的较小骨质破坏区域。约 50% 的患者采用 MRI 可检出 X 线平片或 CT 难以发现的骨髓浸润病灶，在发现骨髓的早期侵犯方面优于 X 线和 CT。

二、尤因肉瘤

【典型病例】

患者，女，16 岁，2 个月前右膝关节疼痛伴发热，自述 15 天前症状加重，按压疼痛（**图 9-15**）。

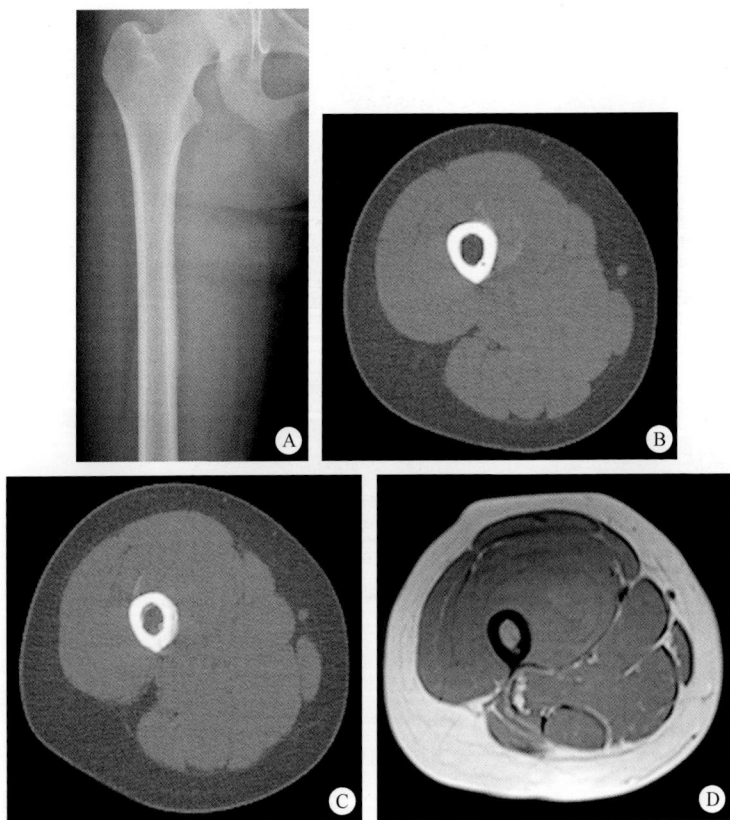

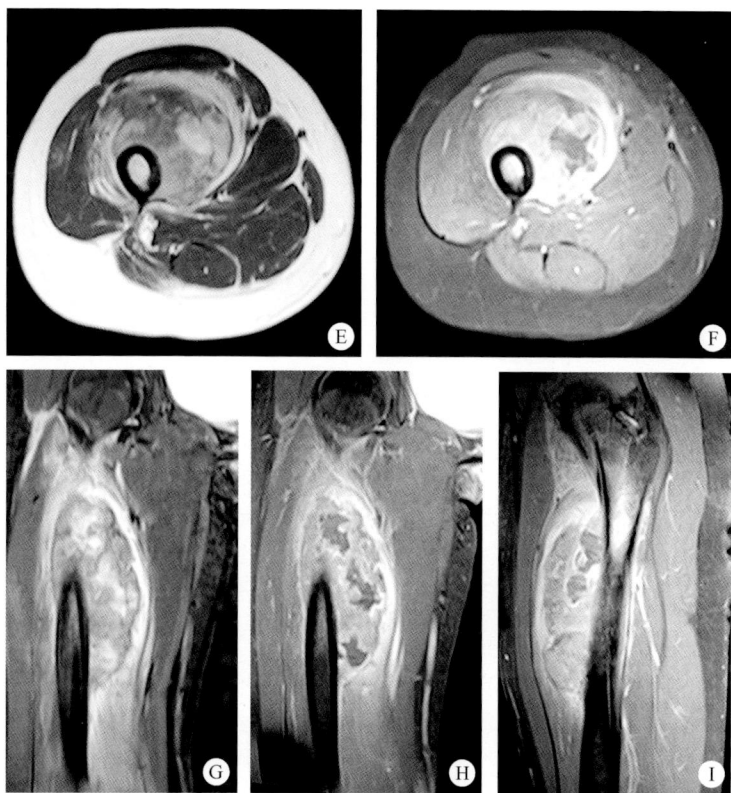

图 9-15 尤因肉瘤

A ~ C. X 线平片、CT 骨窗，右股骨中段内侧骨皮质增厚，CT 可清晰显示骨皮质外缘侵袭样骨质破坏，周围软组织肿块内高密度影；D ~ I. 横轴位 T_1WI、T_2WI、T_1WI 增强，冠状位脂肪抑制 T_2WI、T_1WI 增强，矢状位 T_1WI 增强图像，右侧股骨中段骨质破坏，T_2WI 呈稍高信号，增强扫描明显强化，周围可见软组织肿块，增强扫描显著不均匀强化

【临床概述】

尤因肉瘤（Ewing sarcoma）是起源于骨髓间充质性结缔组织的原发性恶性骨肿瘤，发病高峰年龄为 10 ~ 15 岁，男性稍多见。好发于四肢长骨骨干或干骺端，亦可见于骨盆、肋骨及不规则骨。临床上最常见的

症状是局部疼痛和肿胀，可以早期转移至肺和骨，对放疗极为敏感。

【影像表现】

1. X线表现　　"穿凿样"或"虫蚀样"溶骨性破坏，无肿瘤骨，伴侵袭性骨膜反应和周围软组织肿块，骨膜反应常呈"针状"或"葱皮样"。值得注意的是，X线片常低估该病变的范围。

2. CT表现　　骨质破坏范围广泛，边界模糊不清，破坏区可见残留骨片，周边可有斑点状骨硬化，受累骨皮质呈虫蚀状改变；通常无瘤骨和瘤软骨；骨外软组织肿块明显，边界不清，肿块内有"葱皮样"或"日光放射状"骨膜反应。

3. MRI表现　　受累骨骨髓腔和骨皮质信号异常，伴骨皮质周围软组织肿块，T_1WI呈低信号，T_2WI呈混杂高信号，内部可见线状、条状或带状低信号影，为肿瘤细胞产生的纤维间隔；增强扫描不均匀强化。骨旁软组织肿块多呈浸润性生长，可见"同心圆征"，即在管状骨横断位T_2WI上，皮质外组织呈低信号同心圆样改变，为骨尤因肉瘤的特征性征象。

【鉴别诊断】

1. 骨肉瘤　　青少年长骨干骺端多见，呈不定型骨质破坏区，混杂密度，边界不清，病灶常大范围破坏骨皮质并形成软组织肿块，肿块内出现高密度肿瘤骨是诊断本病的重要依据。

2. 朗格汉斯细胞组织细胞增生症　　好发于30岁以下人群，病程进展缓慢，临床症状相对较轻，与较明显的骨质破坏不一致，具有自限自愈和多发的特点；病灶范围通常局限，多呈髓腔内囊状骨质破坏，边界清晰且光滑，骨膜反应多较成熟，密度较高。

3. 急性化脓性骨髓炎　　起病急，病程短；多发生于下肢长骨干骺端，早期皮下组织弥漫性肿胀，骨质破坏后肿胀消退；本病虽以骨破坏为主，但围绕骨质破坏区的骨质增生和骨膜新生骨等修复反应几乎同时开始，并且随着病程进展而愈发明显；大块死骨形成也是其特点之一；本病抗炎治疗有效。

【重点提醒】

尤因肉瘤在起病、病程进展和早期影像表现方面，与急性化脓性骨髓炎存在诸多相似之处，短期复查动态观察其变化对于诊断至关重要。

【影像检查策略】

X线平片作为骨尤因肉瘤影像学检查的基础方法，对该病的初步诊断和分型有一定作用。CT能更准确地观察骨质破坏情况、破坏区内骨质增生硬化和残余骨、骨膜增厚及形态。MRI在评估尤因肉瘤侵及软组织和骨髓的范围及程度方面是一种良好的检查手段。

三、转　移　瘤

【典型病例】

病例一　患者，男，65岁，确诊右肺恶性肿瘤3个月（**图 9-16A、B**）。

病例二　患者，男，59岁，确诊左肺恶性肿瘤7个月，腰部疼痛（**图 9-16C ～ G**）。

【临床概述】

骨转移瘤是临床上最常见的恶性骨肿瘤，乳腺癌、前列腺癌、肺癌、肾癌和甲状腺癌占原发灶的85%，女性以乳腺癌最为多见（70%），男性以前列腺癌、肺癌为主（80%）。成骨型骨转移瘤主要见于前列腺癌、鼻咽癌的转移；溶骨型骨转移瘤多见于肺癌、乳腺癌及消化

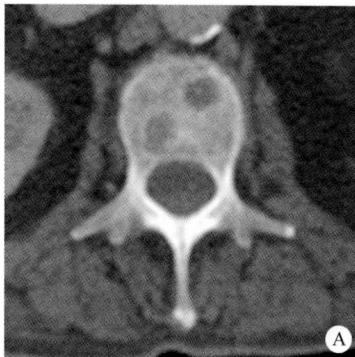

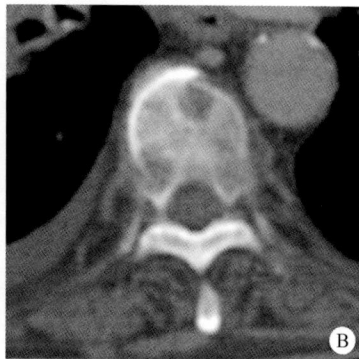

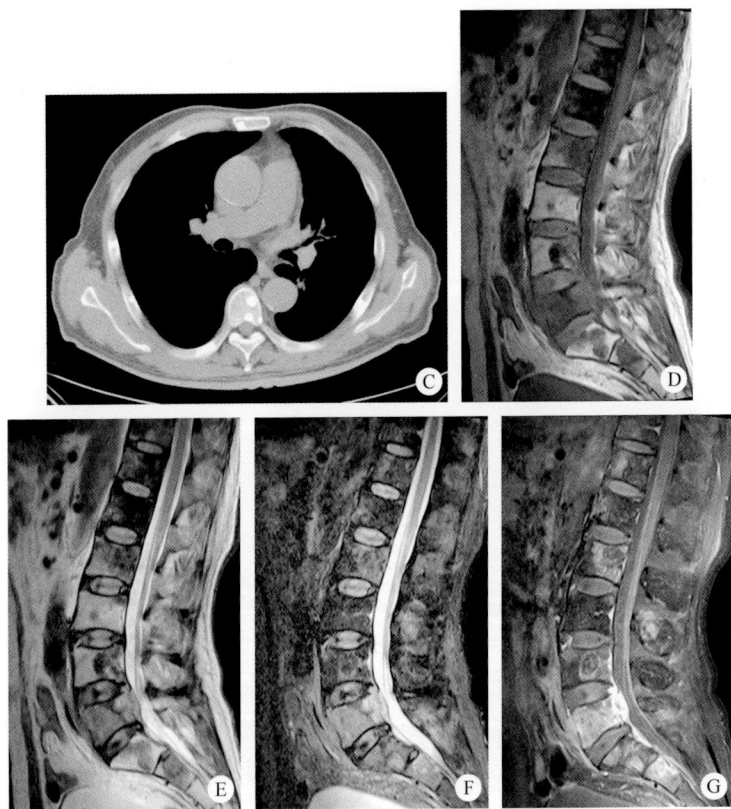

图 9-16　骨转移瘤

A、B 为病例一。A、B. CT 骨窗，溶骨型骨转移，胸椎多发大小不等骨质破坏区。C ~ G 为病例二。C. CT 骨窗，成骨型骨转移，双侧多发肋骨、胸骨、胸椎多发结节样高密度影，边缘略模糊；D ~ G. 矢状位 T_1WI、T_2WI、脂肪抑制 T_2WI、T_1WI 增强图像，胸腰椎多发混杂信号，T_1WI、T_2WI 以低信号为主，脂肪抑制 T_2WI 呈不均匀高信号，增强扫描显著不均匀强化

道肿瘤；混合型骨转移瘤多见于肺癌、乳腺癌、前列腺癌等肿瘤转移。病变好发于富含红骨髓的中轴骨和四肢骨的近端；早期一般无症状，

随着病情进展，逐渐出现疼痛并进行性加剧症状，伴有神经压迫症状和软组织肿块等。

【影像表现】

1. X线表现

（1）溶骨型骨转移瘤："虫蚀状"或弥漫性骨质破坏，可融合成片状，边界模糊，破坏区内少有死骨或残留骨；骨膜反应少见，可伴有软组织肿块；部分转移发生于长骨骨皮质或骨膜，表现为骨皮质的不规则破坏，边缘模糊，有时呈"碟状"，同时伴软组织肿块。

（2）成骨型骨转移瘤："象牙质样""棉絮状"和磨玻璃样密度增高，边缘模糊，基本不伴软组织肿块。

（3）混合型骨转移瘤：少见，同时有骨质破坏和骨质增生硬化。

2. CT表现

（1）CT可更精准地显示复杂骨结构骨质破坏、骨皮质的细微破坏和软组织的肿瘤侵犯情况。

（2）转移瘤有时可具备原发肿瘤的典型影像特征，如甲状腺乳头状癌转移瘤可表现出高摄碘特性；肾癌和肝细胞癌骨转移可见显著强化，伴大量杂乱无章的肿瘤血管形成。

3. MRI表现

（1）由于转移瘤与脂肪性黄骨髓存在显著信号差异，使得MRI检测骨髓转移瘤的敏感度很高，尤其对脊椎转移瘤；MRI相对于CT而言，显示骨皮质破坏的敏感度欠佳，但对于肿瘤在髓腔内浸润范围的判断有很大帮助，如脊髓受压情况。

（2）转移瘤表现为 T_1WI 低信号，T_2WI 上根据成骨、溶骨类型的不同，信号有所差异，溶骨型病灶信号增高，而成骨型病灶仍为低信号，混合型病灶为高、低混杂信号；增强扫描后大多有强化，少数不强化或轻度强化。

（3）转移瘤表现为 T_1WI 低信号，T_2WI 外周的信号增高，中央信号较低，称为"晕征"，主要由转移瘤周围的水肿所致。

【鉴别诊断】

（1）骨髓瘤：见骨髓瘤部分。

（2）脊柱成骨型转移瘤需与骨岛相鉴别，骨岛多为单发、边界清晰的圆形灶，周围无骨质破坏，骨扫描无异常浓聚；溶骨型转移瘤需与许莫（Schmorl）结节相鉴别，许莫氏结节表现为低密度骨质破坏区伴硬化环，MRI 矢状位表现为从终板突向椎体的局限性压迹。

【重点提醒】

（1）骨扫描（ECT）可以进行全身骨骼评估，是恶性肿瘤骨转移的首选筛查方法。

（2）随着年龄的增长，脊椎内的红骨髓可逐渐转化为黄骨髓，红黄骨髓相间分布导致骨髓信号不均匀。成年患者 T_1WI、T_2WI 高信号的黄骨髓中夹杂斑点状、小片状高信号影（红骨髓），并且可能会表现为相对明显的强化，切勿将其误诊为脊椎的转移瘤。

（3）骨转移也可仅累及单骨，特别是中老年患者中以四肢长骨不规则骨质破坏伴软组织肿块就诊者，首先应考虑骨转移，注意排查相关重要器官。

【影像检查策略】

在骨转移瘤的影像诊断流程中，X 线平片一般作为筛查手段，CT、MRI 则用于补充确诊。MRI 在微小转移瘤灶与病变范围的显示等方面，较 X 线平片与 CT 更具优势。SPECT/CT 结合 SUV_{max} 在骨转移瘤诊断方面具有较高的性价比，不仅能准确定位骨转移灶，有极高诊断符合率，同时可降低全身骨显像诊断骨转移的假阳性率。

第八节　骨肿瘤样病变

一、骨　囊　肿

【典型病例】

患者，男，23 岁，1 周前因腰痛来院就诊（**图 9-17**）。

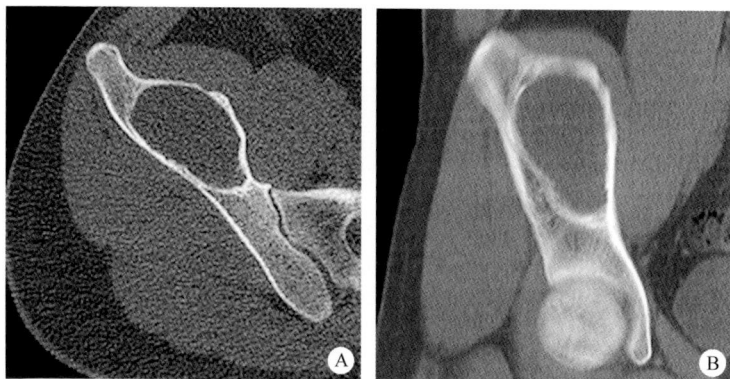

图 9-17 骨囊肿

A、B. CT 骨窗示右侧髂骨椭圆形、囊状骨质破坏区，边界清晰，其内密度均匀

【临床概述】

骨囊肿（bone cyst）是常见的骨肿瘤样病变，以 11 ～ 20 岁多见，好发于四肢长骨的干骺端，随着骨骼的生长发育，骨囊肿会逐渐移向骨干。在病理上，囊肿内含透明的黄色或棕黄色液体，囊壁为光滑白色或灰白色纤维薄膜。患者很少产生自觉症状，可有轻微疼痛和压痛，常以并发病理性骨折而导致疼痛就诊或体检时偶然发现。

【影像表现】

1. X 线及 CT 表现　病变表现为边界清晰、密度均匀的圆形或卵圆形透亮区，呈膨胀性生长，骨皮质变薄可见硬化边，长径与骨长轴一致，一般无骨膜反应。伴有病理性骨折时，病变处可出现骨皮质不连续及骨膜反应，可因骨质碎片向囊内转移出现"碎片陷落征"。

2. MRI 表现　病变在 T_1WI 上呈均匀的低至中等信号，T_2WI 上呈高信号。若合并骨折，因病变内出血，T_1WI、T_2WI 呈不均匀混杂信号，可见液 - 液平面及分隔。增强扫描病变无明显强化。

【鉴别诊断】

本病应与动脉瘤样骨囊肿和骨巨细胞瘤等相鉴别，见相关章节。

【影像检查策略】

X 线检查为骨囊肿常用的检查及诊断手段，CT 可用于非典型部位的诊断。

二、动脉瘤样骨囊肿

【典型病例】

患者，女，21 岁，15 天前无明显诱因出现左髋关节肿胀、疼痛，活动后加重（图 9-18）。

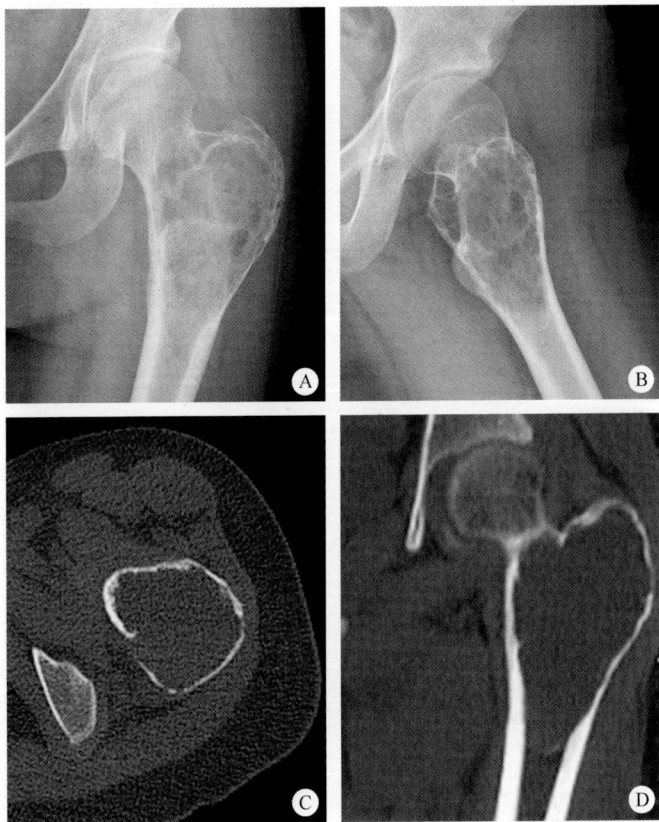

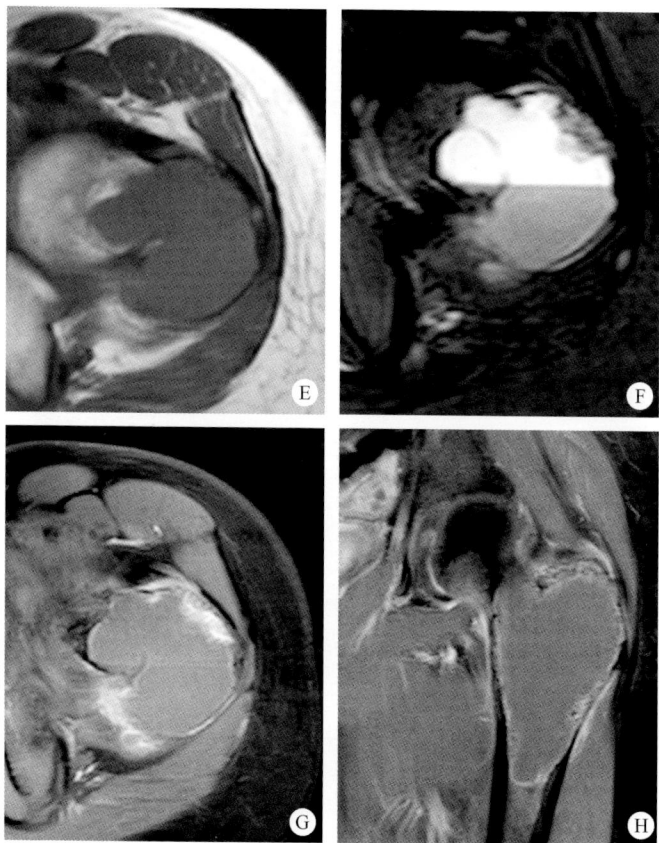

图 9-18　动脉瘤样骨囊肿

A、B. X 线平片，左股骨近端干骺端溶骨性骨质破坏区，多囊状改变，边缘清晰，皮质显著膨胀变薄；C、D. CT 骨窗，溶骨性骨质破坏区局部皮质不连续，下部见硬化边，未见明显骨嵴；E ~ H. 横轴位 T_1WI、脂肪抑制 T_2WI、T_1WI 增强、冠状位 T_1WI 增强图像，T_1WI 呈等信号，T_2WI 可见液 - 液平面提示存在出血，增强扫描囊壁边缘可见强化

【临床概述】

动脉瘤样骨囊肿（aneurysmal bone cyst）青少年多见，分为原发

性和继发性两种类型，约 1/3 的动脉瘤样骨囊肿具有原发病变基础，其中继发于骨巨细胞瘤的情况最为常见；外伤也是动脉瘤样骨囊肿形成的一个重要因素；病变由纤维组织分隔成的多发囊腔组成，囊腔内含有不凝固血液。50% 以上动脉瘤样骨囊肿发生于长骨干骺端，如肱骨近端、股骨远端和胫骨近端，另多见于骨盆和脊柱，临床症状包括轻度疼痛和肿胀。

【影像表现】

1. X 线及 CT 表现　显著膨胀性、溶骨性骨质破坏区，骨皮质菲薄、完整，边缘可见硬化边；病灶内可见粗细不一的骨嵴，内缘呈"分叶状"，X 线平片可呈多房样，部分病变内见液 - 液平面，骨膜反应和钙化罕见。

2. MRI 表现　病变呈边缘清晰的膨胀性分叶状改变，边缘在 T_1WI、T_2WI 均为完整或不完整的低信号环，病变内亦可见同样低信号的间隔，内可见液 - 液平面。增强扫描后病灶的囊壁及囊内分隔强化，继发性病灶可见强化的结节或厚壁。

【鉴别诊断】

1. 骨巨细胞瘤　见骨巨细胞瘤部分。

2. 血管扩张型骨肉瘤　多见于骨干，以广泛的溶骨性骨质破坏为主并伴有极少钙化。MRI 增强可见囊腔周围或囊腔之间存在结节或软组织肿块样实性成分强化，而动脉瘤样骨囊肿强化的区域仅为囊壁和囊内间隔。

【影像检查策略】

X 线平片可以显示整体骨质改变，CT 对病灶内部细微结构的显示清晰，MRI 对明确病灶范围具有优势，可作为 CT 的补充检查手段。

三、嗜酸性肉芽肿

【典型病例】

患者，女，32 岁，左额部触痛 2 个月，间断性头痛 1 个月，近

1周头痛症状加重（**图 9-19**）。

【临床概述】

嗜酸性肉芽肿（eosinophilic granulomatosis）是一类由朗格汉斯细胞异常增生所导致的疾病，多见于儿童和青少年；影像学上以骨骼改变最多见，其次为肺。多为单发，最常累及部位包括头颅、脊柱、骨盆、肋骨，也可发生于四肢长骨；临床以疼痛、骨折或偶然发现就诊；本病具有自限自愈特性，最终以纤维愈合的方式进行修复，预后相对较好。

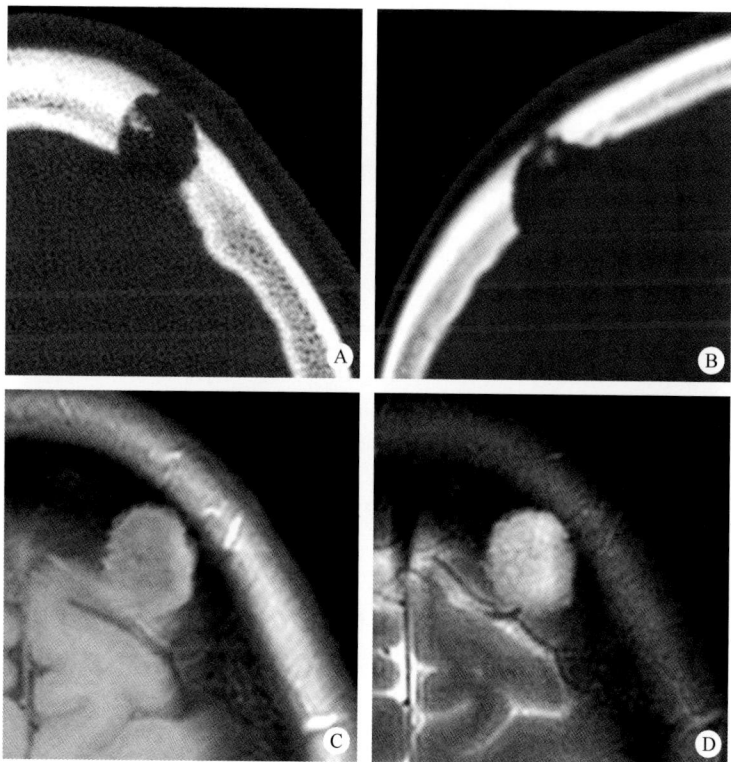

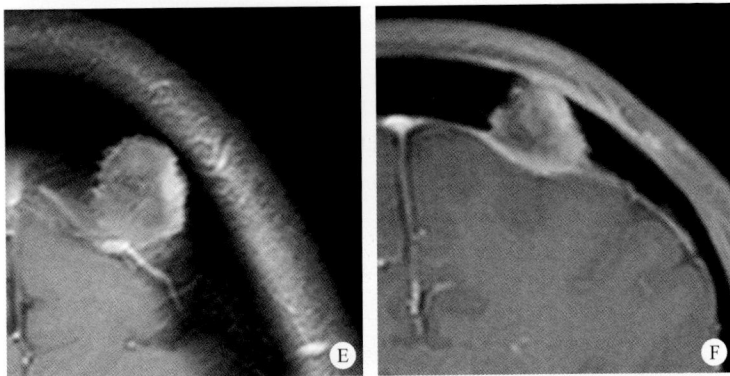

图 9-19 嗜酸性肉芽肿

A、B. CT 骨窗，左侧额骨穿凿样溶骨性骨质破坏区，其内见点片状高密度影；C～F. 横轴位 T_1WI、T_2WI、T_1WI 增强、冠状位 T_1WI 增强图像，病灶 T_1WI 呈不均匀中等信号、T_2WI 呈高信号，增强扫描不均匀强化，可见邻近脑膜强化

【影像表现】

1. X 线及 CT 表现

（1）颅骨："穿凿样"骨质破坏，边缘清晰锐利，如处于修复过程中，可出现边界模糊和增生硬化边，较大的骨质破坏可融合形成地图样缺损；骨破坏区可见细小致密骨质（称为"纽扣样死骨"），这提示病灶处于修复阶段。

（2）椎体：病变椎体变扁，呈"饼样"改变，前后径变长，相应椎间隙正常。

（3）长骨：多位于骨干，少数发生于干骺端，不跨越骺板，局部呈"片状"或"虫蚀状"溶骨性破坏区，骨髓腔扩大，边缘未见骨质硬化，破坏区的邻近骨皮质内缘形成"扇贝样"压迹，易突破骨皮质出现葱皮状或层状骨膜反应。

2. MRI 表现

（1）T_1WI 多呈低或中等信号，T_2WI 多呈稍高、均匀或不均匀高信号，增强扫描可出现皮质旁软组织肿块及骨膜反应明显强化，呈"袖套征"。

（2）发生于椎体的嗜酸性肉芽肿，病变椎体呈"饼样"变扁形态，少数可累及附件，椎旁见形态不规则软组织样信号影压迫脊髓。

【鉴别诊断】

（1）发生于肋骨、脊柱者需与骨髓瘤和骨转移瘤相鉴别：前两者发病年龄较大，骨髓瘤呈多发边界锐利的骨质破坏，伴有弥漫性骨质疏松，查尿液本周蛋白可帮助鉴别，骨转移瘤多有原发肿瘤病史。

（2）发生于长骨者需与尤因肉瘤、化脓性骨髓炎相鉴别：尤因肉瘤骨皮质破坏非常显著，以溶骨性为主，骨膜反应及软组织肿块常见；急性骨髓炎好发于干骺端，临床症状更为明显，慢性骨髓炎骨皮质增生较为明显。

【重点提醒】

本病是最类似于骨恶性肿瘤的良性病变，可有明显的骨质破坏和软组织肿块，影像表现与临床体征分离是其重要特征之一；实验室检查嗜酸性粒细胞增多有助于诊断；有时需要活检明确诊断。

【影像检查策略】

X线是本病的首选检查方法，特别是在显示长管状骨病变时。CT能够显示平片难以显示的一些征象，如病灶内斑点状死骨、轻微破坏、软组织肿块等。MRI还能进一步清晰显示是否有软组织肿块形成及周围软组织肿胀的受累范围。

（庞慧婷　董　越）

第十章

软组织肿瘤

软组织肿瘤是临床上较常见的病变类型，其组织起源具有多样性，涵盖脂肪、纤维、平滑肌、横纹肌、间皮、滑膜、血管、淋巴管等多种组织来源的肿瘤。软组织肿瘤种类繁多，构成肿瘤的成分复杂，病理学上将其分为以下几类：脂肪类、脉管类、滑膜类、纤维类、神经类。本章主要介绍几种临床常见软组织肿瘤。

传统 X 线平片在软组织肿瘤检查中，仅能大致确定肿瘤所在部位和有无骨骼侵犯，由于其缺乏良好的软组织对比度，难以显示肿瘤的确切范围。CT 检查对于一些有特征性密度的肿瘤（如脂肪瘤）的诊断非常有价值，但大多数肿瘤呈软组织密度，CT 对这类肿瘤的诊断缺乏特异性。MRI 对软组织的诊断能力优于 CT，对病灶的检出敏感度高于 CT，其软组织对比度也优于 CT，因此 MRI 是目前诊断软组织疾病最具价值的影像学检查方法。

影像检查的主要目的是明确病变位置范围、区分良恶性、判断肿瘤来源。

第一节 脂 肪 瘤

【典型病例】

患者，男，66 岁，右肩部肿物，质软（图 10-1）。

【临床概述】

脂肪瘤（lipoma）来源于分化成熟的脂肪细胞堆积，是最常见的

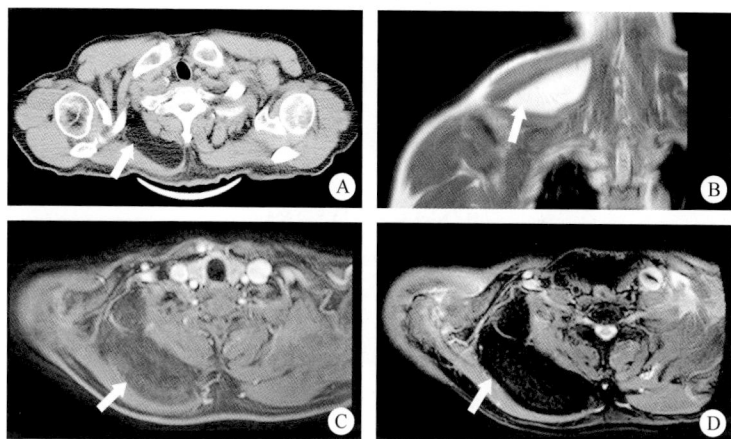

图 10-1　右肩背部脂肪瘤

A. CT 平扫，肩背部肌间隙见肿块，边缘光滑，呈均匀脂肪密度，CT 值为负值（–88HU），内有分隔（箭）；B. T₂WI 冠状位，右肩背部肌间隙见高信号肿块（箭）；C. T₁WI 增强肿块未见明显异常强化（箭）；D. T₂WI 脂肪抑制序列肿块信号减低（箭）

软组织肿瘤，任何含有脂肪的部位均可发生，多发于颈肩部、大腿等皮下。深部脂肪瘤多位于腹膜后、胸壁、手和足的深部组织内。50～70 岁为脂肪瘤的多发年龄段，多见于肥胖人群。病变表现为质地柔软、边界清晰的无痛性肿块，生长缓慢。

【影像表现】

1. X 线表现　多数病灶难以显示，当脂肪瘤较大时，在 X 线平片上可见低密度肿块，边界清晰。

2. CT 表现

（1）肿块密度均匀、边缘清晰，多有分叶和包膜，CT 值为负值的脂肪成分多无强化，与正常脂肪组织难以区分；有的内部有线样略高密度分隔，可强化。周围软组织受压、移位。

（2）少见的弥漫性脂肪瘤边界不清，含脂肪量少，可向肌肉与肌肉间扩展，呈海绵状或蜂窝形，与脂肪肉瘤不易区别。

3. MRI 表现　边界清晰的圆形、分叶状或不规则形肿块，信号均匀，T_1WI 及 T_2WI 均表现为与皮下脂肪类似的高信号特征，在脂肪抑制图像上呈低信号，其内部的纤维分隔在 T_1WI 上呈低信号，在 T_2WI 上呈高信号，增强扫描肿瘤无明显强化，分隔可轻度强化。

【鉴别诊断】

低度恶性且分化良好的脂肪肉瘤：脂肪肉瘤内的纤维间隔较脂肪瘤厚，且呈不规则状或结节状，增强扫描后有明显强化。

【重点提醒】

（1）脂肪瘤对邻近骨无侵蚀，但可压迫周围的骨，尤其位置深在的脂肪瘤。

（2）成熟脂肪成分是诊断脂肪瘤的关键，在 CT 及 MRI 上表现为较均匀的脂肪密度及脂肪信号，与皮下脂肪类似。结合病灶边界清晰、无侵袭性生长等特点，可为鉴别诊断提供关键依据。

【影像检查策略】

MRI 软组织分辨率较 CT 更高，对显示肿瘤与大血管、神经的比邻关系及邻近骨髓腔的侵犯优于 CT；当脂肪瘤与高分化脂肪肉瘤难以区分时可增加 MRI 增强检查。

第二节　脂肪肉瘤

【典型病例】

患者，男，53 岁，左大腿肿物（图 10-2）。

【临床概述】

脂肪肉瘤（liposarcoma）的肿瘤组织起源于原始间叶组织，该组织虽可分化为脂肪组织，但不一定形成成熟脂肪组织，脂肪肉瘤是较常见的软组织恶性肿瘤。多发年龄为 40 ～ 60 岁，男性略多于女性，常发生于四肢深部结构，特别是大腿，后腹膜间隙为第二好发部位。

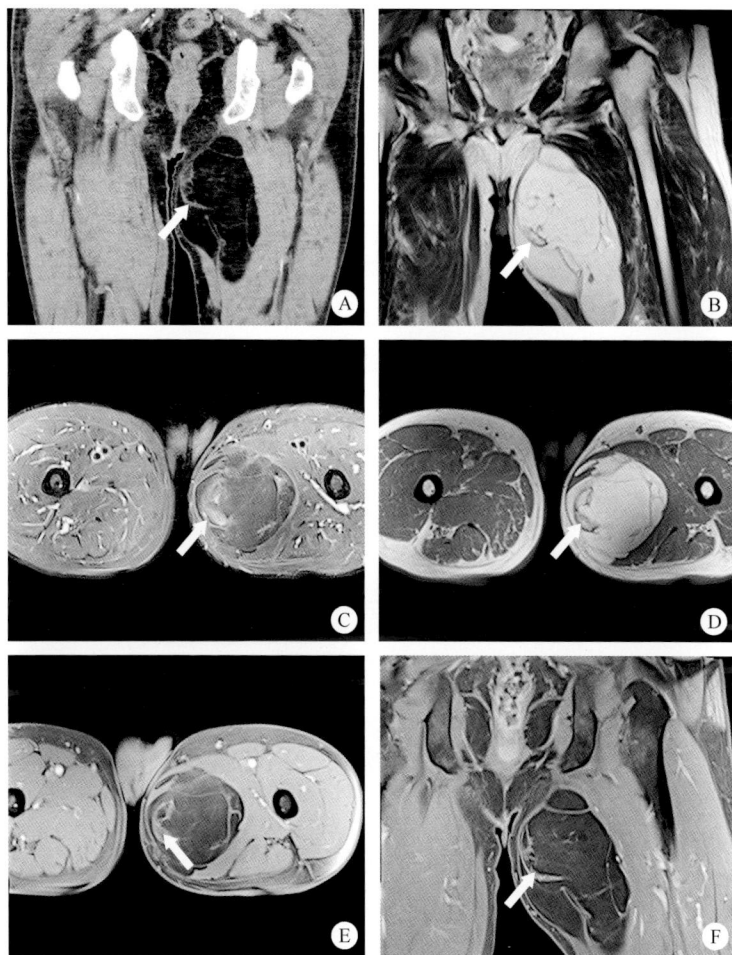

图 10-2　左大腿脂肪肉瘤

A. CT 增强冠状位，左大腿肌间隙不规则肿块，以脂肪密度为主，其内有软组织密度斑片状及分隔影、轻度强化，脂肪组织未见强化（箭）；B ～ D. T_2WI 平扫冠状位、脂肪抑制 T_2WI 及 T_2WI 横断位，示混杂信号肿块，以 T_2WI 高信号为主，其内见分隔及斑片状影（箭头）；脂肪抑制 T_2WI 脂肪信号减低，内夹杂斑片状 T_2WI 高信号区域（箭）；E、F. T_1WI 增强扫描，肿块脂肪成分未见强化，其中斑片状结构及分隔区域可见强化（箭）

【影像表现】

1. X 线表现　脂肪瘤样型脂肪肉瘤因含有较多的脂肪成分，可表现为类似于良性脂肪瘤的透亮影，其他类型脂肪肉瘤可仅表现为软组织肿块影。

2. CT 表现　取决于组织学亚型和分化程度，分化良好的脂肪肉瘤，脂肪含量较多，呈极低密度肿块，增强扫描可无强化或仅轻微强化，恶性程度低；分化较差的脂肪肉瘤，脂肪含量不足 25%，呈等或稍低密度，肿瘤内可出现出血及坏死导致密度混杂，增强扫描呈不均匀强化，恶性程度高。约 50% 脂肪肉瘤影像学上难以显示脂肪成分，在 CT 检查中缺乏特征性表现。

3. MRI 表现　分化良好的脂肪肉瘤边界清晰，形态较规则，T_1WI 及 T_2WI 均呈高信号，通常在 T_2WI 上信号欠均匀，可见更高信号的间隔。分化不良的脂肪肉瘤，形态不规则，可向周围组织浸润，T_1WI 呈低、等信号，T_2WI 呈不均匀高信号，可伴出血、坏死信号，抑脂序列仍为高信号，增强扫描后强化不均匀，坏死区无强化。

【鉴别诊断】

（1）低度恶性脂肪肉瘤应与良性脂肪瘤相鉴别，同前文所述。

（2）软组织畸胎瘤：密度多样，含有脂肪、软组织和钙化密度，边界清晰，强化不明显。

【重点提醒】

（1）脂肪肉瘤根据分化程度不同，可表现为不同密度和信号，可以没有或者有极少量脂肪成分，注意全面观察病变。

（2）增强扫描时，脂肪肉瘤的非脂肪部分在 CT 和 MRI 上均有不同程度的强化。其强化程度和模式因肿瘤血供差异而变化，这与脂肪瘤等良性病变无或仅轻微强化明显不同。

【影像检查策略】

对于 CT 难以鉴别的含多种成分的肿瘤，建议进一步行 MRI 增强检查以帮助诊断。PET/CT 对肿瘤的良恶性鉴别有明显优势。

第三节 血 管 瘤

【典型病例】

患者，男，16 岁，左小腿肿物伴疼痛（图 10-3）。

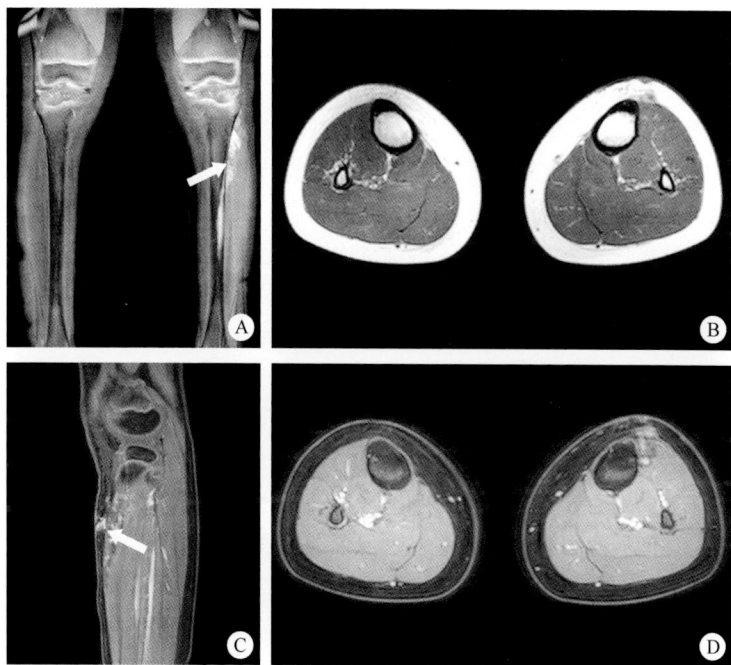

图 10-3 左小腿血管瘤

A、B. 脂肪抑制 T_2WI 冠状位，左小腿前方混杂高信号病变，形态欠规则，其内见血管流空信号影（箭）；C、D. T_1WI 增强，肿块明显不均匀强化，可见迂曲扩张血管样结构（箭）

【临床概述】

血管瘤（hemangioma）由血管组织构成，有学者认为其属于血管发育畸形，也有学者认为其属于真性肿瘤。血管瘤亚型繁多，多见于儿童，女性常见，病变可累及皮肤、皮下组织和深部软组织。患者一般无明显症状，有时可有间歇性疼痛、肿胀；外伤后血管瘤常可迅速增长而侵犯和破坏周围组织造成畸形或并发溃疡、感染和出血等。

【影像表现】

1. X 线表现 对血管瘤诊断价值有限，仅当血管瘤伴有钙化或骨化时，可在 X 线片上呈现点状静脉石影，此时可考虑血管瘤，但肌间血管瘤钙化少见。

2. CT 表现 根据血管瘤组织类型不同，其 CT 表现有一定差异。病变可能表现为局限性、边界清晰的肿块，亦可能表现为边界不清的弥漫性软组织肿胀，或肌间隙内多发的结节，邻近皮下脂肪组织内可见扭曲的"条索样"结构，此为肿瘤的供血动脉和引流静脉。肿块内可见多发、大小不等的圆形或椭圆形环状钙化，为静脉石，是本病的特征性表现。增强扫描可见明显强化结节，并呈渐进性充填表现。CT 血管造影可显示供血动脉，肿瘤本身呈囊状扩张的血窦或粗细不均、迂曲扩张的血管样结构。靠近骨骼的血管瘤常可引起局部骨质增生和侵蚀等改变，甚至伴发骨内血管瘤。

3. MRI 表现 肿瘤组织在 T_1WI 上呈高、低混杂信号，低信号为扩张迂曲的血管瘤空信号及钙化灶，高信号为血栓形成、陈旧性出血及肿瘤间质内脂肪；T_2WI 呈高、低混杂信号，分别代表肿瘤组织出血等，增强扫描呈不规则渐进性强化。MRI 的多平面成像技术能够全面显示肿瘤内异常血管走行，并能观察到邻近骨髓腔内有无侵犯及受累的范围。

【鉴别诊断】

本病表现典型，容易诊断。

【重点提醒】

（1）亚型繁多，可分为毛细血管瘤、海绵状血管瘤、静脉性血管瘤、上皮样血管瘤和肉芽肿型血管瘤，以前两种最常见。

（2）X 线平片仅能显示静脉石，MRI 对于显示病变范围非常有意义，特别是对于在肌间隙内呈蔓状生长、累及范围广泛的血管瘤。

【影像检查策略】

MRI 增强扫描在软组织肿块的诊断方面有明显优势，血管瘤在 MRI 上表现典型。

第四节　滑膜肉瘤

【典型病例】

患者，男，48 岁，上臂肿物，疼痛半年（图 10-4）。

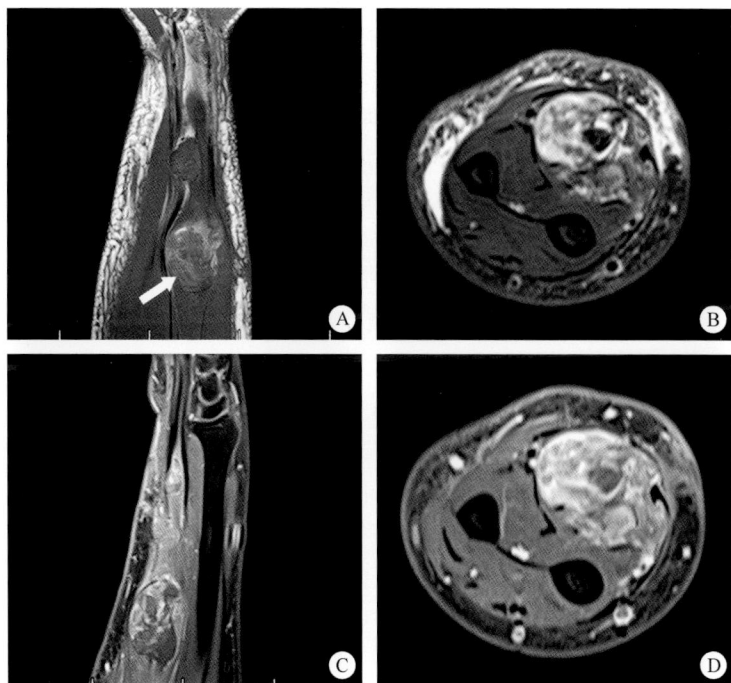

图 10-4　上臂滑膜肉瘤

A、B. T_2WI 冠状位、横轴位，前臂多发肿物，呈混杂等 - 长 T_2WI 信号，部分边缘模糊，见分隔及结节堆积样改变（箭）；C、D. T_1WI 增强，肿块明显不均匀强化，可见不规则分隔及结节样强化，周围软组织受侵（箭）

【临床概述】

滑膜肉瘤（synovial sarcoma）是一种具有滑膜组织分化倾向的恶性肿瘤，其并非起源于滑膜细胞，该病变的命名源于显微镜下滑膜肉瘤的结构与正常滑膜相似，其可能来自未分化的间叶组织。本病多见于青壮年，好发于四肢大关节附近，尤以膝关节最常见。病变一般生长缓慢，病程较长，主要表现为局部疼痛和运动受限，存在痛性肿块为本病的主要体征之一。

【影像表现】

1. X 线表现　大关节附近的软组织肿块或肿胀，中等密度，瘤内可见斑点状、斑片状或不规则形钙化灶，跨越关节生长，肿瘤多不侵犯骨骼，15% ～ 20% 可伴骨膜反应、骨质破坏及浸润。

2. CT 表现　显示为略高于肌肉密度的软组织肿块，边缘清晰或不清晰，常围绕肌腱生长，可侵犯邻近骨骼，引起骨质破坏。瘤内钙化显示更清晰，增强扫描呈不均匀强化。

3. MRI 表现　软组织肿块在 T_1WI 上与肌肉信号相似，T_2WI 上信号不均匀，并可见分隔，瘤内常出现高、中、低三种信号混合存在，称为"三信号征"。

【鉴别诊断】

1. 骨纤维肉瘤　多呈溶骨性骨破坏，瘤体主要位于四肢长骨干骺端或骨干的骨内，不跨越关节生长。

2. 软组织纤维肉瘤　多位于大腿和膝部，由外向内侵犯骨结构，边缘常有硬化带，瘤内少有钙化。

【重点提醒】

滑膜肉瘤的临床表现缺乏特异性，典型发病部位及影像征象有助于本病的诊断。滑膜肉瘤多发生于大关节附近，表现为跨越关节的软组织肿块，其内可出现钙化，并侵及关节邻近骨质。

【影像检查策略】

CT 可用于观察肿块边界，以及判断其内是否存在钙化。MRI 增强扫描在肿块的诊断及鉴别诊断方面具有辅助作用。

第五节　神经鞘瘤

【典型病例】

患者，男，44 岁，上臂肿物（图 10-5）。

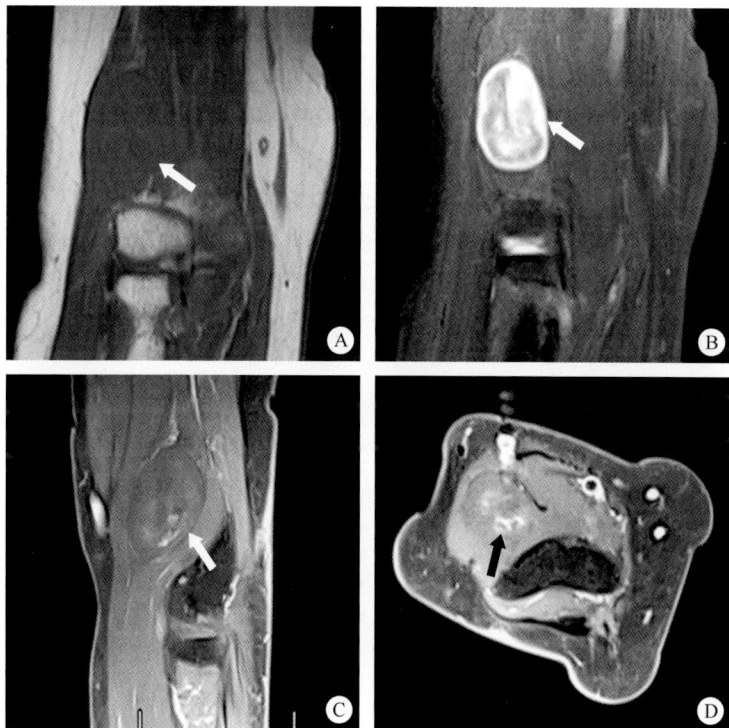

图 10-5　上臂神经鞘瘤

A、B. T₁WI、T₂WI 冠状位，右上臂见椭圆形 T_1WI 等信号肿块（箭）；T_2WI 呈混杂高信号，边界清晰，内见坏死的更高信号影（箭）。C、D. T_1WI 增强，肿块明显不均匀强化，其内坏死区未见强化，肿块沿神经走行分布（箭）

【临床概述】

神经鞘瘤（neurilemmoma）是起源于神经鞘施万细胞的良性肿瘤，具有病史长、生长缓慢的特点。男女发病率相近，以 20～40 岁多见。好发部位集中在四肢、颈部及躯干。神经鞘瘤一般为无痛性，但压迫神经时可伴有放射性酸胀和麻木感。

【影像表现】

1. X 线和 CT 表现　X 线平片常难以显示神经鞘瘤的体积或范围。在 CT 上呈梭形、边界清晰、密度不均匀的软组织肿块，位于肌间隙内，沿神经方向走行。病灶内常伴有出血、囊变和钙化。增强扫描病灶不均匀强化。

2. MRI 表现　呈椭圆形、边界清晰的肿物，T_1WI 呈中、低或稍高信号，T_2WI 呈高、低混杂信号；增强扫描病灶强化显著。肿瘤内可见坏死、出血和胶原性退变，T_2WI 可表现为小片状混杂信号，增强扫描出现局部无强化区。MRI 可显示肿瘤和神经干的邻接关系，有时可见神经分布区域肌肉萎缩改变。

【鉴别诊断】

1. 血管瘤　病灶一般无明显边界及包膜，可伴有血栓形成、机化。MRI 检查中，T_2WI 呈明显高信号，血栓形成或机化等显示为低信号，增强扫描不均匀明显强化，小血管呈流空信号。

2. 血肿　常见于创伤后，无明显包膜及边界，多位于浅表软组织，可见不同时期出血信号及液 - 液平面，血肿机化可见钙化。

3. 肌间黏液瘤　发生于深部肌间隙，T_2WI 表现为明显高信号，其内可见条片状低信号纤维间隔，黏液在 DWI 上呈高信号，增强扫描肿瘤壁及其分隔可见强化。多发者若合并骨纤维异常增殖症，则称为 Mazabraud 综合征。

【重点提醒】

（1）CT 在该病诊断中主要发挥定位作用，可更清晰地显示肿物与骨质关系。

（2）神经鞘瘤形态规则、边界清晰，沿神经方向走行，易出现出血、囊变、坏死。

【影像检查策略】

MRI 增强扫描可对相关疾病进行定性诊断，PET/CT 在鉴别神经鞘瘤的良恶性方面具有重要作用。

（刘佳妮　董　越）

第十一章

儿童骨发育异常

第一节　颅缝早闭

【典型病例】

患儿，男，6 个月，头颅形态异常（**图 11-1**）。

【临床概述】

颅缝早闭（craniosynostosis）是指出生时或出生后一条或多条颅缝过早闭合所致颅骨畸形，可分为原发性和继发性两类，原发性颅缝早闭又可分为单纯性和综合征性。通常情况下，我们所探讨的多为原发性颅缝早闭，这类病症大多在子宫内就已开始发生，出

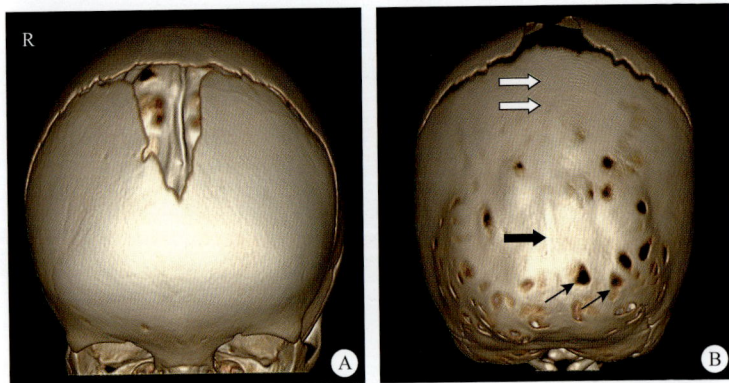

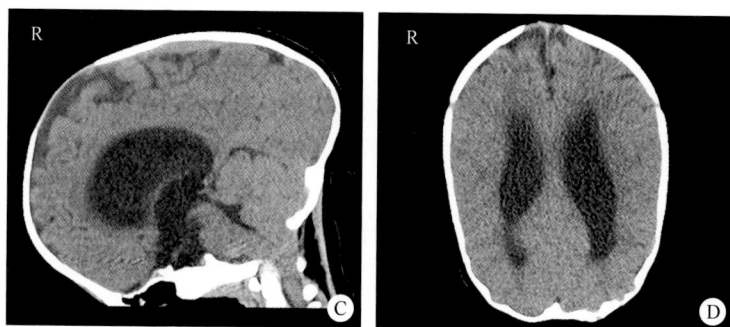

图 11-1　颅缝早闭

A. CT 三维重建正面观，显示颅骨前囟扩大，额骨向前膨隆，矢状缝未见显示；B. CT 三维重建背面观，矢状缝闭合（空箭），部分骨质增生硬化（实箭），人字缝显示不连续，枕骨多发脑回压迹（细箭头）；C. CT 多平面重组矢状位，显示颅腔前后径增大，枕骨大孔小，幕上脑室扩张；D. CT 轴位，显示幕上脑室扩张，枕骨可见脑回压迹（细箭头）

生后才被发现，其临床严重程度取决于头颅畸形发生的时间，时间越早，病情越严重。该病主要原因是以颅骨及硬膜反折异常为基础的颅骨早期愈合，如伴发其他畸形，则需除外染色体异常所致综合征。

由于颅脑的生长主要集中于出生后最初两年，外科手术宜在 1 岁以内施行。

【影像表现】

正常情况下，额缝在 2 岁时基本闭合，矢状缝、冠状缝及人字缝至 40 岁左右完全闭合。颅缝过早闭合会导致颅骨生长受限，未闭合的其他颅缝代偿性生长，导致颅骨形态异常。颅缝早闭的部位不同可形成各种畸形，如舟状头、三角头、斜头、尖头、短头、塔头、小头等。最常见的早闭颅缝为矢状缝，表现为颅骨前后径增宽，横径变短，额部和枕部隆起，眼眶间距增宽，颅腔呈长头型或舟状头型。双侧冠状缝早闭未累及额蝶缝时，表现为头颅变尖，前后径变短，左右径增宽，眼眶上缘变平，颅腔呈尖头型；而累及额蝶缝时，颅面比例下降，头颅前后径变短，前额大而平，颅腔呈短头型。矢状缝和冠状缝均早闭形成尖头型或塔头型畸形。有时冠状缝或人字缝的早闭只限于头的一侧，而形成一侧头颅狭小，称为斜头畸形。颅缝普遍性过早闭合可导致小头畸形，表现为额缝早闭，前额呈尖顶状，颅腔呈三角头型，常伴颅前窝狭小，筛骨短，筛窦发育不良，眼眶间距短缩。

脑回压迹增多是颅缝早闭常见征象，脑回压迹增深提示长期颅内压增高，见于多数颅缝受累的病例，而以全部颅缝早闭最严重。

颅骨正位、侧位平片可显示颅外形改变及颅缝早闭的部位。

CT可更为清晰地显示闭合颅缝及脑回压迹的程度、范围，特别有助于斜头畸形的正确诊断。另外，CT可显示闭合颅缝的骨质增生硬化，表现为沿颅缝生长的增厚骨性密度，一般认为这是颅缝闭合之前颅缝区的骨生长障碍所致。有些病例伴发颅底陷入，引起眼眶容积减小，眼球突出。其他伴发畸形包括面骨发育畸形、鼻旁窦发育障碍等。

MRI显示颅骨能力较弱，主要用于除外伴发的脑实质结构异常。

【鉴别诊断】

本病可通过CT检查正确诊断，其关键作用之一在于鉴别该病症究竟是原发疾病，还是染色体异常所致畸形综合征。

在诊断颅缝早闭后需进行仔细查体，发现有无其他肢体畸形或内脏畸形，如脑积水分流术后迅速减压、佝偻病、碱性磷酸酶过低、高钙血症及甲状腺功能亢进等。

先天性颅缝早闭最常见的伴发畸形为肢体异常，可高达84%，如并指、多指、缺指等。伴发颅缝早闭的综合征包括阿佩尔（Apert）综合征、费弗（Pfeiffer）综合征及尖头多趾并趾［卡彭特（Carpenter）综合征］。综合征患儿除头颅大小、形态异常外，常有颅压增高、突眼症和视神经萎缩、智力低下，有家族发病倾向，需要对颅缝早闭患儿进行全面评估。

【重点提醒】

对于颅缝早闭的诊断，须清晰显示颅缝完全闭合的状态，如仅观察到颅缝变窄、变浅，均不能诊断为颅缝早闭。

【影像检查策略】

X线平片可以显示颅骨外形异常，以及明显的颅缝早闭。CT可以更清晰、全面地评估颅缝早闭的范围及程度，有无脑回压迹并判断其程度及范围。另外，CT可显示闭合颅缝的骨质增生硬化，如怀疑存在颅内结构改变，可行MRI检查进一步观察。

第二节　颅底陷入症

【典型病例】

患儿，女，5岁，四肢无力、排便困难，进行性加重2个月（图 11-2）。

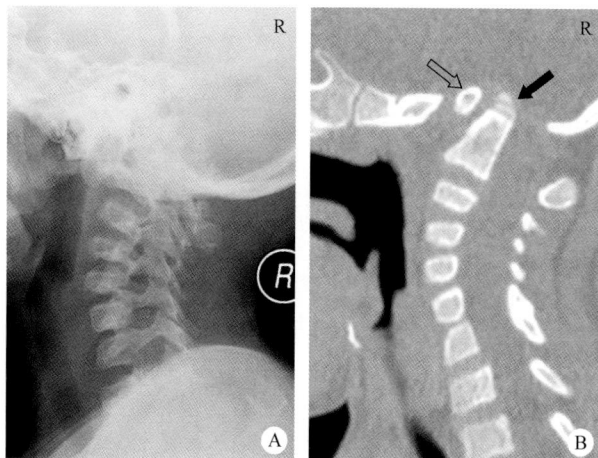

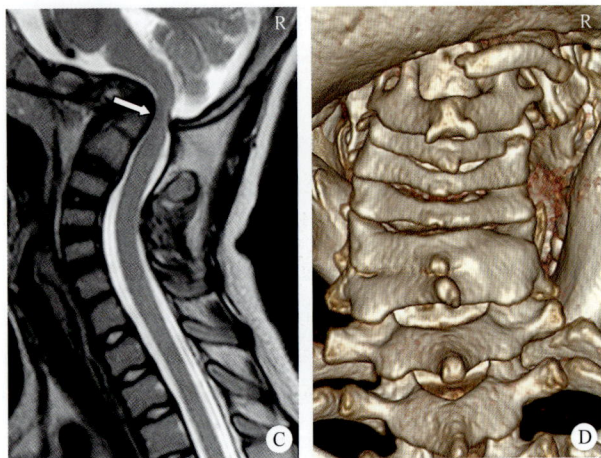

图 11-2　颅底陷入症

A. X 线颈椎侧位片，C_1、C_2 椎体显示不清；B. CT 多平面重组矢状位图像，显示寰椎（空箭）及枢椎齿突（实箭）升高进入凹陷的颅底；C. MRI 矢状位 T_2WI 显示枕骨大孔变窄，脊髓受压（箭）；D. CT 三维重建背侧观示多发颈椎椎板畸形

【临床概述】

颅底陷入症（basilar invagination）亦称颅底凹陷症，是一种复杂的颅颈交界区发育畸形，也是枕颈畸形中最常见的一种，指以枕大孔为中心的周围颅底骨（枕骨、斜坡及岩骨）向上陷入颅腔，枕大孔狭窄，迫使其下方的寰枢椎（齿突）升高进入颅底凹陷的先天性畸形。多数因第 1、2 颈椎（寰枢椎）和枕骨先天性发育异常所致。其可合并其他部位的骨发育异常，如椎体分节障碍、寰椎融合障碍等，并可合并神经结构畸形，多在儿童期之后出现症状。

临床表现多以神经压迫症状为主，且潜伏期长、隐匿性强。表现为延髓、脊髓和小脑压迫症状，还可造成供血障碍或脑脊液循环受阻，如眼球震颤、眩晕、共济失调、四肢和躯干运动障碍及感觉障碍，严重者可出现呼吸抑制、睡眠性呼吸困难等。

该病诊断主要依靠神经压迫症状及影像表现等，MRI 和 CT 能全面观察枕大孔周围骨性结构异常，显示软组织及延髓和颈髓受压情况，对诊断颅底陷入症有优势。

【影像表现】

颅底扁平，枕大孔向上凹陷变形，齿突上移。颅底与寰枢椎结构重叠，界限不清或合并颅椎融合，寰枢关节半脱位或齿突发育异常等。

1. X 线表现 通过 X 线对颅底进行测量是一种简单、易行的判断方法，常用测量指标如下。

（1）钱氏线（Chamberlain 线）：在颅骨侧位片上，自硬腭后上缘至枕骨大孔后唇上缘作连线，枢椎齿突超过此线 3mm 即可确诊。

（2）麦氏线（Mcgregor 线）：亦称基底线。在颅骨侧位片上，自硬腭后上缘至枕骨鳞部外板最低点作连线，枢椎齿突超过此线 5mm 即可确诊。

（3）其他测量指标还包括布尔（Bull）角、基底角、克劳指数（Klaus index）、二腹肌沟连线、双乳突连线等。

2. CT 表现 枕骨斜坡畸形，以及寰枕脱位、融合畸形，枢椎齿突呈垂直高位状且凸向枕骨大孔内。周围软组织可见齿突后移及横韧带撕裂，病变进一步发展，可导致延及颈髓后曲、延髓受压，可合并枕骨大孔疝、脊髓空洞症及蛛网膜囊肿等。

3. MRI 表现 主要表现为斜坡内陷，齿突凸入颅内，导致颅底向内形成成角畸形，延髓及颈段脊髓腹侧受压变形。通过 MRI 还可发现是否合并枕骨内陷、小脑扁桃体下疝及脊髓空洞。MRI 检查对颅底陷入症的诊断具有重要意义，因其有利于发现颅内及椎管内结构异常，如脊髓压迫情况。

【鉴别诊断】

颅底陷入症早期症状多不典型，且起病隐匿，病程较长且神经系统病灶性损害的体征多，因而易误诊为其他疾病而延误治疗。常见的误诊疾病包括颈椎病、脑干炎、脊髓压迫症、脊髓空洞症、小脑扁桃体下疝畸形（Chiari 畸形）、脊柱结核（Pott's 病）等，当按照这些疾病进行治疗时通常疗效不佳。

本病可通过 X 线平片或 CT 准确诊断，诊断过程中，需要认真判断是否存在颅底、寰枢椎畸形，通过各种测量判断颅底陷入程度是否符合诊断标准（**图 11-3**）。患儿在遭受外伤或存在其他颈椎融合畸形时常合并姿势异常，由于骨性结构重叠，单纯依靠平片往往难以准确诊断，这时需行 CT 检查协助诊断，CT 能够更为准确地提供测量结果，帮助正确诊断。

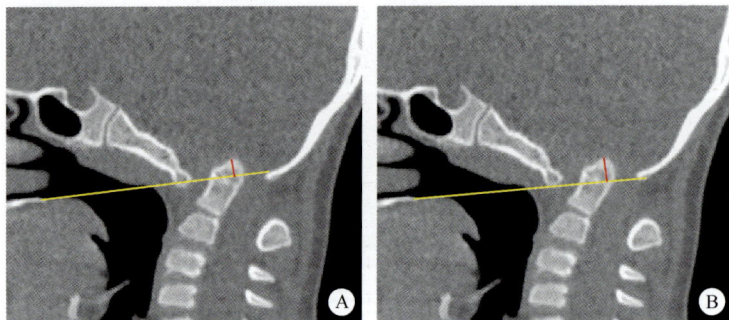

图 11-3　颅底陷入症测量示意图

A. 钱氏线，黄色线段为硬腭后缘与枕骨大孔后上缘连线，红色线段为连线的垂线，起于枢椎齿突上缘，止于连线；B. 麦氏线，黄色线段为硬腭后缘与枕骨最低点连线，红色线段为连线的垂线，起于枢椎齿突上缘，止于连线

【重点提醒】

当诊断为颅底陷入症后，需要尽早评估有无血管、脊髓受累。

【影像检查策略】

X 线平片可以提示颅底畸形，而 CT 可以更清晰、准确地评估颅底骨质情况并进行准确测量，帮助明确诊断。建议采用 MRI 评估颅内脑结构异常及有无脊髓受压，并判断受压程度。若存在供血障碍表现，可以通过 CT 血管造影明确有无血管异常。

第三节 短颈畸形

【典型病例】

患儿，男，4岁，颈部歪斜3年（图11-4）。

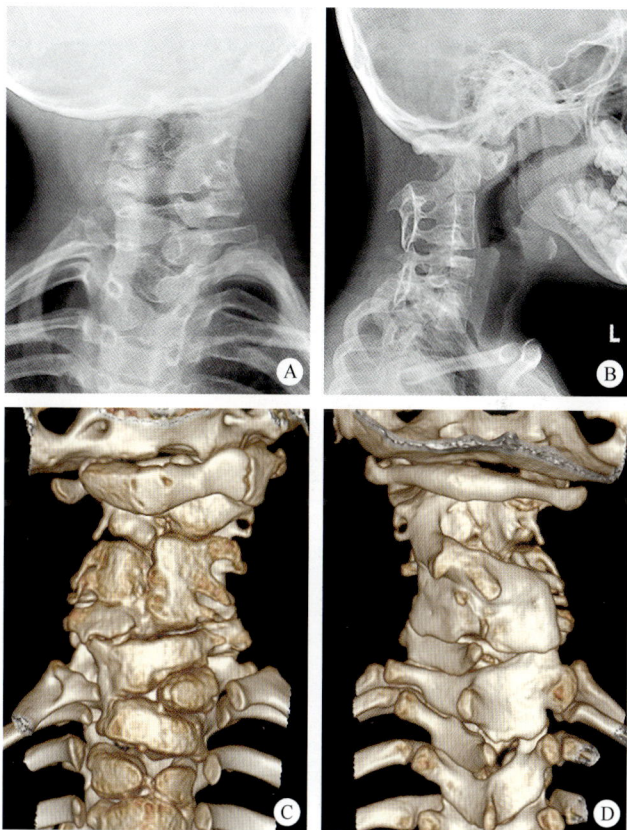

图11-4 短颈畸形

A. X线颈椎正位片，显示颈椎扭曲变短，多发椎体畸形、椎板畸形；B. X线颈椎侧位片，显示颈椎生理曲度僵直，$C_2 \sim C_4$ 椎体融合；C、D. CT三维重建正面观、背面观，更为清晰地显示裂椎、椎体及附件的畸形融合，以及胸椎畸形

【临床概述】

短颈畸形，又称先天性颈椎融合畸形，也称为克利佩尔 - 费尔综合征（Klippel-Feil syndrome，KFS），是指两个或两个以上颈椎椎体异常融合或分隔不全的先天性脊柱发育异常，常伴发其他先天性畸形。目前该病病因尚不明确，一般认为是胚胎发育的第 3 ～ 8 周时由于椎体分节不良，导致本畸形。短颈畸形可伴有先天性肩胛畸形、高肩胛症，可能与二者在胚胎发育时存在短暂关联有关。临床上主要表现为短颈、低后发际线与颈部活动受限三联征，并且常合并骨关节系统、神经系统、泌尿生殖系统、心血管系统畸形等异常表现，但仅不足 50% 的短颈畸形患者会同时表现出上述"三联征"。

【影像表现】

两个或两个以上椎体相互融合。椎体数目少，椎体小，椎间隙消失，附件可有发育不全、缺如或不同程度融合，椎间孔大小不等。脊柱短缩，融合处变细，生理前凸消失、变直或呈反向弯曲。常可伴发胸椎半椎体畸形、不同程度脊柱裂及高肩胛症，同时，可合并寰枕融合、颅底凹陷、Chiari 畸形等。

【鉴别诊断】

本病可通过 X 线平片或 CT 正确诊断，满足条件即可诊断。

【重点提醒】

短颈畸形伴发畸形较多，诊断后需进一步检查发现伴发畸形。

【影像检查策略】

X 线平片可以提示短颈畸形，而 CT 可以更清晰、准确地评估颈椎骨质情况并做出正确描述，帮助明确诊断。如患儿存在 Chiari 畸形或神经系统症状，建议通过 MRI 评估脊髓情况及颅内结构情况。如存在供血障碍表现，可以通过 CT 血管造影明确有无血管异常（图 11-5）。

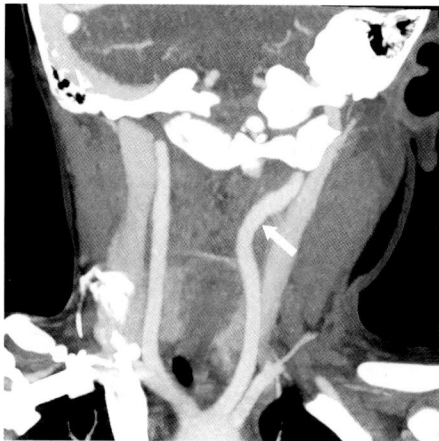

图 11-5 短颈畸形 CT 动脉造影
左侧颈内动脉走行异常（箭），此情况需提示外科医师在手术时注意
避免损伤走行异常的血管

第四节 短尾畸形

【**典型病例**】

患儿，女，3 岁，出生后排便困难（**图 11-6**）。

【**临床概述**】

短尾畸形，亦称骶尾发育不良综合征或尾部退化综合征，是一种罕见的先天性脊柱发育畸形，常累及部分或全部骶尾骨，甚至腰椎及下部胸椎，导致不同程度的相应脊髓发育障碍，可合并下肢肌肉骨骼、泌尿生殖道、肛门直肠等畸形。病因主要为胚胎发育 28 天前脊索复合体成熟过程中断，导致胎儿骶尾部的脊髓及脊椎发育障碍。父母患糖尿病时，其子女发病率会升高。临床表现取决于脊柱受累程度、范围及神经改变，可基本正常或有骨盆倾斜、步态异常、髋脱位、排便排尿异常等。

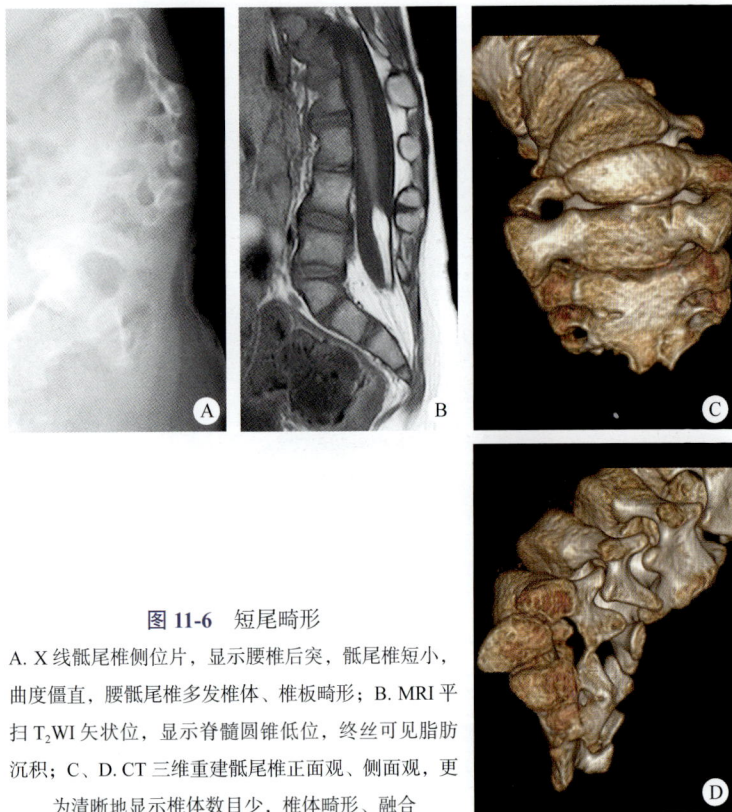

图 11-6　短尾畸形

A. X 线骶尾椎侧位片，显示腰椎后突，骶尾椎短小，曲度僵直，腰骶尾椎多发椎体、椎板畸形；B. MRI 平扫 T_2WI 矢状位，显示脊髓圆锥低位，终丝可见脂肪沉积；C、D. CT 三维重建骶尾椎正面观、侧面观，更为清晰地显示椎体数目少，椎体畸形、融合

【影像表现】

两个或更多骶尾椎椎体相互融合。椎体数目少，骶尾椎整体短小，椎间隙消失，附件可有不同程度发育不全、缺如或融合，融合处变细。椎间孔大小不等。骶尾椎生理曲度消失、变直或呈反向弯曲。常可伴发各种脊柱椎体不同程度畸形，如半椎体畸形、脊柱裂及高肩胛症，可合并寰枕融合、颅底凹陷、Chiari 畸形等（图 11-7）。同时，可并发泌尿系统、生殖系统和胃肠系统畸形，如当短尾畸形合

并先天性巨结肠、骶椎前方占位性病变时，则称为库拉里诺（Currarino）综合征。

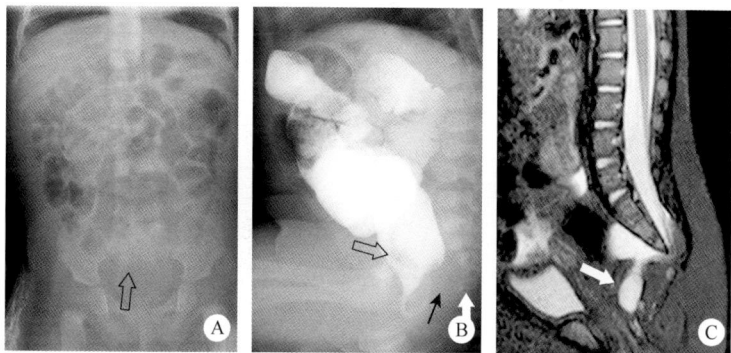

图 11-7 库拉里诺综合征

A. X 线腰骶椎正位片，显示骶尾椎短小（空箭）；B. 钡灌肠充钡相侧位片，显示骶尾椎短小、形态不规则（实箭），乙状结肠及直肠明显扩张（空箭），符合巨结肠改变，同时可观察到直肠与骶椎间隙增宽（细箭）；C. MRI 平扫 T_2WI 抑脂矢状位，显示尾椎短小，骶骨前方可见囊状肿物（实箭）。结合短尾畸形合并先天性巨结肠、骶椎前方占位性病变，诊断为库拉里诺综合征

【鉴别诊断】

本病可通过 X 线平片或 CT 准确诊断，满足条件即可诊断。

【重点提醒】

短尾畸形伴发畸形较多，可为多种联合畸形或综合征的一部分，诊断后需进一步检查发现伴发畸形。

【影像检查策略】

X 线平片可以诊断短尾畸形，而 CT 检查可以更清晰、准确地评估颈椎骨质情况，并做出正确描述，帮助明确诊断，同时通过 CT 还可观察骶尾椎周围是否存在占位性病变。若存在神经系统症状或软组织异常，建议行 MRI 检查进一步评估。

第五节 脊柱侧凸

【典型病例】

患儿，女，12 岁，脊柱进行性弯曲 11 年（**图 11-8**）。

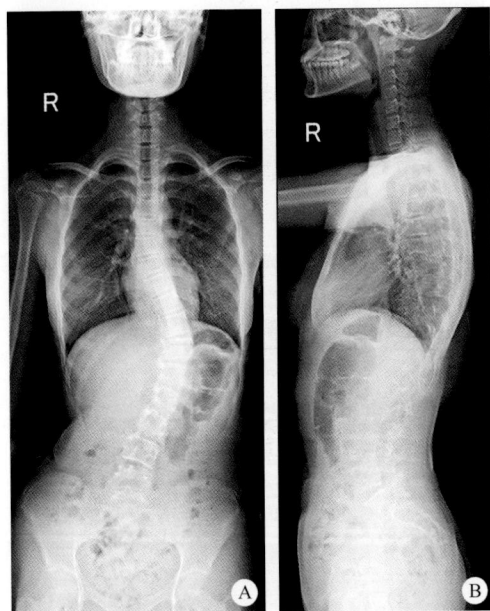

图 11-8 特发性脊柱侧凸

A、B. 脊柱 X 线正侧位片，脊柱以第 12 胸椎为中心向左侧凸弯，多发椎体旋转，未见椎体及附件畸形，侧位观脊柱生理曲度存在

【临床概述】

脊柱侧凸（scoliosis）又称"脊柱侧弯"，是指脊柱的一个或数个节段向侧方弯曲，或伴有椎体旋转的脊柱序列、形态异常，包括冠状位、矢状位和轴位上的一种或多种异常。一般脊柱侧凸呈单向弯曲的"C"形或双向弯曲的"S"形，国际脊柱侧凸研究学会提出，

应用科布（Cobb）法测量站立正位 X 线平片的脊柱局部弯曲，角度＞ 10° 即可诊断。典型的脊柱侧凸包括三维的脊柱和肋骨畸形，椎体存在不同程度旋转，进而导致继发的髋部或肩部不平衡，表现为双肩不等高。

根据发病原因，脊柱侧凸可分为特发性脊柱侧凸、先天性脊柱侧凸、神经肌肉性侧凸及神经纤维瘤病等继发性脊柱侧凸。

特发性脊柱侧凸最常见，文献报道占全部脊柱侧凸的 65% 左右，尚未发现明确致病因素。先天性脊柱侧凸通过相关检查能够观察到明确的椎体畸形或骨骼发育畸形（图 11-9），并且随着椎体发育，侧凸角度会逐渐增大。若胸椎椎体存在畸形，会造成胸廓畸形而影

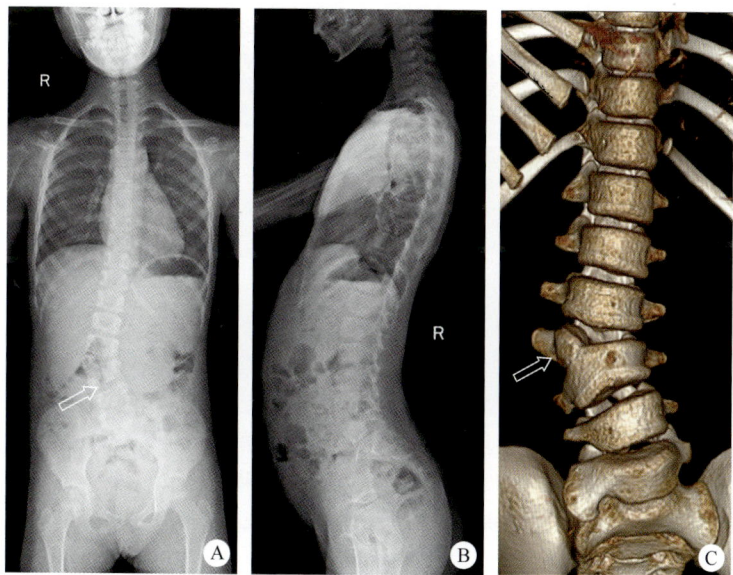

图 11-9　先天性脊柱侧凸

A. 脊柱 X 线正位片，显示第 3 腰椎右侧半椎体（空箭），局部右凸弯曲；B. 脊柱 X 线侧位片，显示腰椎曲度存在；C. 脊柱 CT 三维重建正面观，腰椎共 6 节，其中第 3 腰椎半椎体与第 4 腰椎椎体畸形融合

响胸廓容积，最终导致心肺功能减低，导致胸廓功能不全综合征（thoracic insufficiency syndrome，TIS）。所以，先天性脊柱侧凸明确诊断后需要及时手术治疗。

神经肌肉性侧凸是因肌肉神经相关疾病导致躯干肌力失衡所致。其中最常见的是脊髓灰质炎后遗症、进行性肌萎缩等。其他一些疾病也可导致脊柱侧凸，其中最具有代表性的就是神经纤维瘤病 1 型（**图 11-10**）。

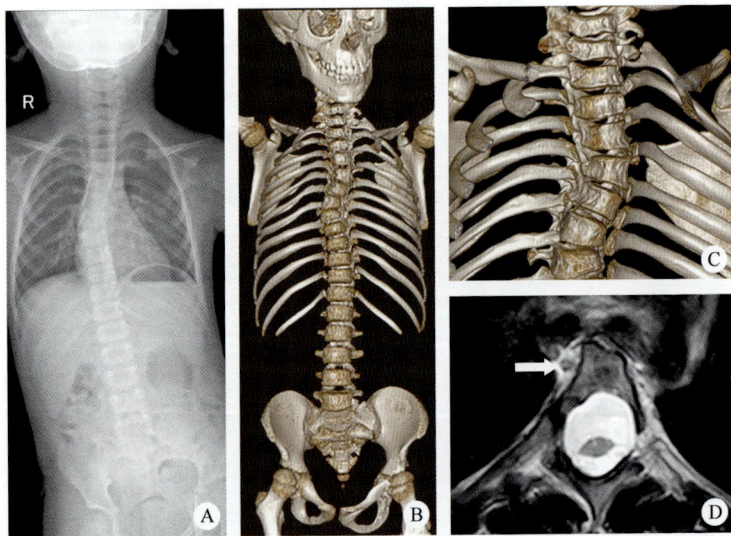

图 11-10　神经纤维瘤病合并脊柱侧凸

A. 脊柱 X 线正位片；B. 脊柱 CT 三维重建正面观，显示胸椎以 T_7 椎体为中心右凸弯曲，多发椎体变形；C. CT 三维重建胸椎放大图，显示椎体表面凹凸不平，并呈扇贝样硬化，相邻肋骨及右侧髋关节组成骨可见类似形态改变；D. 胸椎 MR 轴位 T_2WI 序列，显示椎体及附件拉长，未见骨破坏，椎管增宽，椎体右旁（箭）可见神经纤维瘤

【影像表现】

（1）标准站立位 X 线平片为测量弯曲角度（Cobb 角）的前提，

脊柱局部向左或向右突出，测量 Cobb 角（上端椎上缘的垂线与下端椎下缘的垂线的交角）＞ 10° 即可诊断。同时，需要仔细观察有无椎体畸形，除外先天性骨性异常。

（2）CT 对椎体及其附件结构，尤其对 X 线检查中因结构重叠而显示不清的椎体节段（如枕颈、颈胸段等）具有显示优越性，同时能清晰显示椎管内骨性分隔、椎旁组织的异常结构。

（3）MRI 对椎管内病变分辨力强，在脊髓、神经根病变的诊断方面具有明显的优越性，但在骨性结构的显示方面效果不如 X 线和 CT。

【鉴别诊断】

本病可通过 X 线平片或 CT 正确诊断，满足条件即可诊断，但诊断过程中需要详细询问病史，观察其他椎体及身体畸形，对分型做出正确诊断，诊断明确有助于正确制订治疗方案。对于特发性脊柱侧凸，可以通过支具矫形来控制，甚至缓解病情进展。先天性脊柱侧凸需在青春期之前及时实施手术，从而避免严重并发症。

【重点提醒】

特发性脊柱侧凸需要除外骨性异常及神经肌肉异常等，单纯依靠 X 线平片或 CT 检查证据不够充分，一般由临床医师结合所有检查结果做出最终诊断。

【影像检查策略】

通过站立位脊柱 X 线平片可以诊断脊柱侧凸，而通过仰卧位脊柱最大左右弯曲位像可以观察脊柱活动度。借助 CT 检查可以更清晰、准确地评估椎体畸形，但所测量角度准确性欠佳。CT 及 MRI 可以进一步评估内脏、椎管内有无并存畸形或病变。

第六节　骨软骨发育障碍性疾病

【典型病例】

患儿，男，4 岁，因身材矮小就诊（图 11-11）。

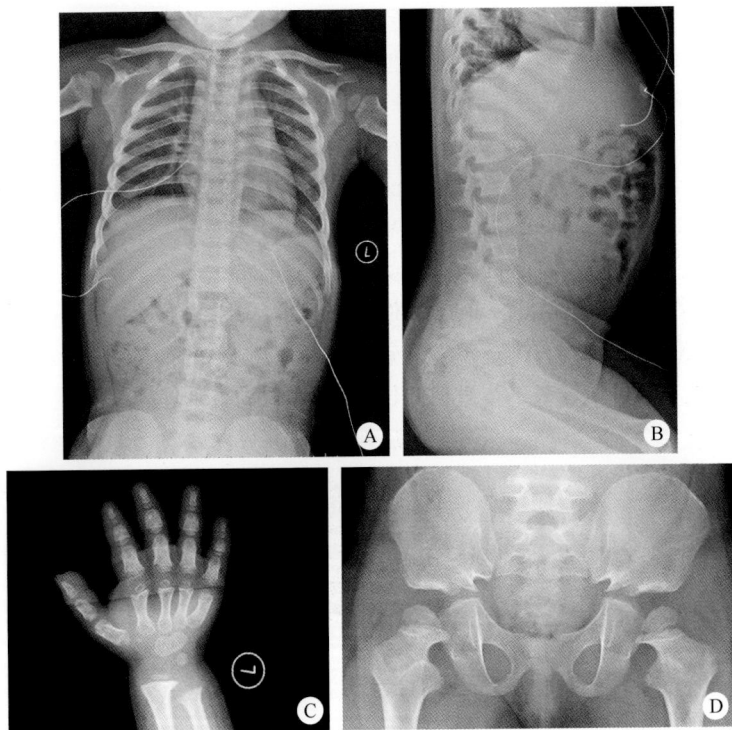

图 11-11 软骨发育不全

A. X 线脊柱正位片，显示腰骶椎弓根间距变窄，肱骨近端干骺端形态不规则，边缘不规则呈喇叭状。B. X 线脊柱侧位片，显示椎体较小呈鱼骨形，椎间隙增宽，椎体前缘不规则，T_{12}～L_2 呈弹头状；后缘内凹，椎弓变短。C. X 线左手正位片，显示指骨均粗短而等长，骨骺包埋，尺桡骨远端干骺端呈喇叭状。D. X 线骨盆正位片，显示髂骨翼变短呈方形，髋臼顶部边缘不规则，髋臼宽而平，坐骨切迹明显变小、深凹，股骨头小，股骨颈细小

【临床概述】

骨软骨发育障碍是一组先天性骨疾病，其共同特征为骨或软骨在生长过程中的发育不良或过度增生的异常改变。这组疾病包括软

骨发育不全、脊柱骨骺发育不全、中肢型发育异常、假性软骨发育不全等一系列疾病。本节仅介绍其中最为常见的软骨发育不全。

软骨发育不全是较常见的全身性软骨内成骨障碍所致短肢型软骨发育不全。90%的病例为散发，主要病理改变为软骨内成骨进程异常，影响了骨骼长轴的正常增长。骨膜下成骨不受影响，骨皮质、髓腔及骨的横径生长仍正常，导致管状骨短而粗。同时，骨骺亦因骨化不全，致骨化迟缓或变小，并有干骺包埋趋势。颅骨基底部软骨成骨过程发生障碍，使颅底缩短，枕骨大孔变小且不规则，倾斜程度加深，膜式成骨的头颅穹窿部正常发育而引起头大畸形。患儿出生时即可发现异常，随着生长发育逐渐形成典型的大头、躯干相对正常的短肢软骨发育不全。患儿通常智力正常，生殖器官发育正常，至成人时期身高很少超过140cm，但寿命与常人无异。

【影像表现】

（1）颅骨：头颅穹窿、下颌骨部属于骨膜下成骨，骨发育正常且相对增大，额、枕部突出。颅底骨属于软骨内成骨，发育短小。蝶鞍前后床突发育不良，斜坡变深。枕骨大孔变小。

（2）四肢长管状骨：干骺端属于软骨内成骨，所以长管状骨短粗，尤以股骨和肱骨更著。干骺端增宽，边缘呈喇叭状增宽。骨骺骨化延迟，小而不规则，被其包埋，可导致干骺端提前愈合。肌肉附着处骨皮质增厚。腓骨较胫骨增长，可引起踝内翻。股骨头、股骨颈发育不良常致髋内翻。指骨、趾骨均粗短而等长，排列呈叉状。腕骨、跗骨骨化延缓，外形不规则。

（3）脊柱和骨盆异常是诊断本病的主要依据，椎体较小呈鱼骨状，后缘内凹，$T_{12} \sim L_2$呈弹头状，椎体前缘不规则。椎间隙增宽，椎弓变短，腰骶椎弓根间距自上而下逐渐缩窄。骨盆狭窄，骶骨发育不良，髂骨翼变短呈方形，髋臼顶部边缘不规则，髋臼宽而平，坐骨切迹明显变小深凹。

【鉴别诊断】

软骨发育不全患儿一般智力正常，有特殊脊柱及骨盆特异 X 线征象，可与其他骨软骨发育障碍性疾病所致短肢体或短躯干骨骼发育不良畸形进行区别（图 11-12）。

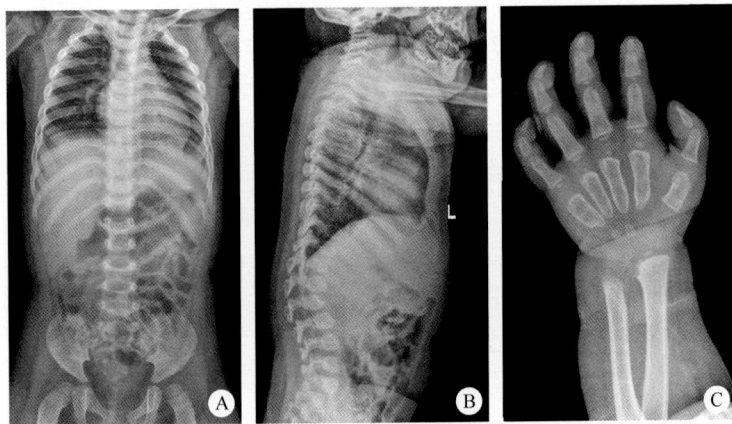

图 11-12　黏多糖病 I 型

A. X 线脊柱正位片，显示肋骨头变细，略呈"飘带样"改变，髂骨基底部变尖，髋臼浅，髋外翻；B. X 线脊柱侧位片，显示椎体形态圆钝且幼稚，$L_1 \sim L_2$ 椎体前上角骨质缺损，下方呈"鸟嘴样"突出改变；C. X 线左手正位片，显示尺、桡骨远端呈"V"形畸形。掌骨远端较宽，近端变尖

本组疾病需与黏多糖代谢异常疾病相鉴别。黏多糖病是一组遗传性溶酶体贮积症，因酸性黏多糖在体内异常积聚而导致器官功能损害。患儿 1 岁半时症状明显，表现为智力减退、头大呈舟形、面容丑陋、身材矮小、腹部膨隆、肝脾大。X 线为常用检查，可显示头颅增大，颅缝早闭，蝶鞍呈"J"形扩大；椎体呈卵圆形，下胸段、上腰段椎体前上角骨质缺损，下方呈"鸟嘴样"突出；肋骨脊柱端细小，胸骨端增宽，形如"飘带状"；尺、桡骨远端呈"V"形畸形；

掌骨远端较宽，近端变尖；髂翼张开，基底部变尖；髋臼浅，股骨头发育不良，髋外翻。MRI 检查有时可见脑萎缩，脑白质异常。

【重点提醒】

骨软骨发育障碍性疾病需要根据病变累及部位是骨膜下成骨，还是软骨内成骨来判断病变类型，并根据发育情况与黏多糖病等代谢性疾病进行鉴别。脊柱、腕骨、骨盆对鉴别诊断具有重要意义。

【影像检查策略】

X 线平片是该病最常用的检查方法。其中，脊柱、腕骨、骨盆部位的 X 线影像对本病的鉴别诊断具有重要意义。如鉴别诊断困难，可选择加拍头颅正侧位及四肢长骨片，一般认为 CT 检查在这类疾病的诊断中无法提供额外的诊断依据。如怀疑骨性压迫脊髓可选择 MRI 检查。骨软骨发育障碍性疾病一般不累及脑白质，无须头颅 MRI 协诊，但如果怀疑代谢性疾病，则需要行 MRI 检查观察颅脑情况以进行鉴别诊断。

第七节　石　骨　症

【典型病例】

患儿，女，10 个月，出生后贫血（图 11-13）。

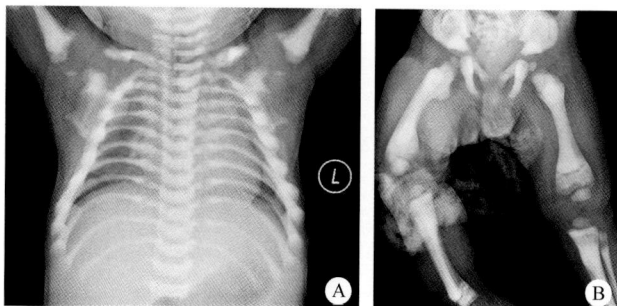

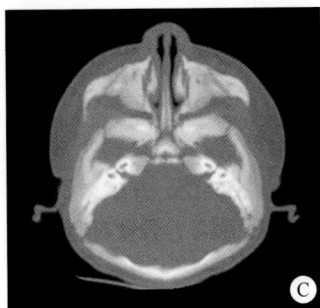

图 11-13　石骨症

A. X 线胸部正位片，显示片内组成骨均匀致密，骨皮质及骨髓腔无正常分界，部分骨质形态不规则，塑形性差；B. 双侧下肢 X 线平片，下肢诸骨密度均匀增高，呈大理石样均匀致密样改变，左侧股骨中央可见更加致密部分，呈"骨中骨"改变；C. 颅骨 CT 轴位图像，显示颅骨均匀致密，未见板障结构，未见髓腔结构，乳突未见气化，鼻窦未见气化，眶下神经孔变窄

【临床概述】

石骨症（osteopetrosis），亦称大理石骨症或骨硬化病（Albers-Schonberg 病），病因可能是破骨细胞功能不良，骨吸收活动减弱，骨样组织未吸收。病理改变为大量的软骨基质钙化使骨皮质增厚，骨骨松质小梁增多增厚，骨髓间隙和髓腔变窄甚至完全闭塞，表现为骨皮质与骨松质分界不清。干骺端先期钙化带钙盐堆积不能吸收，致骨的塑形性不佳。骨质硬而脆，易发生骨折。早发型为常染色体隐性遗传，可于胎儿或新生儿期发病，可有进行性贫血，颅底骨硬化可压迫脑神经，出现突眼、脑积水等症状，预后不良。迟发型为常染色体显性遗传，症状轻微，常因骨折或贫血检查时发现。

【影像表现】

X 线表现为骨骼普遍性致密硬化，骨皮质增厚，骨皮质、骨松质及髓腔界限不清，骨髓腔缩窄或闭塞，关节间隙尚正常，骨质结构常不可辨认，形似"大理石"为本病的特征性表现。患儿年龄越小，其 X 线表现越严重。有的可在子宫内发现，以长骨、肋骨、骨盆骨表现最为典型。颅骨以颅底部骨硬化较明显，可造成颅底的孔道缩窄，严重者可压迫脑神经引起相应症状，如视神经受压引起视力障碍。受骨硬化影响，鼻旁窦及乳突无法正常气化而致密。脊椎骨在椎体上下缘骨质增厚且致密，中间密度较低呈"夹心状"改变，少数表现为一致性骨质致密硬化。

长管状骨骨端可见增宽和密度深浅相间的"斑马纹"横带影，是病变进展和缓解交替进行的表现，为本病特征之一，因骨的塑形障碍，干骺端呈"杵状"或烧瓶状增宽。在髂骨、肩胛骨及圆形骨处可见分层状深浅密度交替带，层层环绕如"同心圆状"或"年轮状"，年龄越大，病程越长者，层次越多。骨中骨为本病另一特征，常发生于四肢长、短管状骨，在病骨非硬化的正常新生骨内，包埋或镶嵌与原来骨骼相似的致密小型骨骼，称为骨中骨。此骨中致密小骨是胎生时期遗留下来的骨骼。"骨中骨"的出现与病程长短有关，出生后1周的患儿通常不会出现此征，10岁以后也较少见。本病患者易发生骨折，但骨折可正常愈合。

迟发型患儿病情较轻，发病较晚，X线征象不典型，可于颅骨基底部、骨盆、腕骨见少许致密改变，余骨大致正常。

【鉴别诊断】

1. *新生儿生理性骨硬化* X线常见长管状骨骨皮质增厚，有时鉴别困难，通常骨硬化在1个月内逐渐消失。

2. *致密性骨发育障碍* 患者矮小，额骨和枕骨突出常有缝间骨，末节指骨和锁骨发育不全，长骨密度高但髓腔存在，无贫血。

3. *颅骨干骺端发育不良* 颅骨进行性增大、增厚，长骨干骺端宽而骨干正常。

4. *颅骨骨干发育不良* 颅面骨及下颌骨严重骨硬化及增生，但身体其他部位骨质无硬化，骨塑形性不佳，骨皮质不增厚。

【重点提醒】

早发型石骨症患儿在新生儿期即可出现贫血，骨骼改变明显，结合 X 线平片可准确诊断。诊断后需要关注由颅底骨质硬化造成的神经骨性通道狭窄所引发的继发改变。目前,移植疗法已应用于临床,明显改善了本病预后。

【影像检查策略】

X 线平片即可明确诊断,需要定期复查 CT 以判断颅底骨性神经管有无继发狭窄。

第八节　发育性髋关节脱位

【典型病例】

患儿,女,1 岁,因独立行走后发现步态异常就诊(图 11-14)。

图 11-14　发育性髋关节脱位

A. 双髋正位片示珀金(Perkin)方格(实线),显示左侧股骨头变小、圆钝,向外上方移位,右侧股骨头正常位于内下方,右侧髋关节未见异常,图中示沈通氏(Shenton)线(虚线),显示左侧(Shenton 线)不连续,右侧髋关节未见异常;B. 双髋正位片示髋臼指数,左髋臼窝平浅,髋臼角增大,左侧股骨颈干角增大,右侧髋关节未见异常

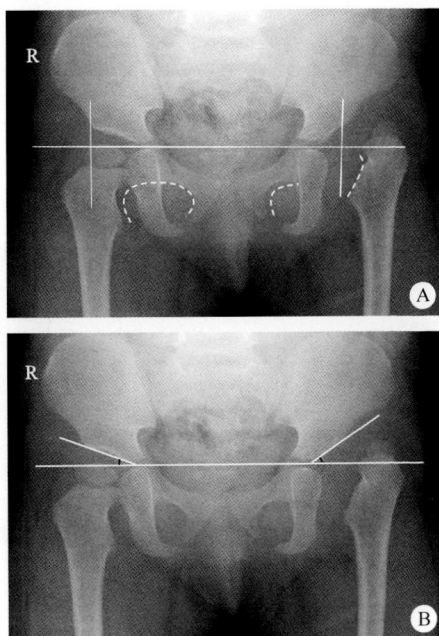

【临床概述】

发育性髋关节脱位（developmental dysplasia of the hip，DDH）在婴幼儿髋关节发育异常中最常见，为髋臼与股骨头失去正常对位关系，导致两者及周围软组织发育不良。本病各地区发病率不同。目前，病因仍不明确，可能的危险因素包括第一胎女性、臀先露分娩方式、羊水过少、存在阳性家族史。出生后穿着限制双髋外展的衣物、采用限制双髋外展的包裹方式或急剧将外展位的髋关节内收，亦可诱发新生儿的髋脱位。临床表现为股骨头外移，继发改变包括骨性的髋臼发育不良，股骨前倾角增大，以及髋臼窝内脂肪纤维组织充填，圆韧带迂曲肥大，关节囊过长，关节周围肌肉挛缩等软组织改变。该病流行病学比较有特点，包括女性发病率高 [女：男为（5～8）：1]，单侧多于双侧，左侧多于右侧。一般于新生儿期即可发现异常，征象包括腹股沟皱纹不对称，两侧下肢不等长，患侧臀纹升高或较多。外科查体包括外展受限，牵动患肢有弹响或弹跳感。1 岁左右开始行走后，单侧脱位患儿呈跛行，双侧脱位患儿腰部生理前突加大，步态摇摆呈"鸭步"。

【影像表现】

双髋正位和双髋外展位 X 线平片可以对本病进行诊断。双髋正位片显示髋臼变浅是较易识别的征象，主要为股骨头压力消失所致髋臼发育不良。新生儿正常髋臼角最大，为 30°～33°，随生长发育逐渐减小，1 岁儿童为 23°，2～3 岁儿童为 20°。轻者仅髋臼角稍大。较严重患儿髋臼呈斜坡状，髋臼窝平浅宽大。部分完全性脱位病例股骨与髋臼顶之外上方髂骨出现假关节，局部形成浅小的凹陷。

股骨头是否位于髋臼窝内是诊断髋脱位的基本要点。股骨头正常骨化时间为 6 个月左右，在股骨头骨化之前（< 6 月龄婴儿），主要根据股骨近端位置来判断，于双下肢外展 45° 并外旋双髋照片中观察，股骨中轴延长线两侧是否对称，如超过髋臼外上角在骶髂关节平面以上与脊柱相交应考虑有髋脱位。

有多种 X 线测量方法能够帮助了解髋臼和股骨头的关系，下面仅介绍 3 种。

（1）Perkin 方格：经两侧髋臼最深处的"Y"形软骨中点做水平连线，再通过髋臼外缘做垂直线，构成四个象限。正常时股骨头位于方格的内下象限，超出此区域，则为脱位或半脱位。

（2）Shenton 线：为沿股骨颈内缘与同侧闭孔上缘的连线，正常应为圆滑抛物线，脱位时则失去应有的弧形。

（3）髋臼指数：经两侧髋臼最深处的"Y"形软骨中点做水平连线，再通过髋臼外上缘至髋臼最深处连线，两直线夹角为髋臼指数，亦称髋臼角，此角度超过 30° 应考虑髋臼发育不良。

【鉴别诊断】

1. 婴儿化脓性关节炎　早期于骨质破坏之前即可出现髋关节脱位。X 线常可见关节周围软组织肿胀及骨质稀疏等改变，但髋臼形态两侧对称，髋臼角无增大。必要时可进一步行 CT 检查观察有无骨破坏，或行 MRI 检查观察有无骨髓水肿。

2. 神经肌肉性病变所致髋脱位　常见于脊柱椎管闭合不全及脊髓病变。一般起病晚，并伴发马蹄内翻足等下肢畸形。

【重点提醒】

早期诊断对于改善 DDH 预后尤为重要。然而由于股骨头骨化时间较晚（一般为 6 个月），故髋臼角的测量结果尤为重要。DDH 患儿 1 岁左右独立行走后会出现步态异常，所以 1 岁左右即可出现临床症状，如 1 岁以后出现下肢异常，需要考虑其他疾病继发的髋关节病变。

【影像检查策略】

患儿 6 月龄之内首选超声筛查，该方式具有无创、无辐射优势，可判断病情程度。6 月龄之后双髋正位和双髋外展片成为该病重要检查手段。CT 及 MRI 在评估 DDH 时无法提供比 X 线片更多的影像学依据，但是可以作为与其他疾病鉴别的影像学检查手段。

（孙记航　王　水）

第十二章

儿童特殊骨折

第一节　青枝骨折

【典型病例】

　　患儿，男，3 岁，运动时双手撑地摔伤，外伤后右肘关节活动受限 2 小时（图 12-1）。

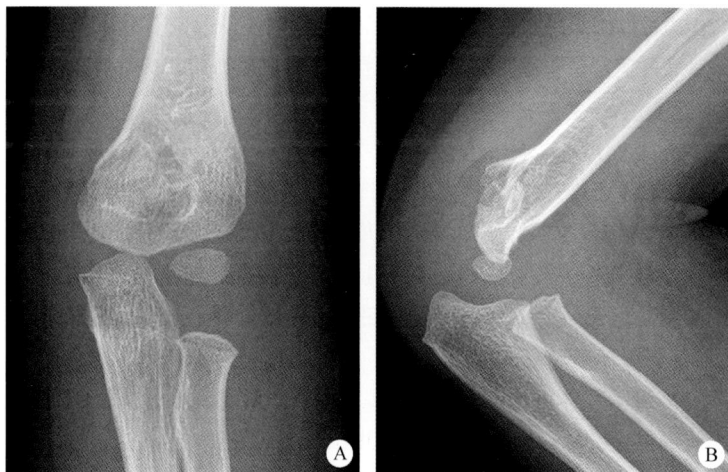

图 12-1　肱骨髁上青枝骨折

A. 肘关节 X 线正位片，显示肱骨髁上骨皮质扭曲，内上髁骨小梁欠连续，断端未见变形，肘关节间隙可；B. 肘关节 X 线侧位片，显示肱骨背侧骨皮质扭曲，轻度变形，肱骨整体形态可，肱骨远端背侧软组织肿胀增厚

【临床概述】

青枝骨折是一种常见的骨折类型，多见于儿童，临床表现为外伤后患肢疼痛、压痛、肿胀及活动受限。然而，由于部分患儿表达能力有限，不会明确诉说不适，因而这类患儿身上相关症状并不明显。因儿童的骨骼中含有较多的有机物，骨膜较厚，因此儿童长骨具有很好的弹性和韧性。当儿童骨骼遭受暴力时通常不易完全折断，会出现与植物青枝一样折而不断的情况，因而称为青枝骨折。青枝骨折属于稳定性骨折，骨折断端对位较好，经手法复位矫正对线关系，随后外固定即可，无须手术治疗，预后较好。

【影像表现】

四肢长骨、锁骨多见，表现为骨皮质扭曲，骨皮质可见浅小骨折线或没有明显骨折线，骨小梁可出现断裂，断端对位好，部分病例可见明显成角，与外伤方式及受力大小有关，断端尖端骨皮质可完全断裂。周围可见软组织肿胀，部分轻微青枝骨折时骨皮质改变不明显，需要仔细观察肿胀部位骨皮质的形态，判断有无骨皮质扭曲，避免漏诊。

【重点提醒】

儿童外伤部位分布与成人不同，最常见的受伤部位是肱骨髁上及外上髁骨折，此类骨折多发生于 4～10 岁儿童。髁上伸直型骨折最多见，占这类骨折的 90%～95%。其次为尺桡骨骨折、锁骨骨折，一般下肢骨折少见。所以，对于上肢外伤患儿，特别是外伤史不明确的患儿，要全面评估锁骨至腕关节情况，肱骨髁上是重点观察部位。

【影像检查策略】

X 线平片即可诊断，不推荐 CT 检查。对于青枝骨折，CT 往往不能提供更多的诊断信息。

第二节 骨骺骨折

【典型病例】

患儿，男，8 岁，高处坠落伤 5 小时（**图 12-2**）。

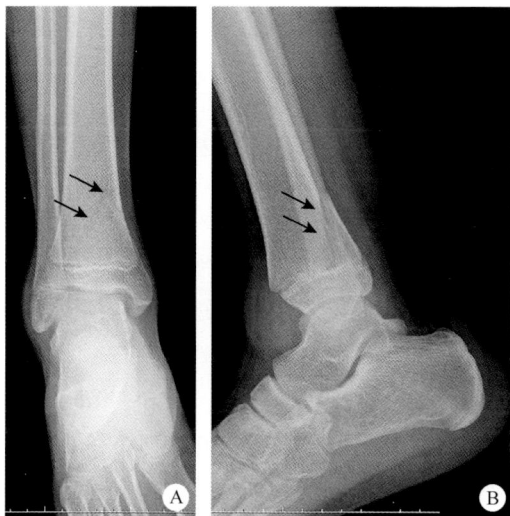

图 12-2　骨骺骨折（Salter-Harris Ⅱ 型）

A. 踝关节 X 线正位片，显示胫骨远端斜行骨折线（箭），延伸至骺板、累及骨骺，胫
骨骺板内侧份增宽，断端对位、对线可；B. 踝关节 X 线侧位片，显示胫骨远端背侧纵
行骨折线（箭），断端及骨骺轻度向背侧移位，骺板增宽

【临床概述】

骨骺损伤指在骨骺闭合之前，干骺端至骨骺发生的创伤，包括骨骺、骺板、骺板周围环（Ranvier 区）及干骺端的损伤，是儿童常见的骨损伤，占儿童长骨骨折的 6% ～ 30%，主要是因为骨骺软骨结构力学强度相对较弱，外伤时容易受累。骺软骨 X 线片不显影，骨折诊断有时较困难，临床易误诊、漏诊，对预后估计不足。骺软骨板具有骨骼生长功能，骺板损伤可引起骨骺早闭，影响骨骼生长发育，导致损伤部位成角与骨短缩。

【影像表现】

骨骺骨折的影像学分类最初由 Salter 和 Harris 提出，他们将其分为 5 种损伤类型，之后扩充为 7 型。

Ⅰ型，骺板骨折（骨骺分离）：骨折线仅穿越骺板软骨，影像学仅表现为骺板间隙增宽，无干骺端骨折线，无骨骺骨折，占骨骺骨折5%。此型极易漏诊，需要双侧对比观察。

Ⅱ型，骺板骨折＋干骺端骨折：骨折线通过干骺端延伸至骺板，不累及骨骺，此型最常见，占骨骺骨折的75%，表现为干骺端三角形骨片，也称"角征"。骨片常与骺板一起移位。

Ⅲ型，骺板骨折＋骨骺骨折：骨折线穿过骺板并延伸至骨骺，损坏骺板的肥大细胞层，不累及干骺端，表现为骨骺部分骨折、分离，可见骨折线及部分骨骺移位。骨骺骨化中心出现前，X线不显影，诊断困难。

Ⅳ型，骺板骨折＋干骺端骨折＋骨骺骨折：骨折线自干骺端穿过骺板延伸至骨骺，累及关节面，表现为由部分干骺端和部分骨骺组成的骨片，骨片可分离或移位（**图12-3**）。

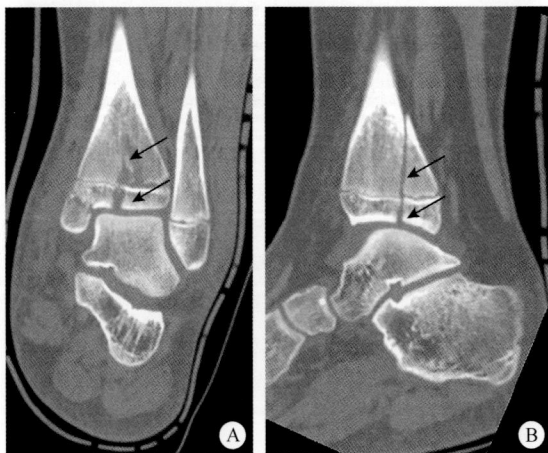

图 12-3 骨骺骨折（Salter-Harris Ⅳ型）

A. 踝关节CT多平面重建冠状位，显示胫骨远端纵行骨折线（箭），起自干骺端，穿过骺板延伸至骨骺，骺板外侧份增宽，断端对位、对线可；B. 踝关节CT多平面重建矢状位，显示胫骨远端纵行骨折线（箭），起自干骺端，穿过骺板，骺板后份略增宽，断端移位不明显

Ⅴ型，骺板压缩骨折：罕见，占 1%。与健侧对比可见骺板间隙变窄，或损伤后期发生的骨骺变短、关节畸形。

Ⅵ型，骨骺边缘软骨环缺失：骺板边缘切割伤导致的软骨环（Ranvier 环）缺失，多合并皮肤软组织损伤，可形成骨桥和成角畸形。

Ⅶ型，骨骺内的骨折：这种骨折常因撕脱的软骨 X 线不显影而误诊为软组织损伤。

【重点提醒】

Ⅰ型骨骺分离无移位和Ⅴ型骺板压缩骨折，仅通过 X 线平片及 CT 诊断均较困难，应同时加照对侧对比，可协助明确诊断。

Ⅲ型、Ⅳ型、Ⅶ型骨骺骨折，在骨化中心出现之前，X 线平片及 CT 诊断较困难，须进一步行 MRI 检查明确诊断。

【影像检查策略】

X 线平片为主要诊断方法，必要时加照对侧肢体平片对诊断骺板损伤意义重大。CT 为有益补充。MRI 可以清晰显示骨髓水肿及骨骺、骺板形态，还能直接显示骺板软骨的损伤。如怀疑骨骺损伤，建议尽早行 MRI 检查确诊。

（孙瑞芳　毕　飞）